黄帝内经素问考证新释

申洪砚　周海平　编著

中医古籍出版社

图书在版编目（CIP）数据

黄帝内经素问考证新释/申洪砚　周海平编著．－北京：中医古籍出版社，2009

ISBN 978－7－80174－625－2

Ⅰ．黄…　Ⅱ．①申…②周…　Ⅲ．素问－研究　Ⅳ．R221．1

中国版本图书馆 CIP 数据核字（2008）第 041875 号

黄帝内经素问考证新释

编　　著　申洪砚　周海平

责任编辑　吴炳银
封面设计　韩博玥
出版发行　中医古籍出版社
社　　址　北京东直门内南小街 16 号（100700）
印　　刷　北京金信诺印刷有限公司
开　　本　850mm×1168mm　1/32
印　　张　19．25
字　　数　480 千字
印　　数　0001～2500 册
版　　次　2009 年 1 月第 1 版　2009 年 1 月第 1 次印刷
ISBN　978－7－80174－625－2
定　　价：32．00 元

前　言

最早记载《黄帝内经素问》（简称《素问》）书名的是梁·阮孝绪的《七录》。他说："《素问》八卷"。《隋书·经籍志》依据《七录》又载："《黄帝素问》八卷"。《素问》是现存最早的"医经"之书。这里的"经"，并不是"经典"的含义。"医经"，就是"医理"之义。《淮南子·原道》高诱注："经，理也"。《中国医籍考》引朱丹溪说："《素问》，载道之书也"。《庄子·缮性》："道，理也"。的确如此，中医的基础理论、基本术语，均导源或产生于此书。

《素问》讲得是医理，尽管它最古，却又最实用。所以它倍受历代医家的重视。历代医家对于《素问》的注释，雷同者多，考证创新者少。再加上古代口传音转、方言差异、牍残简脱、抄刻版误等因素，致使《素问》及其注释中存疑、讹误、争议之处不少。这里略举几处：

误解词义，贻误临床例：《腹中论》："有病心腹满，旦食则不能暮食，此为何病？岐伯对曰：名为鼓胀。帝曰：治之奈何？岐伯曰：治之以鸡矢醴，一剂知，二剂已"。"鸡矢"，注家都解作"鸡屎"、"鸡屎白"之义。这必然导致临床上要用"鸡屎"去治疗腹胀、少食之病。这是对《素问》词义的误解。这里的"矢醴"，为"肶胵"之音转。"鸡矢醴"，即"鸡肶胵"。也就是现在所称的"鸡内金"。唐宋以前鸡内金多叫做"鸡肶胵"。例如《神农本草经》叫做"肶胵里黄皮"，《本草经集注》、《千金方》、《圣惠方》等，都叫做"鸡肶胵"。《说文·肉部》："肶，鸟肶胵"，又"胵，鸟胃也"。徐锴系传："肶胵，鸟之肠胃"。鸡肶胵（鸡内金）有健胃消食、除胀治满的功效，所以可以用来治疗腹胀满、不能食之病。而且有“一剂知，二剂已”的效果。

《吕氏春秋·贵卒》毕沅校：“至，一作失”，《孟子·公孙丑》焦循正义：“比，犹至也”，《公羊传·哀公五年》陆德明释文：“比，作毗”，《尔雅·释诂》郝懿行疏：“肶，通作毗”。此“矢”、“肶”古通。《说文通训定声》：“礼，叚（假）借为醴”，《管子·七法》戴望校：“礼，作理”，《管子·霸言》张佩伦注：“理，当作治”，《尹文子·大道》钱熙祚校：“藏本治作制”，《读书杂志·荀子》王念孙按：“至，当为制”。此“醴”、“至”古通用。“膣”从“至”音，故“膣”音转为“醴”。

词义不确例：《举痛论》：“寒气客于肠胃之间，膜原之下”。什么是“膜原”？张景岳说：“凡肉理脏腑之间，其成片联络薄膜，皆谓之膜。所以屏障血气者也。凡筋膜所在之处，脉络必分，血气必聚，故又谓之膜原”，高士宗说：“膜原内通脾土，外合肌腠”，吴崑说：“膜原，膈膜之原系也”。这种周身而广泛的“膜原”含义，又怎样与前文“肠胃之间”相联系呢？此处“膜原”，为“腹脐”之义。解作“腹脐之下”，与前文“肠胃之间”，义理对应。《广雅·释器》：“膠，膜也”，《集韵》：“膠，腹也”。是“膜”有“腹”义。《公羊传·昭公元年》：“上平曰原”，《尔雅·释言》郝懿行疏：“齐者平也”，《腹中论》张志聪注：“齐，脐同”。是“原”有“脐”义。

注文误入正文例：《三部九候论》：“九候之相应也，上下若一，不得相失。一候后则病，二候后则病甚，三候后则病危。所谓后者，应不俱也”。“后”，并不是注家所说的“失调”、“不同”之义。“后”为“厚”之音转。“大”义。《诸子平议·吕氏春秋》俞樾按：“后、厚古通用”。《国语·鲁语》韦昭注：“厚，大也”。一个部位脉大于常脉则病，二个部位大则病甚，三个部位大则病危。《六节脏象论》：“人迎一盛，病在少阳，二盛病在太阳，三盛病在阳明，四盛已上为格阳；寸口一盛，病在厥阴，二盛病在少阴，三盛病在太阴，四盛已上为关阴”。《灵枢·禁服》：“人迎大一倍于寸口，病在足少阳，一倍而躁，病在少阳。人迎二倍，病在足太阳……”、“寸口大于人迎一倍，病在足厥阴……”。此处的“后（厚)”，与《六节脏象论》之“盛”及《灵枢·禁服》之“大”，均互文同义。由此，我们得知，“所谓后者，应不俱也”八字为注文，而且是一个错误的注文，被误入正文。

句读失宜例：《厥论》：“太阴厥逆，䯒急挛，心痛引腹治主病者；少阴厥逆，虚满呕变，下泄清治主病者；厥阴厥逆，挛，腰痛，虚满前闭，谵言治主病者……”。诸“治主”，为“之诸”之音转。此言六经之病状。“治”字前，不当断句。注家解“治主病”为治其主要病状之义，自然多在“治”前断句。如王冰：“太阴之脉，行有左右，候其有过者，当发取之，故言治主病者”，张志聪：“此是主脾所生之病，故当治主病之脾气焉”。《灵枢·经脉》“脾足太阴之脉……心下急痛”，“肾足少阴之脉……烦心，心痛，黄疸，肠澼”，“肝足厥阴之脉……腰痛不可以俯仰”、“遗尿闭癃”等，可佐证此六经病症之论述。

《诗·无逸》“治民”，《汉石经》作“以民”，《读书杂志·荀子》王念孙按：“之，本作以”。是“治”、“之”古通用。《战国策·秦策》姚宏注：“主，谓诸侯”。此“主”、“诸”古通用。

笔者在反复研读《素问》经文的基础上，比较分析诸家注说，渐有创见。除医家之说外，又引证经传训诂之说。日积月累，二十年有余。考证新释《素问》词义、难句等一千五百余处。以期对《素问》朴实明晰的词义解释，能够有所补益。书中错、失之处，诚盼同道指正。我们由衷地感谢中医古籍出版社对出版此书给予的大力支持。

编著者

凡　例

一、底本选择：校勘《素问》，多以明·顾从德翻刻本及人民卫生出版社1963年排印本为底本。本书以考证、释义为目的，所以选择了郭霭春本《素问》为底本（郭霭春《黄帝内经素问校注语译》，天津科学技术出版社，1981年第一版）。其理由有三：郭霭春是大家公认的《内经》学者、医史及校勘大家。其治学严谨，博证旁引，校注每有见地；郭本中《素问》原文错讹较少，不失为一种好版本；郭本中字体号大小合宜，版面布局清晰恰当，引人入胜，不易误读。

二、通篇以【原文】、【考注】、【释文】三项为体例。原文以顾从德翻刻本及1963年人民卫生出版社排印本为主要参照本。考证、注释合一，是为了缩减篇幅，方便查阅。况且考证与注释本来就是密不可分的。只有考证，才能产生新的观点和注解。释文以直译为主，兼有义释。

三、底本中《素问》原文文字明显错误者，直接用顾从德翻刻本及1963年人民卫生出版社排印本进行更正，不再以考注的形式标出。例如：《素问·生气通天论》“精气者，精则养神，柔则养筋”。“精气者”之“精”，为“阳”之误，即直接改作“阳”字，不再说明。

四、《素问》原文之句读、段落划分，多从底本。

五、经文有误，致词义难释，而底本与诸本又未能指出者，采用本校的方法进行考证。例如：《素问·生气通天论》“气立如故”之“立”字，根据经文前后文之“气血皆从”、“气血以流”等句，指出“立”为“血”之形误。如此则前后文义贯通一致。

六、底本中词义校注有新见地且恰当者，直接标出郭氏之名进行引录。例如：《素问·生气通天论》“五脏气争”之“争”——“郭霭春：‘争’疑系‘静’之坏字”。

七、底本中词义解释为通语者，在考注或释文中仍然沿用。例如《金匮真言论》之“合夜”指黄昏。

八、底本中词义不妥或不确者，多引证古字词书及经史诸子训诂之说进行考证，提出新的见解。因医家之注解多雷同，如再引据，则有人云亦云之弊。况且语言文字具有时代性，古时的医学也不能脱离当时的语言文字使用规则及环境。例如：《素问·四气调神大论》“若所爱在外”之“爱”，为“薆”之借字，隐蔽之义。《尔雅·释言》：“薆，隐也”，《说文》：“薆，蔽不见也”。

九、通假字、音转义通字多举出例证。例如：《素问·上古天真论》“肾气平均”之“平均”——“平”为“盛”义；“均”为“钧”之音转，亦引为“盛”义。《谷梁·宣四年传》“平者成也”。“成”、“盛”古字通。《易·系辞》“成象”，《释文》作“盛象”。《荀子·王霸》注：“‘盛’读为‘成’”。

又《生气通天论》“其若不容”之“容”——“容”通“用”。即其苦不用。筋脉弛缓，肢体瘫痪之病状。《淮南子》俞注：“容亦用也”。《广雅·释诂》王念孙疏：“‘庸’与‘容’通”。《说文通训定声》：“‘庸’，经传皆为‘用’字”。

十、底本中校勘认为衍文者，郭氏多不注译。本书为了方便读者借鉴使用，仍然作了考注译释。例如《上古天真论》“昔在黄帝，生而神灵，弱而能言，幼而徇齐，长而敦敏，成而登天”一段。考注词义 8 条，并附释文。

再如《汤液醪醴论》“黄帝问曰：为五谷汤液”至“伐取得时，故能至于坚也”第一自然段。我们认为系后人添加之文，与篇中内容不合。但仍作了考注和释文。

十一、底本中之校勘不影响经文原义的，概不采用。例如：《金匮真言论》“春气者病在头”，校：春气者，《类说》引“气”下无“者”字；《阴阳应象大论》“其盛，可待衰而已”。校：衰而已，《太素》作“而衰也”；《阴阳离合论》“其冲在下”。校：在下，《太素》“下”下有“者”字。

十二、误字方面，主要有形误及脱简二项。其考证方法以本校为主，兼用理校法。例如：《生气通天论》中“其若不容”之“若”字，为“苦”字之形误。“容”通“用”。“其苦不用”，指肢体不用。义例正合；《阴阳应象大论》中“七损八益”之“七”、“八”，均为“其”之脱简致误。“其损其益”，正指阴阳二者之损益，与经文之“二者”正合。

十三、释文方面，多以直译为主，也兼有义释、不释等情况。直译例：《素问·上古天真论》“余闻上古之人，春秋皆度百岁”。释文：我听说远古时代的人，年龄都能超过百岁；《生气通天论》“苍天之气，清净则志意治，顺之则阳气固”。释文：苍天之气，清静则神气正常，顺和则阳气坚固。

义释例：《阴阳别论》“二阳之病发心脾，有不得隐曲，女子不月”。释文：阳明经病变，常见胸脘疼痛、阳痿、女子经闭等病症；《五脏别论》“气口亦太阴也”。释文：气口者，也是脾胃化生之精微所养。

不释例：《金匮真言论》“阴中有阴，阳中有阳。释文：阴中有阴，阳中有阳。

目　录

上古天真论篇第一

天真："真"为"齻"之脱简。"齻"为"齿"义，"齿"有"年"义。"天齻"，即"天年"义，指人之自然年寿。《学汇》："齻，牙末。"《六书故》："齻，真牙也。男子二十四岁，女子二十一岁，真牙生"。《左传·文元年》注："齿，年也"。

【原文】

昔在黄帝，生而神灵，弱①而能言②，幼③而徇齐④，长⑤而敦敏⑥，成⑦而登天⑧。

【考注】

①弱："小"义。《左传·文十二年》注："弱，年少也"。

②能言：能指才能。"言"通"焉"，语末助词，无义。《荀子·正名》注："能，才能也"；《诗·大东》"睠言顾之"，《荀子·宥生》"言"作"焉"，是"言"通"焉"。

③幼：十岁。《曲礼》："十年曰幼"。

④徇齐：懂事，懂道理。《史记·五帝纪》索隐："徇，德也"、"齐，德也"。《易·系词》注："齐犹正也"。

⑤长：《公羊传·隐元年》注："长者，冠也"。即二十岁。《国语·晋语》注："冠，二十也"。

⑥敦敏：特别聪明。《方言·一》："敦，大也。""大"可引为"非常"义。《汉书·景帝纪》注："敏，才智速疾也"。

⑦成：三十岁。《淮南子·修务》注："成犹立也。"《论语·为政》："三十而立"。何晏注："有所成也"。

⑧登天：“登”引为“通”义。通天，在此指博通古今、学识渊博义。《汉书·食货志》：“进业曰登”。《史记·五帝黄帝纪》“成而登天”作“成而聪明”。义近。“登”与“蒸”通，“蒸”有“通”义。《广雅·释诂》王念孙疏：“登，亦与蒸通”。《广雅·释诂》：“蒸，婬也，”又“通，婬也”。

【释文】

过去的黄帝，生下来就很机灵，小的时候就很有才能，十岁时特别懂事，二十岁时非常聪明，三十岁时博通古今，知识渊博。

【原文】

乃问于天师①曰：余闻上古之人，春秋②皆度百岁，而动作不衰；今时之人，年半百而动作皆衰者，时世异邪？人将失之耶？

【考注】

①天师：大师。指岐伯。《庄子·则阳》：“天地者，形之大者也。”是“天”有“大”义。

②春秋：年龄。《汉书·苏武传》：“陛下春秋高。”《战国策》：“君之春秋高而封地未动”。

【释文】

黄帝问岐伯道：我听说远古时代的人，年龄都能够超过百岁，而动作不衰减；现在的人，年龄只有五十岁，动作就都显得衰老了。这是世道不同了呢，还是人为造成的？

【原文】

岐伯对曰：“上古之人，其知道者，法①于阴阳，和②于术数③。食饮有节，起居有常，不妄作劳。故能形与神俱，而尽终其天年④，度百岁乃去。今时之人不然也，以酒为浆，以安⑤为常，醉以入房，以欲⑥竭其精，以耗散其真，不知持满⑦，不时⑧御神⑨，务快其心，逆⑩于生乐，起居无节，故半百而衰也。

【考注】

①法：遵、合义。《广雅·释诂二》："法，合也"。

②和：为"合"之音转，应合义。《史记·乐书》正义："合，应也"。

③术数：养生规律。张景岳："术数，修身养性之法"。

④天年：自然年寿。《庄子·天道》注："天者，自然也"。

⑤妄：《甲乙·卷十一》作"安"。

⑥欲：副词，极义。

⑦持满："持"为"保养"义；满为"樠"之误，指精。《荀子·荣辱》注："持养，保养也"；《庄子·人间世》司马注："樠为脂出樠樠然"。

⑧时：为"知"之音转。"不知持满"，"不知御神"，例始合。《说文通训定声》："'时'，假借为'是'，"《管子集校》："'是'与'视'通用，"《广雅·释诂》："视，明也，"《吕览·恃君》高诱注："明，知"。

⑨御神：养神。《左传·昭廿九年》注："御亦养也。"张志聪："不时御神，不能四时调养其神也"。

⑩逆：为"溺"之音转。沉醉。

【释文】

岐伯回答说：远古之人，懂得养生之道者，遵守阴阳规律，应合养生之法，饮食有节制，起居有规律，不过度劳累，所以能形神俱健，度过百岁乃逝。现在的人就不是这样了，把酒当作汤液来饮，把安逸当作日常之规，醉甚行房，以极力耗竭其精，耗散正气。不知养精，不知养神，只图快心，沉醉于寻乐，起居无常。所以不到五十岁就衰老了。

【原文】

夫上古圣人之教下也，皆谓之虚邪[①]贼风，避之有时；恬惔虚无，真气[②]从之，精神内守[③]，病安从来？是以志闲而少欲，心安而不惧，形劳而不倦，气从以顺，各从其欲[④]，皆得所愿。故美其食，任其服，乐其俗，高下不相慕，其民故曰朴，是以嗜欲不能劳其目，淫邪不能惑其心，愚智贤不肖[⑤]，不惧于物[⑥]，故合于道，所以能年皆度百岁而动作不衰者，以其德[⑦]全不危也。

【考注】

①虚邪：虚有虚人、袭人之义。虚邪，即袭人之邪。虚邪与贼风互文同义。《灵枢·九宫八风》："风从其所居之乡来者为实风，主生、主长养万物；其从冲后来者为虚风，伤人者也"。

②真气：正气。《灵枢·邪客》："因冲而泻，因衰而补，如是者，邪气得去，真气坚固"。

③内守：内固。《太元·元错》："守也固"。

④欲：意。张志聪："五方之民，衣食居处，各从其欲，是以皆得所愿也"。

⑤愚智贤不肖：《灵枢·本脏》作"无愚智贤不肖"，义妥。

⑥不惧于物：郭霭春："按'惧'应作'攫'。'惧'、'攫'偏旁形误。'攫'有'取'义"。

⑦德：气义。《韩诗外传五》："至精而妙乎天地之间者，德也。"《史记·乐书》："德者，性之端也"，《论语·乡党》刘宝楠正义："气，犹性也"；《庄子·骈拇》郭庆藩集释："德者，全生之本"，《管子·小称》尹知章注："气也者，所以生全其

形”。是德、气同义。

【释文】

远古修身养性之高明者教导后人每说，袭邪贼风，要适时防避。心静无求，正气调顺，精神内固，病从哪里侵入呢？志安少欲，心安不乱，劳作不怠，气机顺从，各从其意，均得其愿。吃什么都感到香甜，穿什么都感到舒服，知足于世间。地位的高下互不羡慕，其民叫作朴实。不良习惯及嗜好不能扰乱其视听，淫邪乱说不能迷惑其心神。没有愚智、良恶之区别，不求取于物，因之合于养生之道。所以他们都能年过百岁而动作不衰老，是其气全不衰败啊。

【原文】

帝曰：人年老而无子者，材力[①]尽邪？将天数[②]然也。

【考注】

①材力：材：身；力：精血。材力即人身之精血。《庄子》司马注：“材，身也”。《左传·僖十五年》疏：“内血为力”。

②天数：自然年寿。张景岳：“天数，天赋之限数也”。

【释文】

黄帝问道：人年老不能生育子女者，是身体之精血不足了呢，还是自然年寿使他这样呢？

【原文】

岐伯曰：女子七岁，肾气盛，齿更发长；二七而天癸[①]至，任脉通，太冲脉盛，月事以时下，故有子；三七，肾气平均[②]，故真牙生而长极；四七，筋骨坚，发长极，身体盛壮。五七，阳阴脉衰，面始焦，发始堕；

六七，三阳[③]脉衰于上，面皆焦，发始白；七七，任脉虚，太冲脉衰少，天癸竭，地道[④]不通，故形坏而无子也。

【考注】

①天癸：人体自然之津血。马莳："天癸者，阴精也"。杨上善："天癸，精气也"。

②平均："平"为"盛"义；"均"为"钧"之音转，亦引为"盛"义。《谷梁·宣四年传》："平者成也"。"成"、"盛"古字通。《易·系辞》"成象"，《释文》作"盛象"。《荀子·王霸》注："盛读为成"。

③三阳："三"为"其"之脱误。即"其阳"。与下文"六八，阳气衰竭于上"合。

④地道：指女子胞宫。王冰："经水绝止，是谓地道不通"。

【释文】

岐伯回答说：女子七岁，肾气开始旺盛，牙齿更换，毛发生长；十四岁身体自然之津血始旺，任脉通畅，冲脉旺盛，月经应时而下，所以能够孕子；二十一岁时，肾气旺盛，智齿生长，身长至极；二十八岁，筋骨坚固，毛发盛长，身体健壮；三十五岁时，阳明经脉开始衰退，面开始枯衰，头发开始脱落；四十二岁，其阳脉进一步衰退于上，面部满现枯老，头发变白；四十九岁，任脉虚退，冲脉衰减，津血枯少，胞宫不通，月经断绝，形体衰老而不能孕育了。

【原文】

丈夫八岁，肾气实[①]，发长齿更；二八，肾气盛，天癸至，精气溢泻[②]，阴阳和，故能有子；三八，肾气平均，筋骨劲强，故真牙生而长极；四八，筋骨隆盛，肌肉壮满；五八，肾气衰，发堕齿槁；六八，阳气衰竭于上，面焦，发鬓颁白；七八，肝气衰，筋不能动，天癸竭，精少，肾脏衰，形体皆极[③]；八八，则齿发去。肾者主水，受五脏六腑之精而藏之。故五脏盛，乃能泻。今五脏皆衰，筋骨解堕，天癸尽矣。故发鬓白，身体重，行步不正，而无子耳。

【考注】

①肾气实："实"为"盛"之音转。前文"女子七岁，肾气盛"。《圣济总录》引此，正作"盛"。

②溢泻："溢"为"亦"之音转。"泻"，"出"义。男子十六岁时精血旺盛，故可有精液之排出。

③极：衰困义。《汉书·匈奴传》集注："极，困也"。

【释文】

男子八岁，肾气始盛，头发生长，牙齿更换；十六岁时，肾气盛，体内精血始旺，此时可有精液泻出，男女交合，故可有子；二十四岁，肾气旺盛，筋骨坚强，智齿生长，身长至极；三十二岁，筋骨粗壮，肌肉壮实；四十岁，肾气始衰，头发始脱，牙齿始枯；四十八岁，阳脉之气衰退于上部，面色憔悴，发鬓变白；五十六岁，肝气衰，筋脉不灵，津血精液减少，肾机能减退，身体衰困；六十四岁，齿发大多脱去。肾脏主水，受五脏六腑之津液而藏之。五脏气盛，水液入出正常。现在五脏衰退，筋骨无力，精血衰竭，所以发白身重，行步不稳，不能再生育子女了。

【原文】

帝曰：有其年已老而有子者何也？岐伯曰：此其天寿[①]过度，气脉常通，而肾气有余也。此虽有子，男不过尽八八，女不过尽七七，而天地②之精气皆竭矣。

【考注】

①天寿：自然年寿。《灵枢·本脏》："然有其独尽天寿，而无邪僻之病"。

②天地：指男女。《范子》："天者，阳也"，《白虎通》："地者，阴也"。《易·系辞》注："男女犹阴阳也"。

【释文】

黄帝问道：有人年已老而仍能再生子女，这是什么原因？岐伯说：这是因为他的自然年寿超常，气血经脉尚畅通，肾气仍旺盛。此种人虽然能够生育，但男的多不超过六十四岁，女的多不超过四十九岁。因为男女的精血都已衰竭了。

【原文】

帝曰：夫道①者年皆百数，能有子乎？岐伯曰：夫道者能却老而全形，身年虽寿，能生子也。

【考注】

①道：养生修道义。王冰："是所谓得道之人也"。

【释文】

黄帝问：养生修道之人，年龄大都百岁，他们能不能生子呢？岐伯回答说：养生修道者，能够防老而身健，他们虽然年龄高，仍能生育子女。

【原文】

黄帝曰：余闻上古有真人①者，提挈天地②，把握③阴阳，呼吸精气④，独立守神⑤，肌肉若一⑥，故能寿敝⑦天地，无有终时。此其道生⑧。

【考注】

①真人：养身修道纯正之人。《淮南子》："精神及于至真，是谓真人"。

②提挈天地：掌握顺应天地规律。《淮南子》："提挈天地，而委万物"。

③把握：掌握、顺应义。

④精气：清气。《礼运》"清明"，《汉书·于定国传》作"精明"。是"精"、"清"古通用之证。

⑤独立守神：静心专神、默守意念。此指古人气功养生修炼之法。张景岳："神不外驰，故曰守神"。

⑥肌肉若一："一"，"无"义。由于专心静意养生修炼达到了至高境地，所以身体肌肉好象不存在了。《管子·内业》注："一谓无也"。

⑦敝：为"比"之音转。《说文通训定声》："敝，假借为蔽"，《公羊传·哀公五年》陆德明释文："比，本又作芘"，《札迻·说苑·善说》孙诒让按："芘、蔽声近义同"。是敝、比、蔽、芘古并通用之证。

⑧道生：道之本质。《庄子·骈拇》释文："性，人之本体也"。《吕览·知分》注："生，性也"。

【释文】

黄帝说：我听说远古有养身修道纯正之人，掌握顺应天地、阴阳，呼吸清新之气，专心意念，身形若无，所以能够寿比天地，好象没有终时。这就是养生修道之本质。

【原文】

中古之时，有至人①者，淳②德全道，和于阴阳，调③于四时，去世离俗，积精全神，游行天地之间，视听八达④之外。此盖益其寿命而强者也。亦归于真人。

【考注】

①至人：“至”为“智”之音转。智人，明智于养生修炼之人。

②淳：全、满义。《国语·郑语》注：“淳，大也”。张景岳：“淳，厚也”。

③调：顺义。

④八达：八方。《大戴礼记本命》注：“八为方维”。张志聪：“神气充塞于天地之间，耳目聪明于八达之外”。

【释文】

中古时代有明智于养生之人，养生之道修炼全满，合阴阳，顺四时，避开世俗，保全精神，云游天地四方之间，置身于八方之远。这是其增寿健身之法，亦可归属于真人之类。

【原文】

其次有圣人①者，处天地之和②，从八风之理③，适嗜欲于世俗之间。无恚嗔之心④。行不欲离于世，被服章⑤，举不欲观⑥于俗。外不劳形于事，内无思想之患。以恬愉⑦为务，以自得为功，形体不敝⑧，精神不散，亦可以百数。

【考注】

①圣人：精通养生之人。王冰：“与天地合德，与日月合明，与四时合其序……故曰圣人”。

②和：中。《礼记·中庸》：“发而皆中节谓之和”。

③理：次序规律。王冰：“顺八风之正理”。

④无恚嗔之心：没有喜怒七情。此以恚怒以概七情。

⑤被服章：被服指穿戴。“章”通“常”，见《通假字字典》。被服章即穿戴平常（与普通人无区别）。

⑥观：去离义。《礼记·礼运》郑玄注：“观，阙也”，《国语·

周语》韦昭注："阙，缺也"，《广雅·释诂》："缺，去也"。

⑦恬愉：清静。《淮南子·精神训》："恬愉虚静"。

⑧敝：为"斃"之借。衰败义。《左传·僖公十年》："敝于韩"，《论衡》作"斃于韩"，是"敝"、"斃"古通用之证。《玉篇·死部》："斃，败坏也"。

【释文】

其次有精通养生之人，生活于天地之中，顺从八风之规律，适应于世俗间之饮食起居习惯。没有喜怒过甚之七情。行为不脱离世俗，穿戴平常，与普通人无异，举止不孤离于世俗。外不过劳，内不过虑。以清静为本，以知足为乐，身体不衰败，精神不耗散，也可以年至百岁。

【原文】

其次有贤人①者，法则天地，象②似日月，辩③列星辰，逆从④阴阳，分别四时，将从上古合同于道，亦可使益寿而⑤有极时。

【考注】

①贤人：善于养生之人。张景岳："贤，善也"。

②象：效法。《楚辞·怀沙》注："象，法也"。

③辩：郭霭春："应作'辨'"。

④逆从：偏义词，从，顺从之义。吴崑："逆从阴阳，明审干支也"。

⑤而：副词，"但"义。

【释文】

其次有善于养生之人，顺从天地，效法日月，辨识星辰之序，顺从阴阳变化，分从四时气候。迎合上古养生之道，同样可以益寿但有终尽之时。

四气调神大论篇第二

四气：“气”通“时”。《尔雅》“四时”，《唐石经》作“四气”，是“气”、“时”古通用之证。

调神：调，养义。“神”为“身”之音转。调身，即养身之义。篇中讲四时养身之道，故名“调神”。《史记》集释：“调护，营护也”。《史记·太史公自序》：“人所生者，神也”。此“神”正指身。

【原文】

春三月，此谓发陈①，天地俱生，万物以荣，夜卧早起，广步于庭。被发缓形②，以使志生③。生而勿杀，予而勿夺，赏而勿罚。此春气之应，养生之道也。逆之则伤肝，夏为寒变④，奉长者少。

【考注】

①发陈：发生。“陈”引为“生”义。万物生发，故云“发陈”。《尔雅·释天》：“春为发生”，《尚书·尧典》正义：“春则生物”。《素问·五常政大论》：“发生之纪，是谓启陈”。此“发生”与“启陈”，正互文同义。

②缓形：“缓”引为“宽”义。“宽形”，指衣服穿戴宽松。马莳：“缓形而无所拘，使志意于此而发生”。

③以使志生：据下文例，当作“使志以生”。“志”为“之”之音转。《墨子·天志》孙诒让注：“古‘志’字只作‘之’”。“以”，“如”义。《经词衍释》：“以，犹如也”。

④变：病义。《吕览·孟春》高诱注："变，犹戾也"，《战国策·赵策》鲍彪注："戾，疾也"。

【释文】

春三月，叫做"发生"。天地间生气发动，万物始荣。人应夜卧早起，散步于庭，散发宽衣，使神之舒畅。能助生而不要逆生，能济予而不要夺失，能助长而不要克罚。这就是顺春气养生之法。违逆此法则伤肝，夏天成为寒病，养夏之气减少。

【原文】

夏三月，此谓蕃秀①，天地气交②，万物华实。夜卧早起，无厌于日。使志无怒，使华英③成秀④，使气得泄，若所爱在外⑤。此夏气之应，养长之道也。逆之则伤心，秋为痎疟⑥，奉收老少，冬至重病。

【考注】

①蕃秀：草木旺盛。马莳："阳气已盛，物蕃且秀，故气象谓之蕃秀也"。

②天地气交："交"，"盛"义。天地气交，即天地气盛义。《风俗通·祀典》："交者，交易阴阳代兴也"。《读书杂志·荀子》王念孙按："交，读为姣"段玉裁《说文解字注》："姣，谓容体壮大之好也"。

③华英："英"通"荣"。"华荣"即"荣色"义。朱起风："'荣'即'英'字，声近义通也"。

④成秀："成"为"盛"之音转。"盛秀"，十分秀丽。《释名》："成，盛也"。

⑤若所爱在外："若"，"使"义。"爱"通"薆"，隐蔽义。使所隐在外，即使小臂小腿等部位裸露于外（以适应夏季炎热

之气候)。《尔雅·释言》:“薆,隐也”,《说文》:“薆,蔽不见也”。

⑥痎疟:痎疟同义复词,概指疟疾。马莳:“痎疟者,疟之总称也”。《广雅·释言》:“痎,疟也”。《疟论》张志聪注:“夜病者谓之痎,昼病者谓之疟”。

【释文】

夏三月,叫做“茂盛”。天地气盛,万物开花结果。人应夜卧早起,不烦日光,使神志无怒,使荣色秀丽,使气机疏泄,使所隐蔽之肢体外露。这就是顺夏气养生之法。违逆此法则伤心,秋成疟疾之病,养秋之气减少。

【原文】

秋三月,此谓容平[①],天气以急,地气以明,早卧早起,与鸡俱兴,使志安宁,以缓秋刑[②]。收敛神气,使秋气平,无外[③]其志,使肺气清。此秋气之应,养收之道也。逆之则伤肺,冬为飧泄[⑤],奉藏者少。

【考注】

①容平:盛受、盛纳义,秋为收获之季节,故云“容平”。《荀子·解蔽》注:“容,受也”。《尔雅·释诂》:“平,成也”。“成”、“盛”古通。

②秋刑:“刑”通“形”。“秋形”,即秋时自然之状态。《太素》正作“秋形”。

③外:泄义。张志聪:“收敛神气,无外其志”。

④清:静义,杨上善:“使肺气之无杂”。

⑤飧泄:水泻之病。《玉篇》:“飧,水和饭也”。

【释文】

秋三月,叫做“盛纳”。风急地阔。人应早卧早起,与鸡相同。使神志安宁，以顺和秋时之气候。收敛神气，以适应秋收之常气。无泄越精神，使肺气静。这就是顺秋气养生之法。违逆此法则伤肺，冬成水泻之病，养冬之气减少。

【原文】

冬三月，此谓闭藏。水冰地坼，无扰乎阳。早卧晚起，必待日光，使志若伏若匿，若有私意①，若已有得②，去寒就温，无泄皮肤，使气亟夺③。此冬气之应，养藏之道也。逆之则伤肾，春为痿厥④，奉生者少。

【考注】

①若有私意："意"为"隐"之音转。好象有私隐一样。张志聪："若有私意，有已有得，神气内藏也"。《左传·昭公十年》："季孙意如"，《公羊传》作"季孙隐如"，是意、隐古通用之证。

②若已有得："得"为"碍"之误。冬季之厚衣闭藏，如身有障碍。故云"若已有碍"。

③亟夺："亟"为"不"之音转，即"不夺"，不丧失义。

④痿厥：筋骨软弱之病。马莳："筋之不能举者为痿"。

【释文】

冬三月，叫做"闭藏"。水冰地裂，人不要扰动阳气，早卧晚起，等待日光。使神志内藏，好象有私隐，好象身有障碍。避寒就温，不使汗大泄，使营卫之气不丧失。这就是顺应冬气养生之法。违逆此法则伤肾，春时成筋骨软弱之病，养春之气少。

【原文】

天气，清净光明者也。藏德不止①，故不下②也。天明③则日月不明，邪害空窍。阳气者闭塞，地气者冒明④，云雾不精⑤，则上应白露不下，交通不表⑥，万物命故不施，不施则名木[7]多死。恶气不发[8]，风雨不节，白露不下，则菀槀[9]不荣。贼风数至，暴雨数起，天地四时不相保，与道相失，则未央[10]绝灭。唯圣人从之，故身无奇病[11]，万物不失，生气不竭。

【考注】

①藏德不止："德"为"气"义。《韩诗外传五》："妙乎天地之间者，德也"。此"德"正指气。"藏德不止"，即"藏气无止尽"之义。

②下：衰义。

③天明："明"通"冥"。昏暗义。《楚辞》"朱冥"，《尔雅》作"朱明"。是其古通。

④冒明：昏暗义。"明"通"瞑"，见《素问考注》。

⑤云雾不精："精"通"晴"。即云雾不晴。《汉书·京房传》"阴雾不精"注："精谓日光，清明也"。

⑥交通不表："交通"，"变幻"义。"表"为"调"之音转。"交通不调"，即气候变化失常之义。《周易正义》："天地之道，谓四时也。冬寒夏暑春生秋杀之道，若气相交通，则物失其节，物失其节，则冬温夏寒秋生春杀"。此"交通"，正变幻互错之义。

⑦名木："名"为"茗"之简脱，"草"义。茗木，即草木之义。

⑧恶气不发："恶"为"雾"之假；"不"为"丕"之假，大义（见日·森立之《素问考注》）。雾气丕发，即雾气弥漫之义。

⑨菀槀：杨上善："菀槀当作宛槁。宛，痿死；槁，枯也"。

⑩未央："未"为"末"之误；"央"为"殃"之脱。"末殃"与"绝灭"互文同义。

⑪奇病："奇"为"疾"之音转。即疾病。证见森立之《素问考注》。

【释文】

苍天之气，清静明亮，藏气没有终尽，故不衰灭。天昏暗则日月失明，如邪气壅塞孔窍。天气遮盖，地气昏暗，阴雾不晴，或正常雨水不降，气候变幻失调，万物之生命不茂，不茂则草木多死。雾气弥漫，风雨不调，雨水不下，草木枯槁不荣。邪风屡侵，暴雨屡下，天地四时之气失调不能保持常态，于是生命衰绝。所以高明养生者顺四时阴阳之气，才能身无疾病。同样，万物不失其养，其生命就不会衰竭。

【原文】

逆春气，则少阳①不生，肝气内变。逆夏气，则太阳②不长，心气内洞。逆秋气，则太阴③不收，肺气焦满。逆冬气，则少阴④不藏，肾气独沉⑤。夫四时阴阳者，万物之根本也。所以圣人春夏养阳，秋冬养阴，以从其根，故与万物沉浮于生长之门⑥。逆其根，则伐其本，坏其真矣。故阴阳四时者，万物之终始也，死生之本也。逆之则灾害生，从之则苛疾不起，是谓得道。道者，圣人行之，愚者佩之。从阴阳则生，逆之则死，从之则治，逆之则乱。反顺为⑦逆，是谓内格⑧。

【考注】

①少阳：指春天之阳气。少，初义。《独断》："春为少阳"。《春秋繁露》："春者，少阳之选也"。

②太阳：指夏天之阳气。太，大义。《独断》："夏为太阳"。《春秋繁露》："夏者，太阳之选也"。

③太阴：为"少阴"之误。少阴指秋天之阴气。《独断》：

“秋为少阴”。《春秋繁露》：“秋者，少阴之选也。”

④少阴：为“太阴”之误。太阴指冬天之阴气。《独断》：“冬为太阴”。《春秋繁露》：“冬者，太阴之选也”。

⑤独沉：“沉”引为“病”义。独病义。

⑥门：中义。

⑦为：连词，“而”义。

⑧内格：气机逆阻不通之病。杨上善：“不顺四时之养身，内有关格之病”。

【释文】

违逆春气，则春天之阳气不生，肝气内郁而病。违逆夏气，则夏天之阳气不旺，成心痛之病。违逆秋气，则秋天之阴气不常，肺病喘闷。违逆冬气，则冬天之阴气不藏，肾气独病。四时阴阳，是万物之根本。所以养生者春夏顺应阳气，秋冬顺应阴气，以顺从其根本，与万物共同顺应于四时阴阳之中。违逆其规律，则伤其根本，衰坏其身体。四时阴阳是万物之终始，死生之根本。违逆它则灾害生，顺从它则疾病不生。这就是知道了养生之道。养生之道，聪明者顺之，愚昧者逆之。顺从阴阳规律则生命健旺，违逆它则衰老死亡。顺从它则正常，违逆它则失常。反常而逆，叫做闭阻不通之病。

【原文】

是故圣人不治已病治未病，不治已乱治未乱，此之谓也。夫病已成而后药之，乱已成而后治之，譬犹渴而穿井，斗而铸锥，不亦晚乎！

【释文】

所以高明之人不治已病而注重防病，不治已乱而重视防乱。病已成再治之，乱已成再平之，好比渴了才去打井，临战时才去铸造兵器，不就晚了吗！

生气通天论篇第三

生气通天："生"为"身"之音转。人身阴阳之气与自然界相通。吴崑："凡人有生，受气于天，一呼一吸，与阴阳运气相互流贯，故云生气通天也"。《汉书·礼乐志》颜师古注："生气，阴阳之气也"。

【原文】

黄帝曰：夫自古通天者生之本，本于阴阳。天地之间，六合①之内，其气九州九窍，五脏、十二节②，皆通乎天气。其生五③，其气三④，数犯此者，则邪气伤人，此寿命之本也。

【考注】

①六合：上下四方。《吕览·审分》注："六合，四方上下也"。

②十二节：高士宗："十二节，两手，两肘，两臂，两足，两腘，两髀。皆神气之游行出入者也"。

③其生五："生"通"性"。俞樾《诸子平议》："生与性，精与情，古字并通"。《大戴礼记·子张问入官》注："生谓性也"。"五"为数之中，有"中"义。"中"有"平"义。《国语·晋语》注："中，平也"。"其生五"，即"其性平"之义。《文选·遊天台山赋》李善注："午，日中"，《仪礼·大射仪》正义："午与五声同，古相通用"。

④其气三："三"为"平"之脱简。即"其气平"。指人身

之气以平和为旨。

【释文】

黄帝说：从古至今人身之气本来就与自然界相通，依合于阴阳。天地之间，四方之内，人体之九窍（耳、目、鼻、口、前后阴）、五脏、十二节，都和自然界之气相通。人身之气，其性和，其气平。屡犯乱人身平静之气，则邪气乘机伤人。阴阳气血平衡协调是寿命的根本。

【原文】

苍天之气，清净则志意治，顺之则阳气固，虽有贼邪，弗能害也，此因[1]时之序也。故圣人传[2]精神，服[3]天气，而通神明。失之则内闭九窍，外壅肌肉，卫气散解。此谓自[4]伤，气之削也。

【考注】

①因：为“四”之误。形近致误。

②传：通“抟”，固义。俞樾：“传读为抟”。《慧琳音义·卷十三》注：“抟，固也”。

③服：顺义。《尚书·尧典》传：“服，从也”。

④自：为“之”之音转。《文选·与满公琰书》注：“自，一作‘於’字”，《诸子平议·荀子》俞樾按：“古‘之’字与‘於’字通用”。

【释文】

苍天之气，清静则神气正常，顺和则阳气坚固。虽有邪气，不能侵害人体，这是四时之常。所以善养生者固精神，顺天气，通阴阳之变化。不守养生之道，就会内闭九窍，外壅滞肌肉，阳气消散，这叫做“伤”，导致气之衰减。

【原文】

阳气者，若天与日，失其所①，则折寿而不彰。故天运当以②日光明，是故阳因③而上，卫④外者也。

【考注】

①失其所："所"，自然、常义。失其所即失其常义。《礼记·哀公问》注："所犹道也"，《老子》注："道，自然也"。

②当以：是以，所以义。《墨子·经说》孙诒让注："当，犹言是"。

③因：为"引"之音转。《法言·问神》李轨注："或因者，引而伸之"。

④卫：为"为"之假。《荀子·臣道》杨倞注："'为'，或为'违'"，《管子集校》："'违'之通作'围'"，《群经平议·尔雅》俞樾按："卫，围之假字"。是卫、为、违、围古并通。

【释文】

人体之阳气，象天和太阳一样，失其常，则折寿而不康。天体运行正常，所以太阳光明。人体之阳气，引而上，成为外。

【原文】

因于寒，欲如运枢①，起居如惊，神气乃浮②。因于暑，汗，烦则喘喝，静则多言③，体若燔炭，汗出而散。因于湿，首如裹，湿热不攘，大筋緛短，小筋弛长，緛短为拘，弛长为痿。因于气④，为肿，四维相代⑤，阳气乃竭。

【考注】

①欲如运枢："欲"为"姿"之音转。指姿态。"运枢"，喻发热寒战不止，如枢之运动不止。徐灵胎："如枢之机，周流

不息”。《读书杂志·汉书》王念孙按：“欲，当为姿”，《玉篇·女部》：“姿，姿态也”。

②浮：引为“乱”义。

③静则多言：“静”为“争”之音转，甚义。“多言”，指谵语。热盛神昏谵语，故云“争则多言”。

④因于气：气指气滞之病理变化。张景岳：“因于气者，凡卫气营气藏府之气，皆气也。一有不调，均能致疾”。《圣济总录》：“因于气者，以诸气属于肺，肺主皮毛，为风邪所搏，则郁而不通”。

⑤四维相代：“四维”指四肢。“代”为“大”之音转，肿大义。“相”，助词，“之”义。“四维相大”即“四肢肿胀”之义。尤怡：“四维，四肢也。相代，相继为肿也”。《左传·定公十年》“大心”，《公羊传》作“世心”，《楚辞》“前世”，《文选》引作“前代”。是代、大、世古并通用之证。

【释文】

感受寒邪，人体发热寒战象运枢一样。起居失常，神气就会乱。伤于暑，就会多汗，烦热，喘促有声，热盛则谵语，身体象烧炭一样发热。须发汗热才能退去。伤于湿邪，头重如裹。湿热不除，或大筋拘而不伸，或小筋弛而无力。筋拘急叫做“拘”，筋无力叫做“痿”。由于气滞津阻，导致肿胀之病。四肢肿大，阳气就会受到衰损。

【原文】

阳气者，烦劳则张①，精绝，辟积于夏②，使人煎厥③。目盲不可以视，耳闭不可以听，溃溃④乎若坏都，汩汩⑤乎不可止。阳气者，大怒⑥则形气绝，而血菀于上，使人薄厥⑦。有伤于筋，纵，其若不容⑧，汗出偏沮，使人偏枯。汗出见湿，乃生痤痱。高粱之变，足生大丁⑨，受如持虚⑩。劳汗当风，寒薄为皶，郁乃痤。

【考注】

①烦劳则张：“烦劳”，扰动义。王冰：“不当烦扰筋骨，动伤神气”。“张”为“强”义。《左传·昭十四年》注：“张，强也”。强正指阳亢之病理状态。

②辟积于夏：“辟”同“癖”，“病”义。《类经》：“辟，病也”。《左传·宣公九年》杜预注：“辟，邪也”。“夏”，“大”义。辟积于夏，即病积累发展至甚之义。《国语·周语》韦注：“夏，大也”。

③煎厥：为“津绝”之音转。此涉前文“精绝”而音转为“煎厥”。吴崑：“是以迁延辟积，至于夏月，内外皆热，则火益炽盛而精益亏”。

④溃溃：疾急貌。《诗》毛传：“溃溃，怒也”。

⑤汩汩：疾流状。《方言》：“汩，去貌，疾若流水”。

⑥大怒：太甚之义。《管子》俞注：“怒读为弩，语之过也”。《集韵》：“弩，同彍”，《类篇》：“彍，弓强也”。

⑦薄厥：气血逆乱，暴病之证。张景岳：“相迫曰薄，气逆曰厥，气血俱乱，故为薄厥”。

⑧其若不容：“若”为“苦”之误。“容”通“用”。即其苦不用。筋脉弛缓，肢体瘫痪之病状。《淮南子》俞注：“容亦用也”。《广雅·释诂》王念孙疏：“庸与容通”，《说文通训定声》：“庸，经传皆借为‘用’字”。

⑨足生大丁：“足”，引为“多”义。张景岳：“足，多也”。“丁”在此引指“病”义。大丁即大热之病义。王冰：“高粱之人，内多滞热”。

⑩受如持虚：“受”为“手”之音转。“持虚”，手肿胀不灵活之状。

【释文】

人体之阳气，扰动邪侵则亢强，使阴津耗竭。疾病积累至甚，使人成津绝之证，目昏耳聋，病势象洪水溃堤，不可遏止。阳气太甚则阴气绝，血郁滞于头，使人暴病。筋伤则弛纵无力，肢体瘫痪不用。汗出偏身，可能导致偏枯。汗出湿侵，就会发生皮肤疮疖之类的痤痱病。多食甘肥食物之病，多成大热内热之病，手肿胀不遂。劳累汗出受风，寒聚皮肤，成为粉刺之类的病，久可成为疮疖。

【原文】

阳气者，精则养神①，柔则养筋②，开阖不得，寒气从③之，乃生大偻④，陷脉为瘘⑤，留连肉腠。俞⑥气化薄，传为善畏⑦，及为惊骇⑧。营气不从，逆于肉理，乃生痈肿。魄汗⑨未尽，形弱⑩而气烁，穴俞以闭，发为风疟。

【考注】

①精则养神："精"为"静"之音转。平静之义。阳气平静不亢，所以神清志爽，故云"养神"。后文"清静则肉腠闭拒，虽有大风苛毒，弗之能害"。正此义。王念孙："静与精同"。

②柔则养筋："柔"，安义。阳气安和，则筋脉通畅，故云"柔则养筋"。《国语》韦注："柔，安也"。

③从：为"纵"之音转，"中"、"伤"义。《论语》集解："从，读曰纵"。

④大偻：筋脉拘急不柔之证。吴崑："为寒所袭，则不能柔养乎筋，而筋拘急形容偻俯矣"。

⑤陷脉为瘘："陷"为"血"之音转。"瘘"为"瘤"之音转。《说文》："瘤，肿也"。《集钧·宥韵》："瘤，或作'瘘'"。

⑥俞：为“瘉”之音转。病义。《荀子·荣辱》杨倞注：“俞，读为愈”，《管子集校》：“愈，即瘉”，《诗·斯干》郑玄注：“瘉，病也”。

⑦善畏：指发热畏寒之证。寒邪入侵，导致发热恶寒之证。

⑧惊骇：热盛神躁谵语之证。热盛扰神，所以出现谵语之“惊骇”证，与前文暑热之“多言”一类病也。

⑨魄汗：大汗。《礼记·祭义》：“魄也者，鬼之盛也”。“魄”又为“白”之音转。“白”古有“大”义。苦参古名“白苦”，即大苦之义。故魄汗、白汗，均大汗之义。

⑩形弱：“弱”为“灼”之音转，热义。即身热之义。《左传·昭元年》“齐国弱”，《公羊传》作“齐国酌”，《易·损》陈奂传疏：“酌与勺同”，《说文通训定声》：“勺，犹灼也”，《玉篇·火部》：“灼，热也”。

【释文】

人体之阳气，静则神聪志爽，安则筋脉通畅。腠理开合失调，寒邪伤之，则生筋脉拘急之证，侵入血脉为肿，肿连及肉腠。寒邪深入，成为发热恶寒之证，热盛则成神昏谵语之证。血气失调，逆行肉腠，则生痈肿之病。大汗不止，身热而气灼，俞穴闭阻，成为寒热互作之风疟病。

【原文】

故风者，百病之始也。清静则肉腠闭拒，虽有大风苛毒，弗之能害，此因时①之序②也。

【考注】

①因时：“因”为“四”之误。形近致误，即“四时”。

②序：引为“常”义。

【释文】

风是百病之开端。人体之气安和协调则腠理坚固，虽有大风邪毒，不能伤害。这是四时之常。

【原文】

故病久则传化，上下不并[①]，良医弗为。故阳畜积病死，而阳气当隔，隔者当泻，不亟正[②]治，粗乃败之。故阳气者，一日[③]而主外。平旦人气生，日中而阳气隆，日西而阳气已虚，气门乃闭。是故暮而收拒，无扰筋骨，无见雾露，反此三时，形乃困薄。

【考注】

①上下不并："并"为"通"之音转，即上下不通。王冰："并，谓气交通也"。

②正：为"拯"之音转。《左传·昭公十一年》杜预注："拯犹救助也"。

③一日："一"为"其"义。一日即其日义。

【释文】

病久则转化，上下不通，良医难治。阳盛之甚，导致死证。阳气阻闭不通，法当泻，不急救治，稍疏忽就会导致失败。阳气者，昼日而主外，早晨阳气生，日中阳气盛，日落而阳气衰，汗孔关闭。所以日暮时应收工静神，无扰筋骨，勿犯雾露。如果违反阳气三时之规律，身体就会困疲生病。

【原文】

岐伯曰：阴者，藏精而起亟[①]也；阳者，卫外而为固也。阴不胜其阳，则脉流薄疾，并[②]乃狂。阳不胜其阴，则五脏气争[③]，九窍不通。是以圣人陈[④]阴阳，筋脉和同[⑤]，骨髓坚固，气血皆从。如是则内外调和，邪不能害，耳目聪明，气立[⑥]如故。

【考注】

①起亟："起"为"栖"之音转，居义。"亟"为"内"之误。"栖内"即居内义，与阳之"卫外"正对成文。

②并：盛义。

③争：为"静"之脱。郭霭春："'争'疑系'静'之坏字"。阴盛则静，于义可通。

④陈：顺义。

⑤同：为"通"之音转，通畅义。《山海经·海内经》注："同犹通"。

⑥气立如故："立"为"血"字之误。形近致误。前文之"气血皆从"及后文之"气血以流"等句，可证。"故"为"常"义。

【释文】

岐伯说：阴，藏精而居于内；阳，在外而为固护。阴不胜阳，则脉流急迫，甚则致狂；阳不胜阴，则五脏气静，九窍闭阻。高明养生之人顺从阴阳规律，筋脉畅通，骨骼坚固，气血调顺，如此则内外调和，邪气不能伤害，耳目聪明气血如常。

【原文】

风客淫气，精乃亡，邪伤肝也。因而饱食，筋脉横解，肠澼①为痔。因而大饮，则气逆。因而强力，肾气乃伤，高骨②乃坏。

【考注】

①肠澼：痢疾之病。杨上善："泄脓血也"。

②高骨："高"为"筋"之误，即筋骨。劳伤筋骨，故云"筋骨乃坏"。

【释文】

风邪伤气，精血伤耗，血伤及肝。由于过饱，胃肠筋脉松弛，成为痢疾或痔疮之病。由于过度饮酒，气逆而咳喘。由于强力房事，肾气受损，筋骨受伤。

【原文】

凡阴阳之要，阳密①乃固。两者不和，若春无秋，若冬无夏。因而和之，是谓圣度。故阳强不能密，阴气乃绝。阴平阳秘②，精神乃治③，阴阳离决，精气乃绝。

【考注】

①阳密："密"为"谧"之假。《尔雅·释诂》："谧，静也"。

②阴平阳秘："秘"为"谧"之假，静义。即阴平阳静之义。

③精神乃治：精神指形体神态。"治"，正常之义。

【释文】

阴阳之要，阳静为本。阴阳失和，似春无秋，似冬无夏，因此说阴阳调和，才是明智养生之术。如果阳气偏亢不静，则阴气伤耗。阴平阳静，形体精神才正常。阴阳相失不和，精气就要耗竭成病了。

【原文】

因于露风，乃生寒热。是以春伤于风，邪气留连，乃为洞泄①。夏伤于暑，秋为痎疟。秋伤于湿，上逆而咳，发为痿厥。冬伤于寒，春必温病。四时之气，更②伤五脏。

【考注】

①乃为洞泄："乃"为"夏"之脱误。与"邪气留连"义始合。"洞"为"痛"音转，"洞泄"即"痛泄"。

②更：副词，“互”义。

【释文】

感受风邪，会导致发热恶寒之证。春天伤于风邪，邪气留滞，夏天成为痛泄之病。夏天伤于暑邪，秋天成为疟疾之病。秋天伤于湿邪，冬天成为咳逆或为筋骨痿弱之病。冬天伤于寒邪，春天会生热性病。四时之邪气，互伤五脏。

【原文】

阴之所生，本在五味，阴之五宫①，伤在五味。是故味过于酸，肝气以津②，脾气乃绝。味过于咸，大骨气劳，短肌③，心气抑④。味过于甘，心气喘满，色黑，肾气不衡。味过于苦，脾气不濡⑤，胃气乃厚⑥。味过于辛，筋脉沮弛，精神乃央。是故谨和五味，骨正筋柔⑦，气血以流，腠理以密，如是则骨气⑧以精。谨道如法，长有天命。

【考注】

①五宫：五脏。

②津：“急”之音转。马莳：“味过于酸，则肝气津淫”。

③短肌：“肌”为“气”之音转。

④心气抑：“抑”为“急”之音转。

⑤濡：顺义。

⑥厚：为“呕”之音转。胃气失和，故呕。

⑦骨正筋柔：“正”，常义；“柔”和义。即骨骼正常，筋脉和顺。《离骚》注：“正，平也”，《淮南子·诠言》：“平者道之素也”。《后汉书·明帝纪》注：“柔，和也”。

⑧骨气以精：“骨”为“體”之脱。“精”，旺盛义。

【释文】

阴血等物质，本由五味饮食而生，而五脏之精血，又可伤于五味。过食酸，肝气急，脾气乃伤。味过于咸，筋骨疲劳，短气，心气急。过食甘，心气满闷，肾气失衡。过食苦，脾气不顺，胃逆而呕。过食辛，筋脉失柔，精神萎靡。所以饮食五味合适，骨骼正常，筋脉和顺，气血畅通，腠理坚固，体气旺盛。遵道如法去养生，则自然寿命延长。

金匮真言论篇第四

金匮：古人藏书之金属柜。《汉书·司马迁传》：“金匮石室之书”；《史记·自序》：“石室金匮之书”；《汉书·晁错传》：“刻于玉版，藏于金匮”。《辞通》：“古时重视策书，故特置金鐀以藏之”。

【原文】

黄帝问曰：天有八风，经有五风①，何谓？岐伯对曰：八风发②邪，以为经风，触五脏，邪气发病。所谓得四时之胜者，春胜长夏③，长夏胜冬，冬胜夏，秋胜春，所谓四时之胜也。

【考注】

①经有五风：“经”为“病”之转。“五风”指五脏之风。张景岳：“五风，五脏之风也”。

②发：助词，“之”之音转。《管子集校》：“废，发古字通用”，《庄子·天地》陆德明释文：“乏，废也”，《战国策·齐策》黄丕烈校：“之，作乏”，是发、废、乏、之古并通。

③春胜长夏：长夏指农历六月。春胜长夏，即春时以风气旺盛为主，要远远超过六月时之风量。后文“长夏胜冬”、“冬胜夏”等，同此义。

【释文】

黄帝说：天有八方之风，人病有五脏之风，怎么讲？岐伯答道：八风之邪，成为病风，伤五脏而发病。所说“四时之胜”者，春以风气盛为主，要远远超过长夏时的风量；长夏以湿气盛为主，要远远超过冬时之湿气量；冬以寒盛为主，要远远超过夏时的寒凉之气；夏以热气盛为主，要远远超过秋时之热量；秋以燥气盛为主，要远远超过春时之燥气量。这就是“四时之胜”。

【原文】

东风生于春，病于肝，俞①在颈项；南风生于夏，病在心，俞在胸胁；西风生于秋，病在肺，俞在肩背；北风生于冬，病在肾，俞在腰股；中央②为土，病在脾，俞在脊。

【考注】

①俞，应合义。周学海：“俞，应也。非俞穴。”

②中央：指长夏，即阴历六月。

【释文】

东风生于春季，病多在肝，在外多反应于颈项；南风生于夏季，病多在心，外症多见于胸胁；西风生于秋季，病多在肺，外症见于肩背；北风生于冬季，病多在肾，外症见于腰股；长夏属土，病多在脾，外症多在脊背。

【原文】

故春气者病在头，夏气者病在脏①，秋气者病在肩背，冬气者病在四支。

【考注】

①脏：指肠胃。夏季痛泄、痢疾之病多，故云“在脏”。

【释文】

春天病多在头面，夏天病多在肠胃，秋天病多在肩背，冬天病多在四肢关节。

【原文】

故春善病鼽衄[①]，仲夏善病胸胁，长夏善病洞泄寒中[②]，秋善病风疟[③]，冬善病痹厥[④]。

【考注】

①鼽衄：感冒流涕之病。"鼽"为感冒打喷嚏时"阿求"之音。"衄"为"流"之音转。《素问·水热穴论》："冬取井荥，春不鼽衄"，《素问·缪刺论》："邪客于足阳明之经，令人鼽衄，上齿寒"。义均同此。

②洞泄寒中："洞"为"痛"之音转。痛泄寒中，指肠炎、痢疾之类病症。《吕览·仲春纪》："通精"，《后汉书·梁冀传》作"洞精"，《史记·仓公传》注"洞入四肢"。此"洞"、"通"、"痛"音互转。

③风疟：泛指发热恶寒之病。徐灵胎："秋凉束热，故病寒热风疟"。

④痹厥：四肢筋骨疼痛之病。吴崑："此所谓痹，寒痹也"。

【释文】

春天多病感冒流涕之病，夏天多病胸胁之病，长夏多病肠炎痢疾之病，秋天多病发热恶寒之病，冬天多病四肢筋骨疼痛之病。

【原文】

故冬不按跻[①]，春不鼽衄[②]。春不[③]病颈项[④]，仲夏不[③]病胸胁，长夏不[③]病洞泄寒中，秋不[③]病风疟，冬不[③]病痹厥。飧泄，而汗出[⑤]也。

【考注】

①冬不按跻：冬不用按摩之法去治病。冬季厚衣，按摩不

便，故不用此法。

②春不鼽衄：春天不用发汗之法。“鼽衄”指感冒流涕之证，在此引指发汗法。春季阳气在头，阳气外越，过汗则伤损阳气，故不用汗法。

③不：助词，为“之”之音转。下文之四“不”字，均同此。“仲夏”、“长夏”、“秋”“冬”等句，均系上文“仲夏善病胸胁”等句内容重复，疑赘。《诗·清庙》陈传奂疏：“不，发声也”，《礼记·射义》郑玄注：“‘之’，发声也”。《太素·卷二十二·三刺》“精气不分”，《灵枢·本神》作“精气之分”，是“不”、“之”古通用之证。

④颈项：指头部疾患。春季阳气上升，故易患头部疾患。

⑤而汗出：“而”为“饵”之音转，“汗”为“泄”之误。“饵泄出”，即“食泄出”，完谷不化之义。《广韵·志韵》：“饵，食也”，《释名·释饮食》：“饵，而也”。此解释洞泄之语。误入正文。另郭霭春：“《类说》引无‘飧泄’以下六字”。

【释文】

冬天不用按摩之法，春天不用发汗之法。春多病头项之病，夏多病胸胁之病，长夏多病肠炎痢疾之病，秋多病发热恶寒之病，冬多病四肢筋骨疼痛之病。飧泄，就是食入不化泻出之病。

【原文】

夫精①者，身之本也。故藏于精者，春不病温。夏暑汗不出者，秋成风疟。此平人脉法也②。

【考注】

①精：此指津血。津血充沛，阳邪难以伤耗，故后文云“藏于精者，春不病温”。张景岳：“人身之精，真阴也。为元气之本。耗精则阴虚，阴虚则阳邪易犯，故善温病”。

②此平人脉法也：平人：常人。王冰：“谓平人之脉法也”。

【释文】

津血是人身之根本。津血充沛，春不成温热之病。暑夏汗出不畅，秋天多成发热恶寒之病。常人一般如此。

【原文】

故曰：阴中有阴，阳中有阳。平旦至日中，天之阳，阳中之阳也；日中至黄昏，天之阳，阳中之阴也；合夜①至鸡鸣，天之阴，阴中之阴也；鸡鸣至平旦，天之阴，阴中之阳也。故人亦应之。

【考注】

①合夜：于鬯："合夜即黄昏。'合'疑'台'字之形误，'台'为'始'字之声借。始夜为黄昏之变文"。

【释文】

阴中有阴，阳中有阳。从早晨到日中，为阳中之阳；日中到黄昏，为阳中之阴；黄昏至鸡鸣时，为阴中之阴；鸡鸣至早晨，为阴中之阳。人体阴阳之气也是这样。

【原文】

夫言人之阴阳，则外为阳，内为阴。言人身之阴阳，则背为阳，腹为阴。言人身之脏腑中阴阳，则脏者为阴，腑者为阳。肝心脾肺肾，五脏皆为阴，胆胃大肠小肠膀胱三焦，六腑皆为阳。所以欲知阴中之阴阳中之阳者何也？为冬病在阴，夏病在阳，春病在阴，秋病在阳①，皆视其所在，为施针石也。故背为阳，阳中之阳，心也；背为阳，阳中之阴，肺也；腹为阴，阴中之阴，肾也；腹为阴，阴中之阳，肝也；腹为阴，阴中之至阴②，脾也。此皆阴阳、表里、内外、雌雄相输应也，故以应天之阴阳也。

【考注】

①春病在阴，秋病在阳：依四时寒热之气候来讲，此“阴”、“阳”二字互易，义始合。春温属阳，秋凉属阴。

②至阴：脾在腹之最内，故云“至阴”。“至”有“极”义。杨上善：“脾居腹中至阴之位”。

【释文】

就人之整体言，外为阳，内为阴。就人之躯干来说，背为阳，腹为阴。就脏腑来说，肝心脾肺肾，五脏属阴，胆胃大肠小肠三焦膀胱，六腑属阳。怎样知道阴中之阴，阳中之阳呢？冬病属阴，夏病属阳，春病属阳，秋病属阴。可视病之阴阳部位所在，针刺治疗。背为阳，阳中之阳是心，阳中之阴是肺。腹为阴，阴中之阴是肾，阴中之阳是肝，阴中之甚阴是脾。这都是人体内外表里之阴阳，与自然界阴阳变化相应合的例子。

【原文】

帝曰：五脏应四时，各有收受①乎？岐伯曰：有。东方青色，入通于肝，开窍于目，藏精②于肝。其病发惊骇③，其味酸，其类草木，其畜鸡，其谷麦，其应四时，上为岁星。是以春气在头也，其音角，其数八，是以知病之在筋也，其臭④臊。

【考注】

①收受：郭霭春：“‘收’应作‘攸’。‘攸’有‘所’义。‘受’作‘用’解。见《吕氏春秋·赞能》高注。‘攸受’即是‘所用’的意思”。

②精：气义。《淮南子·精神训》：“精者，人之气”。《春秋繁露》：“气之清者，为精”。

③惊骇：为“痛恢”之音转。疼痛义。《文选·羽猎赋》李善注：“惊，动也”，《吕览·审分》高诱注：“恫，动”，《说文通训定声》：“痛，假借为恫”。《玄应音义·卷二十》注：“恢，痛也”。

④臭：气味义。《荀子·王霸》注：“臭，气也”。

【释文】

黄帝说：五脏与四时相应，各有所用吗？岐伯答：有。东方青色，与人肝气相应。肝开窍于目，藏气于肝，其病多筋骨痛瘘。其味酸，其应木，五畜中应鸡，五谷中应麦。在四时中上为岁星（木星）。春病多在头部。在五音中为角音，五行之成数为八。病之多伤筋。其气味应腥臊。

【原文】

南方赤色，入通于心，开窍于耳[①]，藏精于心，故病在五脏。其味苦，其类火，其畜羊，其谷黍，其应四时，上为荧惑星，是以知病之在脉也。其音徵，其数七，其臭焦。

【考注】

①耳：郭霭春：“应作‘舌’，《阴阳应象大论》：‘南方生热……在窍为舌’”。王冰：“舌为心之官，当言于舌，舌用非窍，故云耳也”。

【释文】

南方赤色，与人心气相应，心开窍于舌，藏气于心，生病多在内脏。其味苦，其应火，在五畜应羊，在五谷应黍，四时中上应火星。其病多伤脉，在五音中为徵音，在五行生成数中为七，其气味为焦气。

【原文】

中央黄色，入通于脾，开窍于口，藏精于脾，故病在舌本①。其味甘，其类土，其畜牛，其谷稷，其应四时，上为镇星。是以知病之在肉也。其音宫，其数五，其臭香。

【考注】

①舌本：为“脊”之分离致误。前文“中央为土，病在脾，俞在脊”可证。

【释文】

中央黄色，与人脾气相应。脾开窍于口，藏气于脾，其病多在脊背。其味甜，其应土，在五畜为牛，在五谷为稷，四时中上应土星。脾病多伤及肉。在五音为宫音，在五行生成数中为五，在气味为香。

【原文】

西方白色，入通于肺，开窍于鼻，藏精于肺，故病在背。其味辛，其类金，其畜马，其谷稻，其应四时，上为太白星，是以知病之在皮毛也，其音商，其数九，其臭腥。

【释文】

西方白色，与人肺气相应，肺开窍于鼻，藏气于肺，其病多涉背部。其味辣，其应金。在五畜为马，在五谷为稻，在四时中上应金星。肺病多伤及皮毛。在五音为商音，在五行生成数中为九，在气味为腥。

【原文】

北方黑色，入通于肾，开窍于二阴，藏精于肾。故病在溪[①]，其味咸，其类水，其畜彘，其谷豆，其应四时，上为辰星，是以知病之在骨也。其音羽，其数六，其气腐。

【考注】

①溪：同谿。指关节腔隙。《庄子·外物》陆德明释文："谿，空也"。

【释文】

北方黑色，与人肾气相应。肾开窍开前后二阴，藏气于肾。其病多在骨关节。其味咸，其应水。在五畜为猪，在五谷为豆，其在四时上为水星。肾病多伤及骨。在五音为羽音，在五行生成数为六，其气味为腐味。

【原文】

故善为脉者，谨察五脏六腑，一逆一从[①]，阴阳、表里、雌雄之纪，藏之[②]心意，合心于精[③]。非其人勿教，非其真[④]勿授，是谓得道。

【考注】

①一逆一从："一"，连词，"或"义。即或逆或从义。《大戴礼记·夏小正》孔广森注："一犹或也"。

②藏之：引为"牢记"义。

③合心于精："合"，"入"义。"精"，"神"义。即入心而神之义。《文选·神女赋》注："精，神也"。

④真：为"人"之音转。《太素》作"人"。

【释文】

善诊脉者，细察五脏六腑，或逆或从，寒热、表里、阴阳之要，牢记于心，入心而神。不是诚心学医者不教，不是诚心治病救人者不传授，这才是得其传授之法。

阴阳应象大论篇第五

【原文】

黄帝曰：阴阳者，天地之道①也，万物之纲纪，变化之父母，生杀之本始，神明②之府也。治病必求于本。故积③阳为天，积③阴为地。阴静阳躁，阳生阴长，阳杀阴藏④。阳化气，阴成形。寒极生热，热极生寒。寒气生浊，热气生清。清气在下，则生飧泄；浊气在上，则生䐜胀。此阴阳反作⑤，病之逆从也。

【考注】

①道：大道理。《庄子·缮性》："道，理也"。《广雅·释诂》："道，大也"。

②神明：万物存亡变化之机奥。《淮南子》："其生物也，莫见其所养而物长；其杀物也，莫见其所丧而物亡。此之谓神明"。

③积：为"其"之音转。"积阳"、"积阴"即"其阳"、"其阴"。

④阳生阴长，阳杀阴藏：指春生夏长，秋收冬藏。

⑤阴阳反作："反作"，逆错义。阴阳失常而逆错。《千金方·卷十二》作"阴阳反错"。

【释文】

黄帝说：阴阳是天地间之大道理，万物之纲领，事物变化之基础，生长存亡之根本，万物存亡变化机奥之源地。治病必求其根本。其阳为天，其阴为地。阴主静，阳主动。春生夏长，秋收冬藏。阳产生动力，阴主持形体。寒极会转变为热，热极会转变为寒。寒气产生浊质之气，热气产生清轻之气。清气在下，易为水谷不化泄泻之证；浊气在上，易为䐜胀腹满之病。这是阴阳之逆错，病证之上下。

【原文】

故清阳[①]为天，浊阴[②]为地。地气上为云，天气下为雨。雨出地气，云出天气。故清阳出上窍，浊阴出下窍。清阳发腠理，浊阴走五脏。清阳实[③]四支，浊阴归六腑。

【考注】

①清阳：阳气。

②浊阴：阴质。

③实：为“之”之音转。“走”义。《诗·硕鼠》笺：“之，往也”。

【释文】

阳气为天，阴质为地。地气上升成为云，天气下降成为雨。雨由地气上升成云而致，云由天气聚集而成。人体清阳之气善走口鼻等上窍，浊阴之质多走前后阴等下窍。清阳宣泄腠理，浊阴入滋五脏。清阳走四肢，浊阴入六腑。

【原文】

水为阴，火为阳。阳为气，阴为味。味归[①]形，形归气，气归精，精归化[②]。精食[③]气，形食味。化生精，气生形。味伤形，气伤精。精化为气，气伤于味。

【考注】

①归：通“馈”，养义。见《诗经辞典》。

②化：为“气”之互词。《素问·气交变大论》王冰注：“化，和气也”。

③食：为“飤”之脱。供养义。“精食气”，即精靠气养义。

【释文】

水属阴，火属阳。阳是气，阴是味。饮食五味养形体，形养气，气养精，精养气。精靠气养，形靠味养。气可促进阴精之产生，气可促进属阴之形体形成。饮食不当可伤形体，气机偏亢可伤耗阴精。精可生气，气又可被饮食五味所伤。

【原文】

阴味[①]出下窍，阳气出上窍。味厚者为阴，薄为阴之阳。气厚者为阳，薄为阳之阴。味厚则泄，薄则通。气薄则发泄，厚则发热。壮火之[②]气衰，少火之[②]气壮。壮火食[③]气，气食少火，壮火散气，少火生气。气味，辛甘发散为阳，酸苦涌泄为阴。

【考注】

①阴味：指食味。

②之：介词，“使”义。

③食：通“蚀”，伤义。《史记·天官书》“薄蚀”，《汉书·天文志》作“薄食”。朱起凤：“食、蚀同声，古多通用”。

【释文】

饮食五味从下窍排泄，清轻之气从上窍出泄。味厚浓者属阴，味薄淡属阴中之阳。气味厚者属阳，气味薄为阳中之阴。味厚有泄泻作用，味薄有通利作用，气薄有发散作用，气厚有助阳发热作用。盛火使气衰，小火使气壮。盛火伤气，常气生养阳火，亢阳盛火耗散津气。正常阳火产生生气。气味中，辛甘发散者属阳，酸苦通泄者属阴。

【原文】

阴胜则阳病，阳胜则阴病。阳胜则热，阴胜则寒。重寒则热，重热则寒。寒伤形，热伤气。气伤痛，形伤肿。故先痛而后肿者，气伤形也；先肿而后痛者，形伤气也。风胜则动[①]，热胜则肿，燥胜则干，寒胜则浮[②]，湿胜则濡泻。

【考注】

①动：为“痛”之音转。《类说》引此作“痛”。《吕览·审分》高诱注：“恫，动”，《说文通训定声》：“痛，假借为恫”，《说文》：“恫，痛也”。是动、痛古通之证。

②寒胜则浮：“浮”通“冯”，满义。《左传·隐公八年》“浮来”，《谷粱传》作“包来”，《孟子正义》：“伏，古与包通”，《文选·西京赋》薛综注：“伏犹冯也”。是浮、冯、伏、包古并通。《楚辞集注》：“冯，满也”。《异法方宜论》：“脏寒生满病”。可证。

【释文】

阴偏胜会导致阳病，阳偏胜会导致阴病。阳胜表现为热，阴胜表现为寒。寒甚会转化为热，热甚会转化为寒。寒邪伤人形体，热邪伤人气津。气伤不通则痛，形伤瘀阻则肿。先痛而后肿者，为气伤形；先肿而后痛者，为形伤气。风胜多疼痛之证，热胜多红肿之证，燥胜多干枯之证，寒胜多满证，湿胜多泄泻之证。

【原文】

天有四时五行，以生长收藏，以生寒暑燥湿风。人有五脏，化[①]五气，以生喜怒悲忧恐。故喜怒伤气，寒暑伤形。暴怒伤阴，暴喜伤阳。厥气上行[②]，满脉去形[③]。喜怒不节，寒暑过度，生乃不固。故重阴必阳，重阳必阴。故曰：冬伤于寒，春必温病；春伤于风，夏生飧泄；夏伤于暑，秋必痎疟；秋伤于湿[④]，冬生咳嗽。

【考注】

①化：产生义。《素问·天元纪大论》："物生谓之化"。

②厥气上行："厥"为"疾"音转，"病"义。"上行"引指发展至重。"厥气上行"，即"病气盛"之义。

③满脉去形：伤脉坏形之义。"满"通"盈"，"盈"与"羸"通，"羸"有"瘦"义，引为"病"、"伤"义。朱起风："盈、满同义，书传互通"，《文选·古诗》注："盈与羸同，古字通"，《史记·信陵君传》索隐："羸音羸瘦之羸"。

④湿：疑"燥"之误。与春风夏暑，秋燥冬寒，始合。

【释文】

天有春夏秋冬四时，于是万物才有生长收藏的变化，气候有寒暑燥湿风之产生。人有五脏，产生五脏之气，形成喜怒悲忧恐之情志。喜怒七情多伤神气，寒暑等气多伤形体。大怒伤阴，大喜伤阳。病气盛，伤脉坏形。情志失调，寒暑过度，生命就会受到伤害。阴寒之极，会向阳热方面转化，阳热之极，会向阴寒方面转化。所以说：冬伤于寒邪，春天多成温热病；春伤于风邪，夏天多成水泻病；夏伤于暑邪，秋天多成发热恶寒之证；秋伤于燥邪，冬天多成咳嗽之病。

【原文】

帝曰：余闻上古圣人，论理人形，列别脏腑，端络经脉，会通六合[①]，各以其经。气穴所发，各有处名。谿骨属骨，皆有所起。分部逆从，各有条理。四时阴阳，尽有经纪。外内之应，皆有表里。其信然乎？

【考注】

①六合：指经脉之表里配合关系。王冰："《灵枢经》曰：太阴阳明为一合；少阴太阳为一合；厥阴少阳为一合。手足之脉各三，则为六合也"。

【释文】

黄帝说：我听说上古圣人，辨识人体，区识脏腑，察辨经脉，知晓经脉之"六合"，皆顺调其经脉，俞穴部位，各有名称。肌肉连骨，均有起止。皮肤上下，均有条理。四时冷暖，均有规律。天人之应，均有表里关系。这是真的吗？

【原文】

岐伯对曰：东方生风，风生木，木生酸，酸生肝，肝生筋，筋生心，肝主目。其在天为玄①，在人为道②，在地为化③。化生五味，道生智，玄生神。神在天为风，在地为木，在体为筋，在脏为肝，在色为青，在音为角，在声为呼，在变动为握，在窍为目，在味为酸，在志为怒。怒伤肝，悲胜怒。风伤筋，燥胜风。酸伤筋，辛胜酸。

【考注】

①玄：指风。风为玄冥之气，故当指风。

②道：气义。《庄子·天地》："夫道，覆载万物者也"。

③化：化生。

【释文】

岐伯答道：东方属春，产生风气。风促进木生，木气生酸味，酸味助养肝，肝促进筋之功能，筋助养心之功能。肝气通于目。其在天为风，在人为气，在地为生化。生化产生五味，气产生神。其在天应风，在地应木，在人体应筋，在五脏应肝，在五色应青色，在五音应角音，在五声应呼声。其变动为筋搐拳握，其窍为目，其味为酸，其情志为怒。怒可伤肝，悲可胜怒。风能伤筋，燥能胜风。酸味能伤筋，辛味能胜酸味。

【原文】

南方生热，热生火，火生苦，苦生心，心生血，血生脾，心主舌。其在天为热，在地为火，在体为脉，在脏为心，在色为赤，在音为徵，在声为笑。在变动为忧，在窍为舌，在味为苦，在志为喜。喜伤心，恐胜喜。热伤气，寒胜热。苦伤气，咸胜苦。

【释文】

南方属夏，产生热气。热促进火生，火产生苦味，苦味养心，心生血，血滋养脾，心气通于舌。其在天应热，在地应火，在体应脉，在五脏应心，在五色应红色，在五音应徵音，在五声应笑声。在变动为情志郁结。其窍为舌，其味为苦，其情志为喜。喜可伤心，恐可胜喜。热可伤气，寒可胜热。苦味可伤气，咸味能胜苦味。

【原文】

中央生湿，湿生土，土生甘，甘生脾，脾生肉，肉生肺，脾主口。其在天为湿，在地为土，在体为肉，在脏为脾，在色为黄，在音为宫，在声为歌，在变动为哕，在窍为口，在味为甘，在志为思。思伤脾，怒胜思；湿伤肉，风胜湿。甘伤肉，酸胜甘。

【释文】

中央属长夏，产生湿气。湿促进土生，土产生甘味，甘味养脾，脾促进肉生，促进肺之机能。脾气通于口。其在天应湿，在地应土，在人体应肉，在五脏应脾，在五色应黄色，在五音应宫音，在五声应歌声。在变动为呕逆哕吐。其窍为口，其味为甜，其情志为思。思可伤脾，怒可胜思。湿邪可伤肌肉，风可胜湿邪。甘味可伤肌肉，酸味可胜甘味。

【原文】

西方生燥，燥生金，金生辛，辛生肺，肺生皮毛，皮毛生肾，肺主鼻。其在天为燥，在地为金，在体为皮毛，在脏为肺，在色为白，在音为商，在声为哭，在变动为咳，在窍为鼻，在味为辛，在志为忧。忧伤肺，喜胜忧。热[①]伤皮毛，寒胜热。辛伤皮毛，苦胜辛。

【考注】

①热:《太素》作“燥”。

【释文】

西方属秋，产生燥气。燥促进金生，金产生辛辣味，辣味养肺，肺促进皮毛生，肺促进肾机能。肺气通于鼻。其在天应燥气，在地应金，在人体应皮毛，在五脏应肺，在五色应白色，在五音应商音，在五声应哭声，在变动为咳嗽。其窍为鼻，其味为辣，其情志为忧。忧可伤肺，喜可胜忧。燥可伤皮毛，寒可胜热邪。辛味可伤皮毛，苦味可胜辛味。

【原文】

北方生寒，寒生水，水生咸，咸生肾，肾生骨髓，髓生肝，肾主耳。其在天为寒，在地为水，在体为骨，在脏为肾，在色为黑，在音为羽，在声为呻，在变动为栗，在窍为耳，在味为咸，在志为恐。恐伤肾，思胜恐。寒伤血[①]，燥[②]胜寒。咸伤血[①]，甘胜咸。

【考注】

①血：《太素》作“骨”，与前文“在体为骨”合。

②燥：当为“热”之误。

【释文】

北方属冬，产生寒气。寒促进水生，水产生咸味，咸味养肾，肾促进骨髓生，肾促进肝机能。肾气通于耳。其在天应寒气，在地应水，在人体应骨，在五脏应肾，在五色应黑色，在五音应羽音，在五声应呻声，在变动为寒慄。其窍为耳，其味为咸，其情志为恐。恐可伤肾，思可胜恐。寒可伤骨，热可胜寒。咸可伤骨，甘味可胜咸味。

【原文】

故曰：天地者，万物之上下也；阴阳者，血气之男女也；左右者，阴阳之道路也；水火者，阴阳之征兆也；阴阳者，万物之能始①也。故曰：阴在内，阳之守也；阳在外，阴之使②也。

【考注】

①能始：起始义。《易·系辞》注：“始，犹生也”。

②阴之使：“使”，有“佐助”义。《尔雅·释诂》：“使，从也”。

【释文】

所以说：天地覆载万物，阴阳主持男女。东西方是阴阳循行的道路，水火是阴阳显现于外的征象，阴阳是万物起始之本。所以说，阴在内，阳卫外；阳在外，阴是它的佐助。

【原文】

帝曰：法阴阳①奈何？岐伯曰：阳胜则身热，腠理闭[2]，喘粗为之俯仰[3]，汗不出[4]而热，齿干以烦冤，腹满死。能冬不能夏。阴胜则身寒，汗出[5]，身常清，数栗而寒，寒则厥，厥则腹满死，能夏不能冬。此阴阳更[6]胜之变，病之形能[7]也。

【考注】

①法阴阳："法"引为"辨"义，即辨阴阳。《尔雅·释言》："法，所以铨量轻重"。

②闭：疑为"开"之误。"閉"、"開"形近致误。热当腠理开。《灵枢·五癃津液别篇》："天暑衣厚则腠理开"。

③俯仰：喻喘咳坐卧不安状。张景岳："喘粗不得卧，故为俯仰。"

④汗不出："不"，助词，"之"义。即"汗出"义。阳热而汗出。

⑤汗出："出"前疑脱"不"字，即"汗不出"。阴寒腠理闭，故汗不出。《灵枢·五癃津液别篇》："天寒则腠理闭"。

⑥更：副词，"互"义。

⑦形能："能"通"态"，即"形态"。胡澍："能，读如态"。

【释文】

黄帝说：如何辨别阴阳之状？岐伯答道：阳胜则身热，腠理开，喘息气粗，不得坐卧，汗出而热，齿干烦闷，腹满甚，耐冬不耐夏。阴胜则身寒，汗不出，身常冷，战慄而寒，寒则手足凉，病则腹胀满甚，耐夏不耐冬。这是阴阳互胜之变，病之形态表现。

【原文】

帝曰：调此二者奈何？岐伯曰：能知七损八益[1]，则二者可调。不知用此，则早衰之节也。年四十，而阴气自[②]半也，起居衰矣；年五十，体重，耳目不聪明矣；年六十，阴痿，气大衰，九窍不利，下虚上实[③]，涕泣俱出矣。故曰：知之则强，不知则老，故同出而名异耳。智者察同，愚者察异[④]。愚者不足，智者有余，有余则耳目聪明，身体轻强，老者复壮，壮者益治。是以圣人为无为之事，乐恬憺之能，从欲快志于虚无之守，故寿命无穷，与天地终，此圣人之治身也。

【考注】

①七损八益："七"、"八"均为"其"字之脱简。即"其损其益"。指阴阳之损益。前文"阴阳者，天地之道也，万物之纲纪，变化之父母，生杀之本始"、"阳胜则身热"、"阴胜则身寒"。调节人体阴阳之失衡，是健身防病之本。

②自：副词，已。

③上实："实"引为"闭"义。指耳聋、目花之上窍闭阻之证。下文"有余则耳目聪明"，可证。

④智者察同，愚者察异：聪明者察其未病先防，愚蠢者察其已病之状而知。高士宗："察同者，于同年未衰之日，而省察之，智者之事也。察异者，于强老各异之日而省察之，愚省之事也"。

【释文】

黄帝说：怎样调阴阳二者？岐伯说：能知其虚其实，则阴阳二者可调。不知此法，则早衰之因。人四十岁，阴气已衰减一半，动作开始衰老；五十岁，肢体沉重，耳目不聪；六十岁，筋骨软弱，气明显衰减，九窍不畅，下窍虚，上窍闭，涕泪俱出。所以说：知此则健康，不知此则衰老。同样的人体，结果却不一样。聪明者察其未病而先防，愚蠢者察其已病始知晓。愚者常感体力不足，智者精力充沛。体健则耳目聪明，身体轻巧有力，老者复如青壮年，青壮年身体更壮。明智之人顺天地之自然，乐清静无杂念状态，静心专志保持健康之体，所以寿命长在，与天地同存。这是明智之人养身之道。

【原文】

天不足西北，故西北方阴也，而人右耳目不如左明也。地不满东南，故东南方阳也，而人左手足不如右强也。帝曰：何以然？岐伯曰：东方阳也，阳者其精①并于上，并于上则上明而下虚，故使耳目聪明而手足不便也。西方阴也，阴者其精①并于下，并于下则下盛而上虚，虚其耳目不聪明而手足便也。故俱感于邪，其在上则右甚，在下则左甚。此天地阴阳所不能全也，故邪居之。

【考注】

①精：气义。《淮南子·精神训》："精者人之气"。

【释文】

西北地势高，天不能充满，所以西北方属阴。应合于人体，右耳目不如左耳目聪明。东南地势低，地不足于东南，所以东南方属阳。应合于人体，左手足不如右手足强而有力。黄帝说：怎样造成的？岐伯说：东方属阳，阳者其气甚于上，甚于上则上盛下虚，因此耳目聪明而手足不便利。西方属阴，阴者其气甚于下，甚于下则下盛而上虚，故耳目不聪明而手足灵活便利。同样感于邪气，在上部则右甚，在下部则左甚。这与天地阴阳之气不能完全平衡的道理一样。故邪气乘虚侵入。

【原文】

故天有精①，地有形，天有八纪②，地有五里③，故能为万物之父母。清阳上天，浊阴归地，是故天地之动静，神明为之纲纪。故能以生长收藏，终而复始。惟贤人上配天以养头，下象地以养足，中傍人事④以养五脏。天气通于肺，地气通于嗌，风气通于肝，雷气通于心，谷气通于脾，雨气通于肾。六经为川，肠胃为海。九窍为水注之气⑤。以天地之阴阳，阳之汗，以天地之雨名之；阳之气，以天地之疾风名之。暴气象雷，逆气象阳。故治不法⑥天之纪⑦，不用地之理，灾害至矣。

【考注】

①精：气义。《春秋繁露》："气之清者为精"。

②八纪：纪指节气，立春、立夏、立秋、立冬、春分、秋分、夏至、冬至八个节气。

③五里：东南西北中五方。高士宗："东南西北中，五方之道理也"。

④中傍人事："傍"，"从"义。"人事"，指人体。即中从人体之义。

⑤水注之气："水"为"气"之脱简致误。"气"为"矣"之音转。即"气注之矣"，气流通之义。九窍象气一样流通而沟通人体内外，故云"九窍为气注之矣"。

⑥法：遵义。

⑦纪："气"义。

【释文】

天有气，地有形。天有八节气，地有五方位。所以能为万物之基础。清阳升天，浊阴降地。天地之动与静，阴阳为之纲领。

四时生长收藏，终而复始。智者上从天以养头，下顺地以养足；中从人体以养五脏。天气与人之肺气相应通，地气与人之咽气相应通，风气与人之肝气相应通，雷气与人之心气相应通，谷气与人之脾气相应通，雨气与人之肾气相应通。六经象川一样流动，肠胃象海一样容纳。九窍为气注流通之处，沟通人体内外。以天地之阴阳来比喻，人之汗象天地之雨，人之气象天地之风。怒气象雷，逆气如阳亢。所以治病不遵天之气，不从地之方位，灾害就要来临。

【原文】

故邪风之至，疾如风雨。故善治者治皮毛，其次治肌肤，其次治筋脉，其次治六腑，其次治五脏。治五脏者，半死半生也。故天之邪气，感则害人五脏；水谷之寒热，感则害于六腑；地之湿气，感则害皮肉筋脉。

【释文】

邪气之侵，快如风雨。善治病的医生，治病之浅表；不精医术者病至肌肤才治疗；其次者病至筋脉才治疗；更次者病至六腑才治疗；最差者病至五脏才治疗。病至五脏再治者，只有一半治愈的希望了。天之风寒燥湿热等邪气，感人多使五脏受到伤害；饮食不洁，寒热失调，多使六腑受到伤害；地之水湿之气侵袭，多伤害人之皮肉筋脉。

【原文】

故善用针者，从阴引①阳，从阳引阴，以右治左，以左治右，以我知彼，以表知里，以观过与不及之理，见微得②过，用之不殆。

【考注】

①引：治义。“从阴引阳”即“从阴治阳”之义。下文“阳

病治阴，阴病治阳”，可证。

②得：知义。《吕览·义赏》注：“得犹知也”。

【释文】

善用针刺治病者，从阴经治阳病，从阳经治阴病，以右侧治左侧之病，针左侧治右侧之病。以此脏知彼脏，以表证知里证，察虚实之机理，见微状即知病，治疗起来不会失败。

【原文】

善诊者，察色按脉，先别阴阳。审清浊①，而知部分②；视喘息，听音声，而知所苦；观权衡规矩③，而知病所主④；按尺寸，观浮沉滑涩，而知病所生。以治无过，以诊则不失矣。

【考注】

①审清浊：清浊，指排泄物之清浊。

②部分：指病所。王冰：“部分谓脏腑之位”。

③权衡规矩：指望诊面部五官形态及面色。“权衡”，有“曲直”义。杨树达《积微居小学金石论丛》：“雚声字多含曲义。《说文》：‘彍，弓曲也’，又‘趯，行曲脊貌’，《公羊传·桓公十一年》：‘权着，反于经然后有善者也’”。“规矩”，有“方圆”义。面部五官，有曲有直，有方有圆，故去“权衡规矩”。

④所主：指病之轻重缓急。《医经解惑论》：“谓量病之轻重缓急浅深”。

【释文】

良医治病，察色按脉，先辨阴阳。察其排泄物之清稀混浊就知道病所；望病人喘息之状，听其声音，就知道病之势态；望病人五官形态及面色，就知道病之轻重缓急；诊察尺肤之滑涩及寸口脉之浮沉，就知道病证之因。这样，治疗就不会有过失，诊断就不会有错误。

【原文】

故曰：病之始起也，可刺而已，其盛，可待衰而已[①]。故因其轻而扬之，因其重而减之，因其衰而彰之。形不足者，温之以气；精不足者，补之以味。其高者，因[②]而越之；其下者，引[③]而竭之；中满者，泻之于内；其有邪[④]者，渍形以为汗；其在皮者，汗而发之；其慓悍者，按而收之[⑤]；其实者，散而泻之。审其阴阳，以别柔刚，阳病治阴，阴病治阳。定其血气，各守其乡。血实宜决之，气虚宜掣引之。

【考注】

①可待衰而已：指治疗待其病衰而止，并非不治待其自衰。岂有病轻治疗病盛不治之理？病盛更应积极治疗。

②因：为“引”之音转。引导其邪上越。张景岳：“谓升散之，吐涌之”。

③引：为“出”之误。使邪下出之义。张景岳：“谓涤荡之、疏利之”。

④邪：此指水湿之邪。

⑤按而收之：“按”为“安”之音转，“平”义。“收”为“攻”之误。形近致误。即平而攻之义。邪气盛，则当攻其邪而平定之。注家解作“按摩”、“按得其状则可收而制”、“抑而下降”等，义失。

【释文】

所以说：病初起，针刺即愈；邪气盛，可治疗等其邪气衰退时再停止治疗。病症在表，可用发散之方法，病症在内，可用攻泻的方法；虚证要用补法；形体瘦弱，要用温补之法；阴精不足，要用滋阴之品；病位高，可涌吐发散；病位低，可泻下涤荡；胸腹胀满拒按者，可用泻下法；水湿之邪滞阻者，可用发汗法；病在表皮者，可用发汗法；邪气势盛者，攻其邪而平定之；实证，可用散法或泻法。审察阴阳，辨别虚实。阳病可治阴经，阴病也可治阳经。平其血气，各归其常。血实宜泻之，气虚宜补之。

阴阳离合论篇第六

离合：为“络”音之分离。“络”指“脉”。此篇讲三阴三阳经脉分布之大概，故当云“阴阳络论”。《素问》中“络”、“脉”有混用之例。如《缪刺论》“邪客于手阳明之络”、“邪客于足阳跻之脉”、“邪客于足阳明之经”、“邪客于足少阳之络”等。细揣该篇诸“络”义，又均可用“经”字作解。杨上善注“邪客于足少阴之络”条，则径直以经脉作解：“足少阴直脉以肾上入肺中……”。

【原文】

黄帝问曰；余闻天为阳，地为阴，日为阳，月为阴，大小月三百六十日[①]成一岁，人亦应之。今三阴三阳，不应阴阳，其故何也？岐伯对曰：阴阳者，数之可十，推之可百，数之可千，推之可万，万之大不可胜数，然其要一也。

【考注】

①三百六十日：“日”后，《太素》有“五”字。

【释文】

黄帝问道：我听说天属阳，地属阴，日属阳，月属阴，日月运行三百六十五日为一年，人也与此相应。现在三阴三阳脉不与其相应合，是什么原因呢？岐伯回答说：阴阳之变，变之可十，扩之可百；变之可千，扩展之可万，直至变化扩展至不可数尽，但其基本规律却只有一个。

【原文】

天覆地载，万物方生，未出地者，命曰阴处，名曰阴中之阴；则[①]出地者，命曰阴中之阳。阳予[②]之正[③]，阴为[④]之主。故生因[⑤]春，长因夏，收因秋，藏因冬。失常则天地四塞。阴阳之变，其在人者，亦数之可数。

【考注】

①则：通“才”。副词，刚刚义。《荀子·劝学》杨注：“则当为财，与才同”。

②予：通“曰”。《方言》戴震疏：“予，与亦声义通”，《墨子》孙诒让注：“与，吴抄本作於”，《古今文集解》：“曰、於古通”。是予、曰、与、於古并通。

③正：为“生”之误。王冰：“阳施正气，万物方生”。

④为：为“谓”之音转。“叫做”义。《左传·僖公四年》“为甚”，《唐石经》作“谓甚”，是为、谓古通。

⑤因：动词，“在”义。“生因春”，即生在春天之义。下文“长因夏”、“收因秋”、“藏因冬”等，例同。《经传释词》：“因，由也”，《礼记·杂记》孔颖达疏：“由，在也”。

【释文】

天气覆盖，大地乘载，万物生长繁衍。草木未出地者，叫做阴处，又名阴中之阴；刚出地者，叫做阴中之阳。阳叫做生，阴叫做主。所以说生在春天，盛长在夏天，收贮在秋天，闭藏在冬天。四时失常则阴阳之气闭阻不通。阴阳的变化应合于人体，也是变之可再变。

【原文】

帝曰：愿闻三阴三阳之离合[①]也。岐伯曰：圣人南面而立，前曰广明，后曰太冲。太冲之地，名曰少阴，少阴之上，名曰太阳，太阳根起于至阴，结于命门，名曰阴中之阳。中身而上，名曰广明，广明之下，名曰太阴，太阴之前，名曰阳明。阳明根起厉兑，名曰阴中之阳。厥阴之表，名曰少阳，少阳根起于窍阴，名曰阴中之少阳。是故三阳之离合①也，太阳为开②，阳明为阖③，少阳为枢④。三经者，不得相失也。搏而勿浮⑤，命曰一⑥阳。

【考注】

①离合：为“络”音之分离。此指脉。

②开：“外”义。吴崑：“太阳在表，敷畅阳气，谓之开”。下文“外者为阳”。

③阖：“内”义。吴崑：“阳明在里，受纳阳气，谓之阖”。

④枢：引为“中”义。吴崑：“少阳在表里之间，转输阳气，犹枢轴焉，谓之枢”。

⑤搏而勿浮：“搏”，“动”义。指脉搏跳动。“勿”，为“之”之误。搏而之浮，指脉动而浮。《荀子·正论》注：“搏，手击也”。

⑥一：为“其”之音转。《助字辨略》：“壹字在此犹云‘是’也”，又云：“‘其日’，犹云‘是日’”。《诗·小宛》李富孙释：“壹，一古今字”。此“一”、“其”古通用之证。

【释文】

黄帝说：我想知道三阴三阳之脉。岐伯说：智者面向南站立，前方叫做广明，后方叫做太冲。太冲所起之处，叫做少阴。少阴之上，叫做太阳。太阳经之下端起于至阴穴，其上止于睛明穴，叫做阴中之阳。半身以上，叫做广明，广明之下，叫做太阴，太阴之前，叫做阳明。阳明经下起于厉兑穴，叫做阴中之阳。厥阴之前，叫做少阳。少阳经下起于窍阴穴，叫做阴中之少阳。三阳经之脉，太阳为外，阳明为内，少阳为中。此三者不得失调。脉动而浮，叫做阳脉。

【原文】

帝曰：愿闻三阴。岐伯曰：外者为阳，内者为阴，然则中为阴。其冲①在下，名曰太阴，太阴根起于隐白，名曰阴中之阴。太阴之后，名曰少阴，少阴根起于涌泉，名曰阴中之少阴。少阴之前，名曰厥阴，厥阴根起于大敦，阴之绝阳，名曰阴之绝阴。是故三阴之离合也，太阴为开，厥阴为阖，少阴为枢。三经者，不得相失也。搏而勿沉，名曰一阴。

【考注】

①冲：为“正”之音转。

【释文】

黄帝说：愿意知道三阴经。岐伯说：外为阳，内为阴，中也为阴。正在下，叫做太阴。太阴脉起于隐白穴，叫做阴中之阴。太阴的后面，叫做少阴，少阴脉起于涌泉穴，叫做阴中之少阴。少阴之前，叫做厥阴。厥阴脉起于大敦穴，叫做阴中之绝阴。三阴经之脉，太阴为外，厥阴为内，少阴为中。此三者不得失调。脉动而沉，叫做阴脉。

【原文】

阴阳䨳䨳，积传为一周①，气里形表而为相成也。

【考注】

①积传为一周："积传"，为"其转"之音转，即"其转为一周"。

【释文】

阴阳之气，冲冲运行，其转昼日为人身一周。五脏六腑，气血表里，相辅相成。

阴阳别论篇第七

别：通“辨”。《周礼·秋官》郑玄注：“故书‘别’为‘辨’”。钱大昕《廿二史考异》：“古书‘辨’与‘别’通”。

【原文】

黄帝问曰：人有四经十二从①，何谓？岐伯对曰：四经应四时，十二从应十二月，十二月应十二脉。

【考注】

①四经十二从：“经”为“径”之音转。“四径”指“四肢”。“从”为“纵”之音转。纵节指肢节，每肢三节，故云十二。《荀子·修身》“莫径”，《贾谊新书》作“莫经”，是“径”、“经”古通。《论语》集解：“从，读曰纵”，是“从”、“纵”古通。

【释文】

黄帝问道：人有四肢十二纵节，怎么讲？岐伯答道：四肢应四时，十二纵节应十二月，十二月应十二脉。

【原文】

脉有阴阳，知阳者知阴，知阴者知阳。凡阳有五，五五二十五阳。所谓阴者，真脏①也。见则为败，败必死也。所谓阳者，胃脘之阳也。别于阳者，知病处也；别于阴者，知死生之期。三阳在头，三阴在手，所谓一②也。别于阳者，知病忌③时；别于阴者，知死生之期。谨熟阴阳，无与众谋。

【考注】

①真脏："真"为"瘨"之脱，"病"义。瘨脏指病脏脉。故下文云"见则为败，败必死也"。

②一：引为"常"义。《淮南子·精神训》注："一谓道也"。《老子》注："道谓自然之道"。"自然"即"常态"之义。

③忌：为"期"之音转。"忌时"，即"期时"之义。

【释文】

脉有阴阳，知阳脉相对比就知道阴脉，知阴脉相对比就知道阳脉。阳脉有五种，五脏五时之不同脉象共二十五种。所说得阴脉就是病脏脉，见则为败，败则必死。所说的阳脉，指正常有生气之脉。能辨别阳脉，就可以知道病位所在；能辨别阴脉，就可以知道死生之期。三阳经多察人迎之脉，三阴经多察寸口之脉，这是常规。辨别阳脉，知病之新久；辨别阴脉，知死生之日期。熟悉阴阳之脉象，临症无须与他人商量。

【原文】

所谓阴阳者，去[①]者为阴，至[②]者为阳；静[③]者为阴，动[④]者为阳；迟者为阴，数者为阳。凡持真脏之脏脉者，肝至悬绝[⑤]急，十八日死，心至悬绝，九日死；肺至悬绝，十二日死；肾至悬绝，七日死；脾至悬绝，四日死。

【考注】

①去：脉落下。

②至：脉搏起。

③静：脉柔顺。

④动：脉躁疾。

⑤悬绝：为“弦急”之音转。指脉疾数而弦直有力。《灵枢·九针十二原》：“去如弦绝”。

【释文】

所讲的阴脉阳脉，脉落下为阴，脉搏起为阳；脉柔和为阴，脉躁疾为阳；脉迟滞为阴，脉疾数为阳。凡诊病脏之脉，肝病脉见弦急者，十八日死；心病脉见弦急者，九日死；肺病脉见弦急者，十二日死；肾病脉见弦急者，七日死；脾病脉见弦急者，四日死。

【原文】

曰：二阳之病发心脾①，有不得隐曲②，女子不月，其传为风消③，其传为息贲④者，死不治。

【考注】

①心脾：“脾”为“痹”之音转。心痹，指胸脘疼痛之证。《太素》“脾”作“痹”。

②有不得隐曲：“有”，“为”义。《经词衍释》：“有，犹为也”。“不得隐曲”，指阳痿之病。张景岳：“不得隐曲，阳道病也”。不得隐曲与女子不月，病正对应而言。枚乘《七发》：“纵姿于曲房隐间之中”。

③风消：“消”为“哮”之音转。“风哮”，指哮喘之病。喘时之哮鸣音如风吹哨之状，故云“风哮”。“风哮”与下文“息贲”正互文同义，相互阐发。

④息贲：指哮喘病。喘时气息奔急，故云“息贲”。马莳：“火乘肺金，而喘息上贲”。

【释文】

阳明经病变，常见胸脘疼痛、阳痿、女子经闭等病证。其发展成哮喘后，其病难治。

【原文】

曰：三阳为病发寒热，下为痈肿，及为痿厥腨痟[①]，其传为索泽[②]，其传为颓疝[③]。

【考注】

①痿厥腨痟："痿厥"，肢体软弱之证；"腨痟"，腿肚酸痛之证。

②索泽：求水之义。此指消渴病。

③颓疝："颓"指下阴，"疝"为肿痛之义。"颓"又作"穨"、"癞"、"㿗"，疑皆"蛊"之音转。《左传》"蛊"有"阴"义，指近女色之病。

【释文】

太阳经病变，多见发热恶寒之证，下肢浮肿，肢体软弱无力，腿肚酸痛。其发展可成为消渴病，成为下阴肿痛之病。

【原文】

曰：一阳发病，少气善咳善泄，其传为心掣[①]，其传为隔[②]。

【考注】

①心掣：心悸之证。张景岳："心动不宁，若有所引，名曰心掣"。

②隔：隔阻不通之证。张景岳："脾胃受伤，乃为隔证"。

【释文】

少阳经病变，多咳嗽泄泻，其发展可成为心悸之证，可成为脾胃隔阻不通之证。

【原文】

二阳①一阴发病，主惊骇②背痛，善噫善欠，名曰风厥。

【考注】

①二阳：疑衍。前文讲“二阳”、“三阳”、“一阳”之病变。此当讲“一阴”、“二阴”、“三阴”等病变。不当再赘出阳经字样，其理始合。

②惊骇：为“痛恢”之音转。疼痛义。“惊”通“恫”，《说文通训定声》：“痛，假借为恫”，《应玄音义》注：“恢，痛也”。

【释文】

厥阴经发痛，多疼痛之证，常逆气嗳气，病名叫做风厥。

【原文】

二阴一阳①发病，善胀、心满、善气。

【考注】

①一阳：疑衍。

【释文】

少阴经病变，多见胀满、胸闷、短气等证。

【原文】

三阳①三阴发病，为偏枯、痿易②、四支不举。

【考注】

①三阳：疑衍。

②痿易：于鬯：“易读为疡”。病义。即痿病。四肢软弱无力之证。

【释文】

太阴经病变，多见偏瘫，四肢软弱无力，举动艰难之证。

【原文】

鼓[①]一[②]，阳曰钩；鼓一，阴曰毛；鼓，阳胜急曰弦；鼓，阳至而绝曰石；阴阳相过曰溜[③]。

【考注】

①鼓：为“脉”之误。下诸“鼓”，义同。

②一：助词，当“者”义。

③阴阳相过曰溜：“过”为“和”之音转。“溜”为“治”之误。“治”有“常”义。《礼记·大传》注：“治犹正也”。此即“阴阳脉相和是正常”义。

【释文】

脉象中阳脉叫做钩，阴脉叫做毛；阳脉急而有力叫做弦，沉急有力叫做石。阴阳脉平和不浮不沉叫做常。

【原文】

阴争[①]于内，阳扰于外，魄汗未藏，四逆而起，起则熏[②]肺，使人喘鸣。阴之所生，和本曰和[③]。是故刚与[④]刚，阳气破散，阴气乃消亡。淖则刚柔不和，经气乃绝。

【考注】

①争：为“静”之脱。

②熏：《太素》作“动”。

③和本曰和：“和本”为“其平”之误。阴阳之气，均以“平”为宗旨。其平失调则成病态。故后文云“刚与刚，阳气破散，阴气乃消亡”。

④与：郭霭春："'与'疑应作'愈'，'与'、'愈'声误。王注'阳胜又阳'，似王本就作'愈'"。

【释文】

阴气静于内，阳气乱于外，大汗不止，手足发凉，凉则动肺，使人哮喘。阴气之所生，其平叫做和。如果阳气强而又强，就会使阳气破散，阴津消亡。乱则阴阳失和，经脉之气就会衰竭。

【原文】

死阴[①]之属，不过三日而死；生阳[②]之属，不过四日而已。所谓生阳死阴者，肝之心谓之生阳，心之肺谓之死阴，肺之肾谓之重阴，肾之脾谓之辟阴[③]，死不治。

【考注】

①死阴：盛阴、甚阴之义。吴崑："上文言偏阳偏阴之害，此则决其死期也"。意即此言偏阴偏阳之死期。

②生阳："生"为"盛"之音转。盛阳，阳气偏亢之证。

③辟阴："辟"为"死"之音转。亦即盛阴之证。

【释文】

盛阴之类病证，不过三日而死；盛阳之类病证，不过四日而死。所说盛阳盛阴：肝病传心，叫做盛阳，心病传肺，叫做盛阴，肺病传肾，叫做重阴，肾病传脾，叫做盛阴，多不可治。

【原文】

结阳[①]者，肿四支。结阴者，便血一升，再结二升，三结三升。阴阳结斜[②]，多阴少阳曰石水，少腹肿。二阳结谓之消，三阳结谓之隔，三阴结谓之水，一阴一阳结谓之喉痹。阴搏阳别[③]谓之有子。阴阳虚肠辟[④]死。阳加[⑤]于阴谓之汗。阴虚阳搏谓之崩。

【考注】

①结：为“疾”之音转。病义。下文诸“结”，均同此例。《文选·东武吟》“徒结”，五臣本作“徒积”，《荀子·富国》杨倞注：“积犹辟也”，《战国策·宋卫策》鲍彪注：“疾，犹癖也”。辟，癖古今字。是结、疾、积、辟古并通用之。《论语集注》：“疾，犹病也”。

②结斜：为“疾邪”之音转。即病邪。

③阴搏阳别：阴：沉取；阳：浮取。“搏”，“大”义。《汉书·食货志》颜师古注：“搏，大也”。“别”，引为“流畅”义。“别”有“决”义，“决”有“流泄”义。阴搏阳别，即沉取有力，浮取流畅义。

④肠辟：大便脓血之证。吴崑：“肠澼，后泄血沫也”。

⑤加：盛义。《礼记·少仪》注：“加犹多也”。

【释文】

病在阳经者，四肢肿胀。病在阴经者，大便下血，再病加重，三病更甚。阴阳疾邪之病，寒多热少叫石水，小腹肿。阳明经之病常成消渴，太阳经之病常成隔阻不通之证，太阴经之病常成水阻之病，厥阴少阳经之病常成喉痹肿痛之证。沉取脉大浮取流畅是妊娠有子之脉象。沉取浮取皆无力是大便脓血之证，多不治。阳盛于阴多出汗。沉取无力浮取搏指，多是妇女血崩之病。

【原文】

三阴俱[①]搏，二十日夜半死。二阴俱搏，十三日夕时死。一阴俱搏，十日死。三阳俱搏且鼓，三日死。三阴三阳俱搏，心腹满，发尽[②]不得隐曲[③]，五日死。二阳俱搏，其病温，死不治，不过十日死。

【考注】

①俱：为“之”之音转。助词。下文诸“俱”，义理均同此。

②尽：副词，“皆”义。《墨子》：“尽，莫不然也”。

③不得隐曲：隐曲在此指大小便。即大小便不通。王冰：“隐曲，谓便也”。

【释文】

太阴经脉动甚有力，二十天夜半死。少阴经脉动甚有力，十三天后傍晚死。厥阴脉动甚有力，十天后清晨死。太阳脉动甚搏指，三天即死。太阴太阳脉均动甚有力，心腹胀满，发作时皆大小便不通，五天后即死。阳明脉动甚搏指，其病多重，不可治，不过十天就会死去。

灵兰秘典论篇第八

【原文】

黄帝问曰：愿闻十二脏之相使①，贵贱②何如？岐伯对曰：悉乎哉问也，请③遂言之。心者，君主④之官也，神明出焉；肺者，相傅⑤之官，治节⑥出焉；肝者，将军⑦之官，谋虑⑧出焉；胆者，中正⑨之官，决断⑩出焉；膻中⑪者，臣使⑫之官，喜乐出焉；脾胃者，仓廪之官，五味出焉；大肠者，传道之官，变化出焉；小肠者，受盛之官，化物出焉；肾者，作强⑬之官，伎巧⑭出焉；三焦者，决渎之官，水道出焉；膀胱者，州都之官，津液藏焉，气化则能出矣。凡此十二官者，不得相失也。故主⑮明则下⑯安，以此养生则寿，殁世不殆，以为天下则大昌，主⑰不明则十二官危，使道闭塞而不通，形乃大伤。以此养生则殃，以为天下者，其宗大危，戒之戒之。

【考注】

①相使：指功能作用。“相”有“助”义。“使”为“试”之音转，“用”义。《书·洪范》疏：“相，助也”。《说文》：“试，用也”。

②贵贱：位置高低之义。《吕览·尊师》注：“贵，高也”。《广雅·释言》：“贱，卑也”。

③请：为“臣”之音转。

④君主：位置正中、中央义。“君”亦“主”义，“主”有“中”义。《国语·周语》注：“主，正也”。《文选·东京赋》注：“正，中也”。饶炯《部首订》之说亦可佐证此“君主”有“中央”之义：“古《尚书》说（心）为土脏者，五行土位于中，举五脏之部位言也”。

⑤相傅：左右之义。肺居心之左右，如左右辅助之义，故云相傅之官。

⑥治节：“治”为“气”之误，“节”为“之”之音转。即“气之”。“气”古或写作“三”，遂赘“台”成“治”。“节”古有“之”音，如“擳”读如“质”音。

⑦将军：“大”义。肝脏在五脏中最重最大，故比喻如将军。《尔雅·释诂》：“将，大也”。《素问·大奇论》：“夫肝者，中之将也。取决于胆”。

⑧谋虑：为“膜腽”之音转。“膜腽”，正“筋”之别称。肝主筋，故云“膜腽出焉”。

⑨中正：“正”为“成”之音转，“成”、“盛”古通。中盛，即在内盛纳义。《礼·祭法》“正名”，《国语·鲁语》作“成命”。此“正”、“成”古通。《尔雅·释诂》郝懿行疏：“成，通作盛”。《难经·四十二难》：“胆……盛精汁三合”。

⑩决断：“决”是“泄”义；“断”是“止”义，引为贮藏义。“决断”，指胆府排泄、贮藏胆汁的生理功能。《说文》：“决，行流也”，《汉书·沟洫志》注：“决，分泄也”。《易·系辞》释文：“断，断绝”。

⑪膻中：为心包络之别名。汪昂：“膻中即心包络”。《灵枢·胀伦》：“膻中者，心主之宫城也”。膻从“苫”音。“苫”有覆盖之义，覆盖心脏，故名膻中。

⑫臣使：为“城邑”之音转。膻中为心之外围如城邑，故云。

⑬作强：为“封藏”之音转。肾主封藏，故云“封藏之官”。《素问·六节脏象论》：“肾者主蛰，封藏之本，精之处也”。

⑭伎巧：为“其窍”之音转。指前阴。前阴与肾相通，肾开窍与二阴，所以说“其窍出焉”。

⑮主：为“诸”之音转。指诸脏器。

⑯下：为“内”之误。

【释文】

黄帝问道：我愿意知道十二脏之功能作用，位置高下怎样?岐伯答道：问得真详细啊，臣尽量说明。心为位置正中的器官，精神活动由此产生；肺处心之左右的脏器，气由此产生；肝为内脏中最重最大的器官，筋由它产生；胆为在内盛纳胆汁的器官，有排泄贮藏胆汁的功能；心包络犹如城邑般的脏器，辅助喜乐等七情产生；脾胃犹如粮食仓库般的脏器，饮食五味由此化生；大肠为传导水谷之器官，饮食物在此发生转变；小肠为盛爱水谷的器官，水谷之腐化在此进行；肾为封藏贮纳精气的器官，前阴之窍与此相通；三焦为流通水液的器官，水道由此产生；膀胱为贮纳水津的器官，津液贮藏于此，尿液由此排出。凡此十二脏器，不能相互失调。诸脏器功能正常，则内安身和，如此养生则能长寿，终身不病。如据此法治国则天下昌盛。诸脏器功能失常则十二器官都受害，气道闭阻不通，形体衰败。如此养身则必伤败。如以此治国，国家必将危亡，请警戒再警戒呀。

【原文】

至道在微，变化无穷，孰知其原！窘乎哉！消[①]者瞿瞿，孰知其要！闵闵之当，孰者为良！恍惚之数，生于毫氂，毫氂之度，起于度量，千之万之，可以益大，推之大之，其形乃制。

【考注】

①消：为“肖”音之转。“良”，“智”义。

【释文】

养身之道，变化无穷；谁知其本源呢？难啊！智者都不知，谁知其要领？高深之术，谁能作得好呢？微小之数，产生毫氂，毫氂之可见，就可以测量。既便变化万千，扩大再扩大，其形仍可测量而知。

【原文】

黄帝曰：善哉，余闻精光之道，大圣之业，而宣明大道，非斋戒择吉日，不敢受也。黄帝乃择吉日良兆，而藏灵兰之室，以传保焉。

【释文】

黄帝说：讲得好！我听说光明之道，伟大的事业，而传播这些道术，非诚心实意选择吉日，是不敢传播的。于是黄帝选择吉日良辰，将这些论述藏灵兰之室，以使它传流下去。

六节脏象论篇第九

六节：“节”有“气”义。“六节”即“六气”，指天之风、寒、暑、湿、燥、火六气。《诗·推度灾》注：“节犹气也”。

【原文】

黄帝问曰：余闻天以六六之节①，以成一岁，人以九九制会②，计人亦有三百六十五节③，以为天地久④矣。不知其所谓也？岐伯对曰：昭乎哉问也，请⑤遂言之。夫六六之节，九九制会者，所以正天之度，气之教也。天度者，所以制日月之行也，气数者，所以纪化生之用也。天为阳，地为阴，日为阳，月为阴。行有分纪，周有道理，日行一度，月行十三度而有奇焉。故大小月三百六十五日而成岁，积气余而盈闰矣。立端于始，表正于中，推余于终，而天度毕矣。

【考注】

①天以六六之节：“节”，“气”义。“以”，“有”之音转。《经词衍释》：“‘有’，古读为‘以’”。“六六”，指六气、六淫之类。

②人以九九制会：“人”为“地”之误。郭霭春：“应据后文改作‘地’”。“制”为“之”之音转。“六六之节”、“九九之会”，始合。“会”，“合”义。《周语·楚语》注：“合，会也”。“九九”，指九州、九野之类。

③节：指气穴。《灵枢·九针十二原》："节之交，三百六十五会"、"所言节者，神气之所游行出入"。

④久：为"合"之误。

⑤请：为"臣"之音转。

【释文】

黄帝问道：我听说天有六六之气，以成一岁，地有九九之合。人也有三百六十五气穴，与天地相合，不知其中的道理是什么？岐伯答道：问得真清楚啊！臣尽量讲解。六六之节、九九之会，是确定天度和气度的。天度是确定日月之行的，气度是衡量万物生死规律的。天属阳，地属阴，日属阳，月属阴。日月运行有轨道，万物生化有规律。日行周天一度，月行十三度有余，大小月三百六十五天为一年，余时积累，产生闰月。冬至为一年节气之开始，圭表测量日影变化来订正时令节气；最后再推算余闰，天度即成。

【原文】

帝曰：余已闻天度矣，愿闻气数[①]何以合之？岐伯曰：天以六六之节，地以九九制会。天有十日，日六竟而周甲，甲六复而终岁，三百六十日法也。夫自古通天者，生之本，本于阴阳，其气九州九窍，皆通乎天气。故其生五，其气三。三而成天，三而成地，三而成人，三而三之，合则为九，九分为九野，九野为九藏。故形脏[②]四，神脏[③]五，合为九藏以应之也。

【考注】

①气数："数"，"度"义。气数，气之制度。

②形藏：贮藏水谷等物之脏器。指胃、大肠、小肠、膀胱。张志聪："藏有形之物者，胃与大肠小肠膀胱也"。

③神藏：藏神之脏器。指心、肝、脾、肺、肾。张志聪：“藏五脏之神者，心藏神，肝藏魂，脾藏意，肺藏魄，肾藏志也”。

【释文】

黄帝说：我已知天度之理，愿意再知道气度怎样合之。岐伯说：天有六六之气，地有九九之合。天有十干，六十个干日为一周甲，六周甲为一年，这是计算三百六十日的方法。自古人与自然相通是根本，其本基于天之阴阳寒暑变化。地之九州，人之九窍，均与天气相应。阴阳之气，其性和，其气平。天有三气，地有三气，人有三气。三三成九，九分地为九野，九野应人之九藏。藏物之脏有四个，藏神之脏有五个，合为九藏以应天地之气。

【原文】

帝曰：余已闻六六九九之会也。夫子言积气盈闰，愿闻何谓气？请夫子发蒙解惑焉。岐伯曰：此上帝所秘，先师传之也。帝曰：请遂闻之。岐伯曰：五日谓之候，三候谓之气，六气谓之时，四时谓之岁，而各从其主治焉。五运相袭，而皆治之，终朞之日，周而复始。时立气布，如环无端，候亦同法。故曰：不知年之所加①，气之盛衰，虚实之所起，不可以为工②矣。

【考注】

①加：为“主”之误。

②工：医生。《说文》：“医，治病工也”。《史记·扁鹊传》：“知五脏者为上工”。

【释文】

黄帝说：我已知六六九九之说了。但您讲积余气成闰月，愿知什么是气？请您给予启发开导。岐伯说：这是先帝所秘藏，先师传授接给我的。黄帝说：请尽讲之。岐伯说：五日叫做候，三候叫做气，六气叫做时，四时叫做岁。治病应各考虑其气候。五气运行相承，而各有主时之气，年终从新开始循环。一年四时二十四节气，循环不止，气候也是这样，终而复始。所以说，不知年之气所主，气之盛衰，虚实之因，就不可以为医生。

【原文】

帝曰：五运之始，如环无端，其太过不及何如？岐伯曰：五气更立，各有所胜，盛虚之变，此其常也。帝曰：平气何如？岐伯曰：无过者也。帝曰：太过不及奈何？岐伯曰：在经有①也。帝曰：何谓所胜？岐伯曰：春胜长夏，长夏胜冬，冬胜夏，夏胜秋，秋胜春。所谓得五行时之胜，各以气命其盛。帝曰：何以知其胜？岐伯曰：求其至也，皆归始春。未至而至，此谓太过，则薄所不胜，而乘所胜也，命曰气淫。不分邪僻内生工不能禁②。至而不至，此谓不及，则所胜妄行，而所生受病，所不胜薄之也，命曰气迫。所谓求其至者，气至之时也。谨候其时，气可与期。失时反候，五治③不分，邪僻内生，工不能禁也。

【考注】

①在经有："在"，"察"义；"经"，"常"义；"有"引为"知义"。"在经有"，即"察其常可知"义。《尔雅·释诂》："在，察也"。《左传·宣十二年》注：”经，常也"。

②不分邪僻内生工不能禁：此十字涉下文衍。

③五治：五常。下文"苍天之气，不得无常也"。

【释文】

黄帝说：五气运行，循环无端，其太过和不及是怎样的？岐伯说：五气相互主时，各有所旺盛时。虚实变化，是其正常。黄帝说：平气怎样？岐伯说：无偏亢及不及。黄帝说：太过不及怎样？岐伯说：察其常可知。黄帝说：什么叫所胜？岐伯说：春风胜于长夏，长夏之湿胜于冬，冬寒胜于夏，夏热胜于秋，秋燥胜于春。这就是所说得五行之胜，各以其气应合相应之脏。黄帝说：怎样知其胜？岐伯曰：求其气至时间，以大寒节后，立春之前为准。不该至而至之气，叫做太过。太过则侵其所不胜之气，侮其所胜之气，叫做“气淫”。该至而不至的气，叫做不及。不及则已所胜之气就要妄行，所生之气因之受病，所不胜之气随之相迫，这叫做“气迫”。所说的求其至，就是气至之时。观察其时，是否与脏气相合。反天时，逆气候，五常不分，邪病内生，医生不能止。

【原文】

帝曰：有不袭①乎？岐伯曰：苍天之气，不得无常也。气之不袭，是谓非常，非常则变矣。帝曰：非常而变奈何？岐伯曰：变至则病，所胜则微，所不胜则甚，因而重感于邪则死矣。故非其时则微，当其时则甚也。

【考注】

①不袭：“袭”有“合”义。“不袭”，即“不合”之义。《小尔雅·广言》：“袭，合也”。后文“余闻气合而有形”，则此“袭”，与“合”，互文同义。

【释文】

黄帝说：有不合的情况吗？岐伯说：天之气，不得无常规。气之不合，叫做失常，失常则变而为害。黄帝说：失常而变是怎样的？岐伯说：变则使人生病。常时之气感则病轻，异时之气感则病甚，若重感于邪则病重死亡。所以说非邪盛之时则病轻，正值邪盛之时则病重。

【原文】

帝曰：善！余闻气合而有形，因变以正名①。天地之运，阴阳之化，其于万物，孰少孰多，可得闻乎？岐伯曰：悉乎哉问也！天至广不可度，地至大不可量，大神灵②问，请③陈其方。草生五色，五色之变，不可胜视；草生五味，五味之美，不可胜极。嗜欲不同，各有所通。天食人以五气，地食人以五味。五气入鼻，藏于心肺，上使五色修明，音色能彰；五味入口，藏于肠胃，味有所藏，以养五气，气和而生，津液相成，神乃自生。

【考注】

①正名："正"为"成"之音转。即"成名"。

②灵：明义。

③请：为"臣"之音转。

【释文】

黄帝说：讲得好！我听说天地之气相合而产生形体，万物之演变而产生各种名称。天地之气运行，阴阳之变化，其在万物之大小多少，可以知道吗？岐伯说：问得详细。天之大不可以测，地之大不可以量，帝君明问，臣尽量讲述其中道理。草有五种基本颜色，但五色之演变，是看不尽的；草有五种基本味道，但五味之演变，是尝不尽的。人的嗜欲不同，各有所喜。天供给人五气，地供给人五味。五气入鼻，内入心肺，上使面色秀明，音声宏亮。五味入口，内入肠胃，以养五脏之气。气和则有生机，津液佐助，神气自然旺盛。

【原文】

帝曰：脏象何如？岐伯曰：心者，生①之本，神之变②也，其华在面，其充③在血脉，为阳中之太阳，通于夏气；肺者，气之本，魄之处也，其华在毛，其充在皮，为阳中之太阴，通于秋气；肾者主蛰，封藏之本，精之处也，其华在发④，其充在骨，为阴中之少阴，通于冬气；肝者，罢极⑤之本，魂之居也，其华在爪⑥，其充在筋，以生血气，其味酸，其色苍，此为阳中⑦之少阳，通于春气；脾胃⑧大肠小肠三焦膀胱者，仓廪之本，营之居也，名曰器，能化糟粕，转味而入出者也，其华在唇四白⑨，其充在肌，其味甘，其色黄，此至阴之类，通于土气。凡十一脏取决⑩于胆也。

【考注】

①生：为“身”之音转。

②变：为“处”之误。全元起本作“处”。

③充：“养”义。《广雅·释诂》：“充，养也”。下文诸“充”，义理同此。

④其华在发：“发”当为“齿”之误。“发”与“毛”同义。前文已云“其华在毛”，此不当复出“其华在发”。《国语·齐语》韦昭注：“毛，发也”，《集韵》：“发，毛也”，是发、毛同义。肺主皮毛，前文“其华在毛”当不误。肾主骨，当作“其华在齿”。《上古天真论》王冰注：“齿为骨余”。

⑤罢极：为“皮筋”之音转。肝主筋，皮与筋相连，故云

“皮筋之本”。《五脏生成篇》：“肝之合筋也，其荣爪也”，《阴阳应象大论》：“肝生筋”。

⑥爪：为“爫”之误。《汉书·杨雄传》颜师古注：“爫，古掌字”。《阴阳应象大论》：“肝……在变动为握”。

⑦阳中：全元起本作“阴中”。

⑧胃：“胃”后九字，据郭霭春考证，属衍文。

⑨唇四白：“四”为“口”之误赘。“白”字衍。即“唇口”。《阴阳应象大论》：“脾主口”、“在窍为口”。

⑩决：泄义。《汉书·沟洫志》注：“决，分泄也”。

【释文】

黄帝说：脏器之功能及外在征象是怎样的？岐伯说：心是身体之本，精神产生之处，其荣华外现于面，其养在血脉，为阳中之太阳，与夏气相应；肺是气之本，魄之产生处，其荣华外现在毛，其养在皮肤，为阳中之太阴，与秋气相应；肾主藏，是封藏之本，精之产生处，其荣华外现在齿，其养在骨，为阴中之少阴，与冬气相应；肝是皮筋之本，魂之产生地，其荣华外现在掌，其养在筋，促生血气。其主酸味，主青色，为阴中之少阳，与春气相应。脾是水谷之仓库，营气产生之处，叫做器。能转化水谷糟粕，主吸收、排泄。其荣华外现在唇口，其养在肌肉。其味应甘，其色应黄。此属于阴之类，与长夏之气相应。上述诸脏器取泄于胆。

【原文】

故人迎一盛，病在少阳，二盛病在太阳，三盛病在阳明，四盛已上为格阳。寸口一盛，病在厥阴，二盛病在少阴，三盛病在太阴，四盛已上为关阴。人迎与寸口俱盛四倍已上为关格。关格之脉赢，不能极于天地之精气，则死矣。

【释文】

颈部人迎脉搏大一倍，病在少阳，大两倍，病在太阳，大三倍病在阳明，四倍以上叫格阳。手腕寸口脉搏大一倍，病在厥阴，大二倍病在少阴，大三倍病在太阴，大四倍以上叫关阴。人迎脉、寸口脉均搏大四倍以上，叫做关格。关格之脉不能接受人体阴阳之气，就会死亡。

五脏生成篇第十

【原文】

心之合脉也，其荣色也，其主[①]肾也；肺之合皮也，其荣毛也，其主心也；肝之合筋也，其荣爪也，其主肺也；脾之合肉也；其荣唇也，其主肝也；肾之合骨也，其荣发也，其主脾也。

【考注】

①主：通“注”，脉络通连之义。《荀子·宥坐》注：“主，读如注”。是主通注。

【释文】

心气通脉，其荣华见于面色，其脉通连肾；肺气通皮，其荣华见于毛，其脉通连心；肝气通筋，其荣华见于爪，其脉通连于肺；脾气通于肉，其荣华见于唇，其脉通连于肝；肾气通于骨，其荣华见于发，其脉通连脾。

【原文】

是故多食咸，则脉凝泣而变色；多食苦，则皮槁而毛拔；多食辛，则筋急而爪枯；多食酸，则肉胝䐢而唇揭；多食甘，则骨痛而发落。此五味之所伤也。故心欲苦，肺欲辛，肝欲酸，脾欲甘，肾欲咸，此五味之所合[①]也。

【考注】

①合：宜义。

【释文】

多吃咸物，使血脉凝滞，面色无泽；多吃苦物，使皮肤枯燥毫毛脱落；多吃辛物，使筋拘急爪甲枯槁；多食酸物，使肉厚唇缩；多食甜物，使骨痛发落。这是五味偏好所致之伤害。心宜苦味；肺宜辛味，肝宜酸味，脾宜甜味，肾宜咸味。此饮食五味之所宜。

【原文】

五脏之气，故色见青如草兹[①]者死，黄如枳实者死，黑如炲[②]者死，赤如衃血者死，白如枯骨者死。此五色之见死也。

【考注】

①草兹："兹"，为"籽"之音转。

②炲：黑煤。《一切经音义》："积烟为炲煤"。

【释文】

五脏外现于面之荣色，其色青如草籽者为死证，色黄如枳实者为死证，色黑如煤者为死证，色红如瘀血者为死证，色白如枯骨者为死证。这是五色的所见之死证。

【原文】

青如翠羽者生，赤如鸡冠者生，黄如蟹腹者生，白如豕膏者生，黑如乌羽者生。此五色之见生也。生[①]于心，如以缟裹朱；生于肺，如以缟裹红；生于肝，如以缟裹绀；生于脾，如以缟裹瓜蒌实；生于肾，如以缟裹紫。此五脏所生之外荣也。

【考注】

①生：生气之色。

【释文】

面色青如翠鸟之羽，为有生气；红如鸡冠，为有生气；黄如蟹腹，为有生气，白如猪脂，为有生气；黑如乌鸦羽毛，为有生气。这是五脏所见有生气之色。心有生气，面色如白绢裹硃砂；肺有生气，如白绢裹红色之物；肝有生气，如白绢裹青色之物；脾有生气，如白绢裹瓜蒌实；肾有生气，如白绢裹紫色之物。这是五脏有生气的外象。

【原文】

色味当[①]五脏：白当肺辛，赤当心苦，青当肝酸，黄当脾甘，黑当肾咸。故白当皮，赤当脉，青当筋，黄当肉，黑当骨。

【考注】

①当：合义。《吕览·大乐》注："当，合"。

【释文】

五色五味与五脏相应合：白色合肺之辛味，赤色合心之苦味，青色合肝之酸味，黄色合脾之甜味，黑色合肾之咸味。所以白色合皮，赤色合脉，青色合筋，黄色合肉，黑色合骨。

【原文】

诸脉者皆属[①]于目[②]，诸髓者皆属于脑，诸筋者皆属于节，诸血者皆属于心[③]，诸气者皆属于肺，此四支八谿[④]之朝夕[⑤]也。

【考注】

①属：为"注"之音转。"走"义。《左传·成六年》注："注，属也"。

②目：为"心"之误。前文"心之合脉也"。

③心：为“肝”之误。“肝”脱为“干”，遂误为“心”。下文“故人卧血归于肝”，另“肝藏血”。可证。

④四支八谿：概指周身。“四支”即“四肢”。“谿”为“体”之音转。“八体”，指上下、左右、前后、内外八部位。

⑤朝夕：为“治”音之分离。“常”义。

【释文】

人体之经脉，皆走注于心；人体之骨髓，皆走注于脑；人体之筋，皆走注关节；人体之血，皆走注于肝；人体之气，皆走注于肺。这是四肢八体周身之常态。

【原文】

故人卧血归于肝，肝受①血而能视，足受血而能步，掌受血而能握，指受血而能摄。卧出而风吹之；血凝于肤者为痹，凝于脉者为泣，凝于足者为厥。此三者，血行不得反其空，故为痹厥也。人有大谷十二分，小谿三百五十四名，少十二俞②，此皆卫气之所留止，邪气之所客也，针石缘而去之。

【考注】

①受：“得”义。《广雅·释诂》：“受，得也”。

②少十二俞：“少”为“及”之误。“俞”为“支”之音转。十二支，指十二关节。

【释文】

人躺卧时，血归于肝藏，目得血而能视，足得血而能步，掌得血而能握，指得血而能拿物。醒而受风，血滞肌肤为痹证，血凝经脉为血滞证，血滞足部为足冷证。这三种病，都是由于血行不畅，不能正常回流所造成的，所以成为痹厥之病。人有大肌肉十二处，小肌肉三百五十四处，及十二关节。这些都是营卫之气流注之处，也是邪气容易侵袭的地方，针石因可去之。

【原文】

诊病之始①，五决②为纪，欲知其始，先建其母③。所谓五决者，五脉也。

【考注】

①始："法"义。《老子》注："始，道也"。"道"有"法"义。方法。

②五决："决"为"脉"之音转。《释名·释姿容》："蝱摘，犹谲摘也"，《荀子·儒效》杨倞注："谲与决同"，《说文通训定声》："谲，假借为又决"。《广韵·麦韵》："蝱，又作脈"。是决、脉、谲古并通。

③母："本"义。《淮南子·俶真》注："母，本也"。

【释文】

诊病之法，五脉为纲。欲知其方法，先知其本。所谓五决，就是五脏之脉。

【原文】

是以头痛巅疾，上虚下实，过在足少阴、巨阳，甚则入肾。徇蒙招尤①，目冥耳聋，下实上虚，过在足少阳、厥阴，甚则入肝。腹满䐜胀，支鬲胠胁，下厥上冒，过在足太阴、阳明。咳嗽上气，厥②在胸中，过在手阳明、太阴。心烦头痛③，痛在鬲中，过在手巨阳、少阴。

【考注】

①徇蒙招尤："徇"通"眩"，"蒙"通"瞢"，均眩转义。"招"为"掉"之假，"尤"为"摇"之假，均动摇之义。《管

子·四时》孙星衍："徇，与循同义"。《说文通训定声》："眩，假借为眴"，《慧琳音义》注："'恂'，或作'循'字"。《庄子·田子方》陆德明释文："恂，本又作眴"。是徇、眩、恂、循古并通之。王冰："眩，旋转也"。《战国策·秦策》鲍彪注："蒙，冒同"，《说文通训定声》："冒，假借为瞀"，《玄应音义》注："瞀，谓眩瞀也"。《说文》："掉，摇也"，张志聪："招，摇也"。孙诒让："尤与繇、摇字并通"。

②厥：为"疾"之音转，"病"义。

③必烦头痛：《甲乙》作"胸中痛"，例合。

【释文】

头痛之类的病，多是下虚上实，病在足少阴、太阳两经，病甚则入肾。头目眩晕，走路不稳，眼花耳聋之类的病，多是下实上虚，病在足少阳、厥阴二经，病甚则入肝。腹胀满，胸膈膜胀之类的病，下冷上晕，病在足太阴、阳明两经。咳嗽气喘，病在胸中，病在手阳明、太阴两经。胸中痛，病位在膈中，病在手太阳、少阴两经。

【原文】

夫脉之小大滑涩浮沉，可以指别；五脏之象，可以类推；五脏相①音，可以意识；五色微②诊；可以目察。能合脉色，可以万全。赤脉③之至也，喘而坚，诊曰有积④气在中，时害⑤于食，名曰心痹，得之外疾思虑而心虚，故邪从之。白脉之至也，喘而浮，上虚下实，惊，有积气在胸中，喘而虚⑥，名曰肺痹，寒热，得之醉而使内也。青脉之至也，长而左右弹，有积气在心下支胠，名曰肝痹，得之寒湿，与疝同法，腰痛足清头痛。黄脉之至也，大而虚，有积气在腹中，有厥气⑦，名曰厥疝，女子同法；得之疾使四支汗出当风。黑脉之至也，上坚而大，有积气在小腹与阴，名曰肾痹，得之沐浴清水而卧。

【考注】

①相：为“之”之音转。“五脏之象”、“五脏之音”，义例始合。

②微：为“之”之音转。“五色微诊”，即“五色之诊”。

③赤脉：指心脉。心在色应赤色，故用赤脉指代心脉。下文例同，白脉指肺脉，青脉指肝脉等。

④积：为“疾”之音转。“病”义。

⑤害：为“碍”之音转。

⑥虚：为“嘘”之脱，指喘声。

⑦厥气：“厥”有寒义，即寒气。《伤寒论·辨厥阴病脉证并治》：“厥者，手足逆冷者是也”。是“厥”有“寒”义。

【释文】

脉搏之小大滑湿浮沉，可以指下区别；五脏之外象，可以比类推求；五脏之音声，可以用心辨识；五色之诊，可以目察。能色脉合参，可以万无一失。心脉之至，疾而有力，诊当是病气在中，妨碍饮食，病名叫心痹，它是由于思虑伤心，邪气侵袭所致。肺脉之至，疾而浮，脉上虚下实，有病气在胸中，喘息有声，名叫肺痹，发热恶寒。它是由于酒醉入房所致。肝脉之至，长而弦力，有病气在心下撑两胠，病名叫肝痹。它是由于寒湿所致，与疝病之因相同。腰痛、足冷、头痛。脾脉之至，大而虚，有病气在腹中，有寒气，名叫寒疝，女子同样有此证。它是由于劳累四肢汗出，受风所致。肾脉之至，浮取坚而大，有病气在小腹与下阴，名叫肾痹。它是由于沐浴冷水即睡所致的。

【原文】

凡相[①]五色之奇脉[②]，面黄目青，面黄目赤，面黄目白，面黄目黑者，皆不死也。面青目赤，面赤目白，面青目黑，面黑目白，面赤目青，皆死也。

【考注】

①相：察义。《国语·齐语》注："相，视也"。

②奇脉："奇"为"疾"之音转。"疾脉"，即"病脉"。

【释文】

凡察五色之病脉，面黄目青，面黄目赤，面黄目白，面黄目黑的，都是不死之征象；面青目赤，面赤目白，面青目黑，面黑目白，面赤目青的，都是死的征象。

五脏别论篇第十一

别：通“辨”。钱大昕《廿二史考异》：“古书‘辨’与‘别’通”。

【原文】

黄帝问曰：余闻方士，或以脑髓为脏，或以肠胃为脏，或以为腑，敢问更[①]相反，皆自谓是，不知其道，愿闻其说。

【考注】

①更：副词，“互”义。《汉书·地理志》集注：“更，互也”。

【释文】

黄帝问道，我听到方士们对脏腑的说法不一，有把脑髓叫做脏的，有把肠胃叫做脏的，也有叫做腑的，其说互相反，却都说自己对，我不知其理，愿知道其说。

【原文】

岐伯对曰：脑髓骨脉胆女子胞，此六者，地气之所生[①]也，皆藏于[②]阴而象于地，故藏而不泻，名曰奇恒之府。夫胃大肠小肠三焦膀胱，此五者，天气之所生[①]也，其气象天，故泻而不藏。此五脏受浊气，名曰传化之腑，此不能久留输泻者也。魄门亦为五脏使[③]，水谷不得久藏。所谓五脏者，藏精气而不泻也，故满而不能实；六腑者，传化物而不藏，故实而不能满也。所以然者，水谷入口，则胃实而肠虚；食下，则肠实而胃虚，故曰实而不满，满而不实也。

【考注】

①生："主"义。《大戴记》："地政曰生"。

②于：为"以"之音转。"以"、"似"古通，即"似"义。《易·明夷》："文王以之"，《释文》："荀向本作'似'"。是"以"、"似"古通用之。"藏于阴"，即"其脏似阴"之义，与后"象于地"互文同义。

③五脏使："使"，引为"附属"之义。"五脏使"即"五脏附属之器官"义。《尔雅·释诂》："使，从也"，即"从属"之义。

【释文】

岐伯答道：脑髓骨脉胆女子胞，此六者，地气所主，其藏皆似阴而象似地，故能藏物而不泻，叫做奇恒之腑。胃大肠小肠三焦膀胱，此五者，天气所主，其气象天，故泻物而不能藏，它们受纳五脏浊气，叫做传化之腑。水谷浊气不能久留而排出体外。魄门（肛门）也是五脏附属之器官，水谷浊物不能在此久藏。所说的五脏，其特征是藏精气而不泻，所以满而不宜充实。所说的六腑，其特征是传输排泄物而不能久贮藏。所以如此，是水谷入口后，胃开始充实而肠空虚，食物下排，则肠充实而胃空虚，所以说它实而不满，满而不实。

【原文】

帝曰：气口何以独为五脏主？岐伯曰：胃者，水谷之海，六腑之大源也。五味入口，藏于胃以养五脏气。气口亦[1]太阴也。是以五脏六腑之气味，皆出于胃，变见于气口。故五气入鼻，藏于心肺，心肺有病，而鼻为之不利也。凡治病必察其下[②]，适其脉，观其志意，与其病也。

【考注】

①亦：助词，“者”义。

②下：为“色”之音转。王冰：“下谓目下所见可否也”。义较近。

【释文】

黄帝说：诊气口脉为什么独知五脏之病？岐伯说：胃如水谷之海，六腑之源。饮食五味入口，进胃后化生精微以养五脏之气。气口者，也是脾胃化生之精微所养。所以五脏六腑之饮食精微之气，皆来源于脾胃，所以它们都可以相互反应于气口脉象上。五气入鼻，进入心肺，故心肺有病，鼻窍就不畅利了。凡治病必须察其色，辨其脉、观其神气，才能合其病。

【原文】

拘于鬼神者，不可与言至德[①]，恶于针石者，不可与言至巧[②]，病不许治者，病必不治，治之无功矣。

【考注】

①至德：“至”为“治”之音转。“治德”，指医疗道理。姚止庵：“医道精微，是谓至德”。

②至巧：“至”为“治”之音转。“治巧”，治疗之奥妙。

【释文】

迷信鬼神者，无须向他讲医学道理；厌恶针刺者，无须向他讲针刺之奥妙；病人不许治者，病必不能治愈，治疗也不会有收效。

异法方宜论篇第十二

【原文】

黄帝问曰：医之治病也，一病而治各不同，皆愈何也？岐伯对曰：地势使然也。故东方之域，天地之所始生①也。鱼盐之地，海滨傍水，其民食鱼而嗜咸，皆安其处，美其食。鱼者使人热中，盐者胜血，故其民皆黑色疏理，其病皆为痈疡，其治宜砭石②，故砭石者，亦从东方来。

【考注】

①始生："始"为"滋"之音转。即"滋生"。

②砭石：石针。张景岳："砭石，石针也"。

【释文】

黄帝问道：医生治病，一病而治法不同，病皆愈，这是什么道理？岐伯答道：这是地理环境所致。东方之地，气候温暖，天地间万物滋生，鱼盐盛产之地，依海临水，其民吃鱼嗜咸，安其住处，适其饮食。鱼吃多了生内热，盐吃多了会伤血。东方之人，大多皮肤黑，肌理疏松，痈肿之类病多。其治疗宜用石针，因此石针疗法，产生于东方。

【原文】

西方者，金玉之域，沙石之处，天地之所收引①也。其民陵居而多风，水土刚强，其民不衣而褐荐②，其民华食而脂肥，故邪不能伤其形体，其病生于内，其治宜毒药[③]，故毒药者，亦从西方来。

【考注】

①收引：指日落之方。太阳从西方落下，故谓之“收引”。

②其民不衣而褐荐：“不”为“之”之音转，“而”，为“为”之音转。“褐荐”，指粗布草席之类。意即其民之穿戴为粗布草席。《韩非子》“而攻”，《说菀》作“以攻”，《文选·九歌二首》“何以”，五臣本作“何为”，是而、为古通。

③毒药：概指药物。汪机：“药谓草木鱼虫禽兽之类，以能攻病，皆谓之毒”。

【释文】

西方之地，盛产金玉，沙石地带，为日落之方。其民依山居住，多风沙，水土质硬。人们穿粗布铺草席，喜欢吃多油鲜肉之食品而体胖，故邪气不能伤其外形，而病多生于内，其治疗需用药物。因此药物疗法，产生于西方。

【原文】

北方者，天地所闭藏之域也。其地高陵居风寒冰冽，其民乐野处[①]而乳食，脏寒生满病[②]，其治宜灸焫。故灸焫者，亦以北方来。

【考注】

①乐野处：“处”为“畜”之言转，指野兽。“乐野畜”，喜欢吃野兽之肉。

②满病：“满”为“寒”之音转。即寒病。张景岳：“地气寒，乳性亦寒，故令人脏寒，脏寒多滞，故生胀满等病”。

【释文】

北方之地，是寒冷闭藏之地，人们居住在山陵高地，风寒冰冻。人们多喜食野畜之肉及牛羊之乳汁。内寒生寒病。其治疗宜用艾灸等法。故艾灸之法，产生于北方。

【原文】

南方者，天地所长养，阳之所盛处也，其地下，水土弱，雾露之所聚也。其民嗜酸而食胕[②]，故其民皆致理而赤色，其病挛痹，其治宜微针。故九针[③]者，亦从南方来。

【考注】

①水土弱：沙石少，地湿，所以说“水土弱”。

②胕：为“腐”之音转。俞樾：“胕即腐字”。

③九针：“九”为“微”之音转。“微针”，体例始合。前文“其治宜微针”。

【释文】

南方之地，天地间气候热，盛长万物，阳盛之地。其地势低，水土湿，雾露产生较多。人们喜吃酸腐之食品。其民皮肤细而发红色。其病多肢体麻木拘挛之证。其治疗宜用金属制作之细小之针。因此微针疗法，产生于南方。

【原文】

中央者，其地平以湿，天地所以生万物也众，其民食杂而不劳[①]，故其病多痿厥寒热，其治宜导引按跻，故导引按跻者，亦从中央出也。

【考注】

①不劳：此指不过度劳作而非根本不劳动。

【释文】

中央之地，地域平坦多湿，天地间万物生长丰富，人们吃五谷杂食而不过劳。其病多肌肉痿弱、发热恶寒之证。其治疗多用体操按摩之类方法。因此按摩之法，产生于中央之地。

【原文】

故圣人杂合以治，各得其所宜，故治所以异而病皆愈者，得病之情，知治之大体也。

【释文】

所以高明的医生综合而治，各得其当，病虽不同而都能治愈。这是因为知病之情况，知治疗之大法的缘故。

移精变气论篇第十三

【原文】

黄帝问曰：余闻古之治病，惟其移精变气①，可祝由②而已。今世治病，毒药治其内，针石治其外，或愈或不愈，何也？岐伯对曰：往古人居禽兽之间，动作以避寒，阴居以避暑，内无眷慕之累，外无伸宦③之形。此恬憺之世，邪不能深入也。故毒药不能④治其内，针石不能④治其外，故可移精祝由而已。当今之世不然，忧患缘于内，苦形伤其外，又失四时之从，逆寒暑之宜。贼风数至，虚邪朝夕⑤，内至五脏骨髓，外伤空窍肌肤，所以小病必甚，大病必死，故祝由不能已也。

【考注】

①移精变气："移"，"推"、"利"之义；"精"，为"津"之音转；"变"为"便"之音转，指大便。大便之"便"，本义为"变"，水谷变化而出，故云"变"。字又作"便"。《素问·灵兰秘典论》："大肠者，传道之官，变化出焉"。正此义。"便气"，泄气通便之义。"移津便气"，即利津通气"通便"之义。此指古人治病，常用发汗、泻下法。注家解此作"移易精神"，义失。

②祝由："祝"为"注"之音转。"利"、"泻"义。"由"为"药"之音转。"祝由"，即"注药"，指利药、泻药。朱起风《辞通》："'注药'，亦作'祝药'"。此言古人治病方法简

单，一般病只用泻药泻一两次即可。此法至今民间仍沿用，谓之“泻食气”。注家解“祝由”作“咒病”，义失。古人治病，用药不足还嫌药力不及，岂有动动口就除病之理？《尚书·说命》：“若药弗瞑眩，厥疾弗瘳”。用药不致头晕眩瞑，其病就不能愈。《集韵》：“瞑眩，剧也”。可见古人用药之猛。这更能说明此篇若解为咒语治病，不合临床实际。

③伸官：为“身患”之音转。“身患”，身体患病义。

④不能：不需之义。

⑤朝夕：引为“时时侵袭”之义。

【释文】

黄帝问道：我听说古人治病，仅用利津推气之法，用注药（泻药）而愈。现在医生治病，药物治其内，针石治其外，还是有愈有不愈者，这是为什么？岐伯答道：往古人穴居野外禽兽之间，运动以避寒，居住阴凉处以避暑。内无忧愁思虑之拖累，外无身患疾病之形证。在安静的环境里，邪气不能深入人体。故不需用药物治其内，也不需用针石治其外，仅用利津泻药就能治愈。当今之世就不是这样了。七情忧愁因于内，劳苦形体伤于外，又逆四时之气，寒暑之序。贼风屡至，虚邪时时侵袭，内至五脏深处，外伤孔窍肌肤，所以小病成大病，大病致死证，而泻药不能治愈了。

【原文】

帝曰：善。余欲临病人，观死生，决嫌疑，欲知其要，如日月光，可得闻乎？岐伯曰：色脉者，上帝之所贵也，先师之所传也。上古使僦贷季理色脉而通神明，合之金木水火土四时，八风六合，不离其常。变化相移，以观其妙，以知其要。欲知其要，则色脉是矣。色以应日，脉以应月，常求其要，则其要也。夫色之变化，以应四时之脉，此上帝之所贵，以合于神明也。所以远死而近生，生道以长，命曰圣王①。中古之治病。至而治之，汤液十日②以去八风五痹之病。十日③不已，治以草苏草荄之枝④，本末⑤为助，标本已得，邪气乃服。暮世之治病也则不然，治不本四时，不知日月，不审逆从。病形已成，乃欲微针治其外，汤液治其内，粗工凶凶，以为可攻。故病未已，新病复起。

【考注】

①圣王："王"为"工"之误。"圣工"，指高明医生。

②十日：为"是"音之分离。

③十日：此"十日"涉前文而衍。

④草苏草荄之枝："枝"为"汁"之音转。即草叶草根之汁。马莳："苏者，叶也；荄者，根也"。

⑤本末：本指汤液毒药；末指草药鲜汁。

【释文】

黄帝说：好！我希望治病时能够懂得病之轻重，排除疑点确诊疾病，掌握其要领，如日月光一样明白可知，可以吗？岐伯说：色脉之诊是先帝所珍贵、先师所传授的方法。上古时名医贷季，精通色脉之诊，联系金木水火土五行及四时之气、八风六方等阴阳变化之常，知其奥妙，掌握其要领。要想知道诊病的要领，那就是色脉之诊。气色应合日，脉象应合月。常知色脉，为其纲要。色脉的变化与四时相应，这是先帝所重视，属于高明之诊法。掌握此法可以避死而存生，延长寿命，叫做圣工。中古医生治病，病至才治疗，服汤液所以去八风五痹之邪气，不愈，治用草叶草根之汁。汤液草汁互辅为用，标本（医生病人）配合，病邪乃除。近世之治病不是这样，治病不顺四时之气，不知色脉，不审证之逆顺，病已盛，才用微针治其外，汤液药物治其内。劣医妄攻疾病，旧病未愈，新病复生。

【原文】

帝曰：愿闻要道。岐伯曰：治之要极，无失色脉。用之不惑，治之大则。逆从到行，标本不得①，亡神失国。去故就新，乃得真人。帝曰：余闻其要于夫子矣，夫子言不离色脉，此余之所知也。岐伯曰：治之极于一②。帝曰：何谓一②？岐伯曰：一②者因③得之。帝曰：奈何？岐伯曰：闭户塞牖，系之④病者，数问其情，以从其意。得神者昌，失神者亡。帝曰：善。

【考注】

①得："知"义。《吕览·先已》高诱注："得犹知也"。

②一：为"气"之音转。下文二"一"，义同。《说文句读》："气，即一字"。

③因："问"之音转。王冰："因问而得之"。

④系之："系"为"悉"之音转。"详"义。

【释文】

黄帝说：愿知治病要理。岐伯说：治之纲要，不要离开色脉，用之才不败，这是治疗之大原则。逆顺反常，标本不知，亡身如丧国一般。去邪复正，才能恢复健康之体。黄帝说：我知您知其要领，您说不离色脉，这我已知道了。岐伯说：治之本于气。黄帝说：什么叫气？岐伯说：气者问可知之。黄帝说：怎样知道？岐伯说：关闭门窗，使环境安静，详细问病人，多问几次，以掌握其病。色脉好者病可治，色脉败者病不可治。黄帝说：讲得好！

汤液醪醴论篇第十四

汤液：指中药煎剂。宋·林亿《伤寒论》序："晋·皇甫谧序《甲乙针经》云：伊尹以元圣之才，撰用《神农本草》，以为汤液。汉·张仲景论广汤液，为数十卷"。是汤液指中药煎剂。

醪醴：为"药剂"之音转。《说文》："药，治病草"，《易·无妄》焦循注："药，治疾者也"，《广韵·铎韵》："疗，治病也"，《经义述闻》："药字并与疗同义"，《说文·疒部》："朝鲜谓药毒曰痨"，《说文通训定声》："朝鲜谓饮药毒曰痨"，《方言》："江湘郊会谓医治之曰愮"。是疗，愮、药、痨古通用。"醪"与"疗"、"痨"声同韵近，与"愮"声韵并近，故"醪"义通"药"。

《仪礼·聘礼》郑玄注："今文礼皆作醴"，《春秋繁露·玉英》凌曙注："理，他本作礼"，《管子集校》："理，当作治"，《尹文子·大道》钱熙祚校："藏本治作制"，《读书杂志·荀子》王念孙按："至，当为制"，《说文通训定声》："资，假借为至"，《资治通鉴·晋纪》胡三省注："齐，读曰资"，《汉书·郊祀志》颜师古注："齐，药之分齐也"，《慧琳音义·卷八》注："齐，分齐之剂"。是醴、剂古通用之证。

【原文】

黄帝问曰：为五谷汤液及醪醴①奈何？岐伯对曰：必②以稻米，炊③之稻薪。稻米者完④，稻薪者坚。帝曰：何以然？岐伯曰：此得天地之和，高下之宜，故能至完。伐取得时，故能至坚也。

【考注】

此段文字，当为后人添加之文。因篇题及篇中之“汤液醪醴”，本指中药煎剂之类，而此段文字，却以论述造酒过程为主，显系误解篇中之义所致。虽加注释，特此说明。

①为五谷汤液及醪醴：（此“汤液”、“醪醴”，与篇题及篇中之含义不同，故另解）“为”，介词，“用”义。“汤”，指开水，“液”，“汁”义。《说文》：“汤，热水也”，《文选·思元赋》注：“液，汁也”。“五谷汤液”，指用粮食煎煮之稀粥。“及”，在此引为“制成”义。《管子·大匡》注：“及犹就也”，《汉书·陈汤传》注：“就亦成也”。“醪醴”均指酒类。《说文》：“醪，汁滓酒也”。《汉书·匡衡传》注：“醴，甘酒也”，《广雅·释器》：“清，醴酒也”。

②必：为“粥”之误。“粥”，形误为“弼”，“弼”又音转为“必”。《孟子正义》：“今俗以煮熬米为粥。”

③炊：引为“添”义。

④完：为“软”之音转。稻米之“软”，与稻薪之“坚”对应。稻米煮而可软，故云“软”。

【释文】

黄帝问道：怎样用五谷之汤液来制成醪醴呢？岐伯答道：用稻米添加适量稻薪来煮熟后酿制。稻米煮而至软，稻薪煮而仍坚。黄帝说：为什么会这样？岐伯说：这是因为稻米得天地之和气，生长在高下适宜之地，所以能煮而变软。稻薪割伐适当，所以能坚韧。

【原文】

帝曰：上古圣人作①汤液醪醴，为②而不用何也？岐伯曰：自古圣人之作①汤液醪醴者，以为备耳。夫上古作[1]汤液，故为[2]而弗服也。中古之世，道德稍衰，邪气时至，服之万全。帝曰：今之世不必已何也？岐伯曰：当今之世，必齐[3]毒药攻其中，镵石针艾治其外也。帝曰：形弊血尽而功不立者何？岐伯曰：神不使[4]也。帝曰：何谓神不使？岐伯曰：针石，道也。精神不进[5]，志意不治[6]，故病不可愈。今精坏神去，荣卫不可复收[7]。何者？嗜欲无穷，而忧患[8]不止，精气弛坏，荣泣卫除，故神去之而病不愈也。

【考注】

①作："创造"义。《易·系辞》惠栋述："作，造也"。

②为：为"有"之音转。《孟子·惠梁王》"所为"，《说苑·贵德》作"所有"。是为、有古通用。

③齐：为"以"之音转。介词，"用"义。

④使："行"义。《庄子·德充符》陆德明释文："使，本作遊"《战国策·秦策》高诱注："遊，行也"。

⑤进：为"精"之音转。旺盛义。滑寿："精神越，志意散"。

⑥治：常义。

⑦收：为"守"之音转。

⑧忧患：同义复词，"疾病"义。《孟子·公孙丑》赵岐注："忧，病也"。

【释文】

黄帝说：远古圣智之人创造了中药煎剂，有而不用于治病是为什么？岐伯说：古人创制中药煎剂，只作防备，所以有而不用。近古之时，道德开始衰退，邪气每侵人体之时，服用它可愈。黄帝说：现在有病服它不尽愈是为什么？岐伯说：当今之世，必用药物治其内，再用砭石针艾治其外。黄帝说：治疗导致病人形伤血衰而仍不见效果，是为什么？岐伯说：这是神气不行所致。黄帝说：什么是神不行？岐伯说：针石等，均是治病之方法。但是病人精神不振，神气萎靡不正常，所以病不易治愈。现在精败神丧，营卫之气不能正常固守。为什么？因为情欲无尽而不节制，所以疾病不除。精伤气坏，营卫之气消竭，所以丧失神气，疾病不愈。

【原文】

帝曰：夫病之始生也，极微极精，必先入结于皮肤。今良工①皆称曰病成②，名曰逆，则针石不能治，良药不能及也，今良工皆得其法，守其数。亲戚兄弟③远近④音声日闻于耳，五色⑤日见于目，而病不愈者，亦何暇不早乎？岐伯曰：病为本，工为标，标本不得，邪气不服，此之谓也。

【考注】

①良工："良"，为"下"之误。指劣医。"良"为"上"之音转。"上"为"下"之形误。作"劣医"解，始于后文义合。

②成：通"盛"。指病重。

③亲戚兄弟：喻近。指面前之病人。

④远近：偏义词，"近"义。

⑤五色：指病色。

【释文】

黄帝说：病之初起，很轻浅，病邪先侵犯皮肤。这时劣医就说病已很重了，针石不能治，良药不能除了。现在的医生都各守其说其术，近在面前之病人，病声每入于耳，病色常见于目，可病就是治不好，为什么不早治呢？岐伯说：病人为本，医生是标，医生病人应相互配合，如果不相配合，那么病邪不除，就是这个道理。

【原文】

帝曰：其有不从毫毛而生，五脏阳以竭也。津液充郭，其魄独居①，孤精②于内，气耗于外，形不可与衣相保，此四极急而动中③，是气拒④于内，而形施⑤于外，治之奈何？岐伯曰：平治于权衡⑥，去宛陈莝⑦，微动⑧四极，温衣，缪刺其处，以复其形。开鬼门，洁净⑨府，精以时服⑩。五阳已布，疏涤五脏，故精自生，形自盛，骨肉相保，巨气⑪乃平。帝曰：善。

【考注】

①其魄独居："魄"在此指"阴"。水邪属阴。即"其阴独盛"义。《吕览·禁塞》注："阳精为魂，阴精为魄"。是"魄"有阴义。

②孤精："精"为"津"之音转。即"孤津"，独水之义。

③动中：为"痛肿"之音转。四肢急肿，故云"痛肿"。《释名·释疾病》王先谦疏："痛、疼皆假借字，其本义当作痋"，《说文·疒部》："痋，动病也"。《脉要精微论》："湿若中水"，"中"为"肿"之假，又"此寒气之肿"，"肿"又"中"之假，是中、肿古通。

④拒：引为"病"义。《广雅·释言》："距，困也"。"距"与"拒"通。朱起风："拒字古亦作距。《孟子》'来者不拒'，《荀子·法行篇》作'来者不距'，是其征也"。"困"，可引为"病"义。

⑤施：显现义。王冰："水气格拒于腹膜之内，浮肿施张于

身形之外”。

⑥平治于权衡：“平”为“辨”之音转。《尚书·尧典》“平章”，《汉书·叙传》作“辨章”。是其古通用之。“权衡”，轻重之义。即辨治其病证之轻重。

⑦去宛陈莝：“宛陈”在此指积水。“莝”为“者”之音转，助词，无义。《左传·昭廿一年》：“叔辄”，《公羊传》作“叔痤”，《经义述闻》：“辄、耴古字通”，《说文通训定声》：“以‘耴’为‘之’”，《经传释词》：“之犹者也”，莝、痤古均同。是莝、痤、辄、者、之古并通”。《素问·针解篇》：“菀陈则除之者”。张景岳：“谓去其水气之陈积”。

⑧微动：“微”，“不”义；“动”，“肿”之音转。《曾子》阮元注：“微犹无也”，《老子》河上公注：“无，不也”。

⑨净：为“津”之音转。水义。《脉要精微论》：“水泉不止者是膀胱不藏也”。《灵兰秘典论》：“膀胱者，州都之官，津液藏焉”。是膀胱本为藏贮津水之府。

⑩服：为“复”之音转。恢复。《韩非子·解老》“蚤服”，《老子》“服”作“复”，是服、复古通用。

⑪巨气：“巨”为“疾”之音转。即疾气，病气之义。

【释文】

黄帝说：有的病不从皮毛而生而直接由五脏伤竭所致。津液水邪充满皮肤，其阴水独盛。唯水邪盛于内，卫气散于外，身体肿大不能穿衣。这是四肢急病而痛肿，是水气病于内，而病证显于外，怎样治疗？岐伯说：辨治其病证之轻重，祛除积水，不肿四肢后，厚衣保暖。也可用针刺法左右互刺水病俞穴，使形体正气复原。发汗、利水，使津液复常。五脏阳气宣通，五脏之水邪被涤除，则神自然恢复生气，形体自然强盛，骨肉皮肤保持常态，病气于是平复。黄帝说：讲得好！

玉版论要篇第十五

【原文】

黄帝问曰：余闻揆度奇恒，所指不同，用之奈何？岐伯对曰：揆度者，度病之浅深也。奇恒者，言奇病①也。请②言道之至数，五色脉变，揆度奇恒，道在于一。神转不回③，回则不转，乃④失其机。至数⑤之要，迫近以微⑥，著之玉版，命曰合玉机。

【考注】

①奇病："奇"为"疾"之音转。即"疾病"。

②请："臣"之音转。

③神转不回：神，气血义；转，行义。"回"，为"固"之误，"固"通"痼"，病义。即气血行则不病之义。《左传·庄公三十二年》孔颖达疏："神者，气也"，《八正神明论》："血气者，人之神"。《楚辞·离骚》王逸注："转，行也"。《说文·病部》段玉裁注："'痼'，多假'固'为之"，又"痼，病也"。

④乃：为"勿"之形误。义理始合。

⑤至数："数"为"术"之音转。至术，指医学要术。

⑥迫近以微：迫，"难"义。近，"知"义。以，"其"义。即难知其精微之义。《慧琳音义·卷六》注："迫，隘也"，《战国策·楚策》鲍彪注："隘，犹阻"，《书·舜典》孔安国注："阻，难也"。

【释文】

黄帝问道：我听说揆度与奇恒之方法，所指不同，怎样运用？岐伯答道：揆度，指察辨病之深浅，奇恒，指疾病之异常。臣讲一讲医学之要术。五色和脉象的变化，揆度、奇恒等法，其原理是一样的。气血行则不病，病则不行。勿失其治病机会。治病大法之纲要，难知其精微，刻著于玉版，名字叫《玉机》。

【原文】

容①色见上下左右，各在②其要。其色见浅者，汤液主治③，十日已；其见深者，必齐④主治，二十一日已；其见大深者，醪酒⑤主治，百日已。色夭面脱，不治。百日尽已。脉短气绝死。病温虚甚死。

【考注】

①容：全元起本作“客”，指邪客，引为“病”义。

②在：“察”义。《尔雅·释诂》：“在，察也”。

③治：为“之”之音转。《诗·无逸》“治民”，《汉石经》作“以民”，《读书杂志·荀子》王念孙按：“之，本作以”，是治、之、以古并通。下同。

④必齐：指酿造之汁类，即酒类。《诗·楚茨》毛传：“将，齐也”。“将”即“浆”，又叫“齐”。《月令》命大酋为酒云：“秫稻必齐则为酒”。

⑤醪酒：“酒”，《圣济总录》作“醴”。“醪”为“药”之音转。“药醴”，指草药之汁。《移精变气论》：“治之以草苏草荄之枝（汁）”。即指此。

【释文】

病色见于面之上下左右，各察其要。其色见浅者，治疗用五谷汤液。十天可愈；其病色深者，治疗用药酒类治疗。二十一日可愈；其病色大深者，治疗用草药之汁液，百日可愈。面色枯搞失泽，病不易治愈。百日后死。脉短气绝者，是死证；发热身体衰弱之极者，是死证。

【原文】

色见上下左右，各在其要。上为逆，下为从。女子右为逆，左为从；男子左为逆，右为从。易[①]，重阳[②]死，重阴死。阴阳反他，治在权衡相夺[③]。奇恒事也，揆度事也。

【考注】

①易：为“曰”之音转。

②重阳：盛阳证。

③权衡相夺：“权衡”，轻重；“相”，引为“补”义，“夺”，失去，引为“泻”义。即轻重虚实补泻义。

【释文】

病色见面之上下左右，各察其要。病色上现的，为逆；病色下落的，为顺。女子病色见右为逆，在左为顺；男子左为逆，右为顺。所以说：盛阳证死，盛阴证死。阴阳逆常，治疗应根据病证之轻重虚实而采用相应的补法或泻法。这就是奇恒之法和揆度之法。

【原文】

搏脉，痹躄[①]，寒热之交。脉孤[②]为消气，虚泄为夺血。孤为逆，虚为从。行奇恒之法，以太阴[③]始。行所不胜曰逆，逆则死；行所胜曰从，从则活。八风四时之胜，终而复始，逆行一[④]过，不复可数[⑤]。论[⑥]要毕矣。

【考注】

①躄：为“促”之音转。“急”义。

②孤：为“鼓”之音转。浮而有力之脉。《周易章句》：

“孤，犹寡也”，《汉书·陈汤传》颜师古注：“鼓，一作寡”。是孤、鼓古通。

③太阴：指寸口脉。马莳：“气口成寸，以决死生，故当于此部而取之”。

④一：为“之”之音转。《经传释词·卷三》：“一，语助也”。

⑤数：为“救”之形误。

⑥论：为“诊”之误。《太素》作“诊”。

【释文】

有力之脉，病急，寒热互交。脉鼓有力为消气，脉虚下无力为失血。失血证，脉鼓为逆，脉虚为顺。诊病之法，常从寸口脉进行。人不能胜病叫逆，逆则死；人胜病叫顺，顺则活。八风四时之主气，终而复始，违逆它则病，不复可救。诊要论述完毕。

诊要经终论篇第十六

【原文】

黄帝问曰：诊要何如？岐伯对曰：正月二月，天气始方[①]，地气始发，人气在肝；三月四月，天气正方，地气定发，人气在脾；五月六月，天气盛，地气高，人气在头；七月八月，阴气始杀，人气在肺；九月十月，阴气始冰，地气闭，人气在心；十一月十二月，冰复[②]，地气合，人气在肾。

【考注】

①方：为“放”之音转。《庄子·天地》“有人治道若相方”释文：“方，本亦作放”。是方、放古通。

②复：为“覆”之音转。覆盖义。《尔雅·释诂》郝懿行疏：“‘覆’，通作‘复’”。

【释文】

黄帝问道：诊病的要领是什么？岐伯答道：正月二月，天气开始开放，地气开始生发，人气应在肝；三月四月，天气正放，地气正发，人气应在脾；五月六月，天气盛，地气热，人气在头；七月八月，寒气始收敛万物，人气应在肺；九月十月，寒气成冰，地气始冻，人气应在心；十一月十二月，冰覆盖，地冻闭，人气应在肾。

【原文】

故春刺散俞[①]及与分理，血出而止，甚者传气，间者环[②]也。夏刺络俞，见血而止，尽气闭环，痛病必下。秋刺皮肤，循理，上下同法[③]，神变[④]而止。冬刺俞窍与分理，甚者直下，间者散下[⑤]。春夏秋冬，各有所刺，法其所在。

【考注】

①散俞："散"为"浅"之音转，即"浅俞"，浅表之俞穴。

②环：通"还"。恢复之义。《仪礼·士丧礼》注："古文'环'作'还'"。《说文》："还，复也"。

③上下同法："上下"指针刺之深浅。即深刺浅刺相同之义。孙鼎宜："上下，犹言浅深"。

④神变：指针刺之得气感，即产生针感。张景岳："故但察其神气变异，异于未刺之前可止针矣"。

⑤散下："散"为"浅"之音转。即浅刺。

【释文】

春天刺浅俞至肌肉分理，血出即止针。病重者邪气内传，病轻者即可恢复正常。夏刺孙络之俞，见血止针，邪去针孔闭合，病痛即消除。秋天刺皮肤至肌肉分理，浅刺深刺相同，获得针感后止针。冬天刺俞窍至分理，重者深刺，经者浅刺。春夏秋冬，各有刺之部位，各有其刺法。

【原文】

春刺夏分，脉乱气微，入淫骨髓，病不能愈，令人不嗜食，又且少气。春刺秋分，筋挛逆气，环[①]为咳嗽，病不愈，令人时惊，又且哭。春刺冬分，邪气著脏，令人胀，病不愈，又且欲言语。

夏刺春分，病不愈，令人解堕。夏刺秋分，病不愈，令人心中欲无言，惕惕如人将捕之。夏刺冬分，病不愈，令人少气，时欲怒。

秋刺春分，病不已，令人惕然，欲有所为，起而忘之。秋刺夏分，病不已，令人益嗜卧，又且善梦。秋刺冬分，病不已，令人洒洒时寒。

冬刺春分，病不已，令人欲卧不能眠，眠而有见。冬刺夏分，病不愈，气上，发为诸痹。冬刺秋分，病不已，令人善渴。

【考注】

①环：通“还”，“至”义。《周书·周祝》注：“还谓至也”。

【释文】

春天刺夏天的部位，可使脉乱气弱，邪气甚则入深，病不能愈，使人不想吃饭、气短。春天刺秋天之部位，会筋挛急、气喘，其至还可为咳嗽之证。病不止，使人惊恐、欲哭。春天刺冬天之部位，病邪留居脏腑，使人腹胀，病不止，使人多言语。

夏天刺春天之部位，病不止，使人肌肉无力。夏天刺秋天之部位，病不止，使人不愿言语，心悸如人将捕之状。夏刺冬天之部位，病不止，使人少气气短，常急怒。

秋天刺春天之部位，病不止，使人心悸不宁，准备作事，即刻就忘掉了。秋天刺夏天之部位，病不止，使人嗜睡，多梦。秋天刺冬天之部位，病不止，使人时时恶寒。

冬天刺春天之部位，病不止，使人想睡而不能，睡后又多梦。冬天刺夏天之部位，病不止，使人哮喘，成为痹痛之证。冬天刺秋天之部位，病不止，使人常常口渴。

【原文】

凡刺胸腹者，必避五脏。中心者环[①]死，中脾者五日死，中肾者七日死，中肺者五日死，中鬲者，皆为伤中。其病虽愈，不过一岁必死。刺避五脏者，知逆从也。所谓从者，鬲与脾肾之处，不知者反之。刺胸腹者，必以布憿著之，乃从单布上刺，刺之不愈复刺。刺针必肃②，刺肿③摇针，经④刺勿摇，此刺之道也。

【考注】

①环：通“旋”，即义。《说文通训定声》：“县，假借为环”，《释名·释疾病》：“眩，县也”，《五常政大论》王冰注：“眩，旋转也”，《玄应音义卷五》注：“旋，旋转也”。是环、旋、县、眩古并通。《助字辨略》：“不多时曰旋”。

②肃：静义。

③肿：为“重”之音转。指重证。重证需捻动摇摆针柄，故云“刺重摇针”。张景岳：“摇大其窍，泻之速也”。

④经：为“经”之音转。指轻证。

【释文】

凡是刺胸腹之部位，必须避开五脏。如果刺中心，三日死，刺中脾，五日死，刺中肾，七日死，刺中肺，五日死。刺中鬲，也为伤中，其病虽然暂时好转，但不过一年必死。针刺避五脏，要知道下针之逆顺方向。所谓顺，是知道鬲与脾肾等内脏的位置所在，不知者叫做逆。刺胸腹部位时，应用布缠裹胸腹，然后从布上进针，刺后不愈，还可再刺。针刺时必须静神专心。刺重证需摇动针柄以增强效果，刺轻证不需摇针。这是针刺之方法要点。

【原文】

帝曰：愿闻十二经脉之终奈何？岐伯曰：太阳之脉，其终也，戴眼，反折瘈疭，其色白，绝汗①乃出，出则死矣。少阳终者，耳聋，百节皆纵，目睘绝系，绝系一日半死。其死也，色先青白，乃死矣。阳明终者，口目动作，善惊，妄言，色黄，其上下经盛，不仁[2]则终矣。少阴终者，面黑，齿长[3]而垢，腹胀闭，上下不通而终矣。太阴终者，腹胀闭不得息，善噫善呕，呕则逆，逆则面赤，不逆则上下不通，不通则面黑，皮毛焦而终矣。厥阴终者，中热嗌干，善溺心烦，甚则舌卷卵上缩而终矣。此十二经之所败也。

【考注】

①绝汗：疑"魄汗"之误。大汗之义。《生气通天论》："魄汗未尽，形弱而气烁"，《阴阳别论》："阴争于内，阳扰于外，魄汗未藏，四逆而起"。

②不仁："仁"为"行"之误。《甲乙》作"行"。"行"又当为"通"之音转。即"不通"。下文少阴、太阴均言"上下不通"，可佐证。

③长：为"脏"之音转。不干净。

【释文】

黄帝说：我想知道十二经脉气绝的病状是怎样的？岐伯说：太阳经脉气绝，两眼上翻，身背反张，手足抽搐，面发白，大汗出，出则死。少阳经脉气绝，耳聋，周身关节松弛无力，目系绝断，绝断一日半死。其死时面色先发青白，随即死去。阳明经脉气绝，口眼搐动，常惊恐，乱言语，面色黄，其上下经脉邪盛不通而死。少阴经脉气绝，面黑，齿脏而有污垢，腹胀，上下不通而死。太阴经脉气绝，腹胀满闭塞，呼吸不畅，常呕吐，呕吐则气粗喘促，喘促则面红，不呕逆则上下不通，不通则面发黑，皮毛干枯而死。厥阴经脉气绝，内热，咽喉干燥，多尿，心烦。甚者舌卷，睾丸缩小而死。这是十二经脉气绝的病状。

脉要精微论篇第十七

精微：为“经危”之音转。前篇云“经终”，此篇云“经危”。本篇内有“五色精微（经危）象见矣，其寿不久也”。又有“心脉搏坚而长，当病舌卷不能言”、“肺脉搏坚而长，当病唾血”等经危之病状。《读书杂志·史记》王念孙按：“危，本作微”，《尔雅·释诂》郝懿行疏：“微，通作危”。是微、危古通。

【原文】

黄帝问曰：诊法何如？岐伯对曰：诊法常以平旦，阴气未动，阳气未散①，饮食未进，经脉未盛，络脉调匀，气血未乱，故乃可诊有过之脉。

【考注】

①散：引为“乱”义。下文“气血未乱”。

【释文】

黄帝问道：怎样诊脉？岐伯答道：诊脉应早晨进行。此时阴气没有消耗，阳气没有动乱，未进饮食，经脉之气不会亢盛，络脉之气匀和，气血不乱，所以可诊有病之脉。

【原文】

切脉动静而视精明①，察五色，观五脏有余不足，六腑强弱，形之盛衰，以此参伍，决死生之分。

【考注】

①精明：神气。马莳："精明者，谓神气也"。

【释文】

诊脉察其动静变化之时同时应观察神气，察面部五色，以知五脏之虚实，六腑之强弱，形体之盛衰，综合考虑，以定病之或死或生。

【原文】

夫脉者，血之府也，长则气治，短则气病，数则烦心，大则病进，上盛则气高，下盛则气胀，代则气衰，细则气少，涩则心痛，浑浑革[①]至如涌泉，病进而色弊，绵绵[②]其去如弦绝，死。

【考注】

①革：高纪武："通革亟。《说文》：革亟，急也"。

②绵绵：为"绰绰"之误。孙鼎宜："绰绰者，弦绝之声"。

【释文】

脉是容纳血液之器官。脉长是气正常，脉短为气有病，脉数会烦躁心悸，脉大为病加重。上部脉盛，病气喘不宁，下部脉盛，病腹胀膜满。脉代为气衰证，脉细为气不足，脉涩为心痛。脉急至有力为病重色败，脉断绝而止为气竭证，必死。

【原文】

夫精明五色者，气之华也，赤欲如白裹朱，不欲如赭；白欲如鹅羽，不欲如盐；青欲如苍璧之泽，不欲如蓝；黄欲如罗裹雄黄，不欲如黄土；黑欲如重漆色，不欲如地苍。五色精微[①]象见矣，其寿不久也。夫精明者，所以视万物，别白黑，审短长。以长为短，以白为黑，如是则精衰矣。

【考注】

①精微：为“经危”之音转。

【释文】

面部五色，为神气之精华，赤色宜如白绸裹朱砂一般，不宜如赭石之色；白宜如鹅羽之有润泽，不宜如盐色；青宜如青玉之色，不宜如青靛之色；黄宜如罗裹雄黄，不宜如土色；黑宜如漆色，不宜如地炭之色。五病色经危之象显现，其寿命不长了。眼睛可以看万物，辨白黑，识别长短。如果长短、白黑不能辨别，那是精气衰败之证。

【原文】

五脏者，中之守也，中盛藏满，气胜伤恐①者，声如从室中言，是中气之湿②也。言而微，终日乃复言者，此夺气也。衣被不敛，言语善恶，不避亲疏者，此神明之乱也。仓廪不藏者，是门户不要③也。水泉不止者，是膀胱不藏也。得守者生，失守者死。

【考注】

①恐：为“中”之音转。下文“是中气之湿也”，前文“中盛藏满”，皆云“中”。

②湿：为“失”之音转。指中气伤耗。故下文云“言而微，终日乃复言者，此夺气也”。则此失气与下文之夺气，互文同义。《孟子正义》：“泆、失、溢音同义通”，《尔雅·释诂》郝懿行疏：“溢，又通作恤”，又“恤与湿同”。是湿、失古通用之。

③要：通“约”。约束义。《荀子·儒效》“要节”，《三国志·高堂隆传》作“约节”。是其古通用。

【释文】

五脏是人体之固守。如果中盛气满，气盛伤中，声音发闷，是中气伤耗，语音低微，多时不能接续，这是伤气之证。穿戴不整，恶语狂言，不识亲属，这是神智之错乱证。大小便失禁，这是阴窍不能约束。多尿不止，这是膀胱不能禁固。得五脏之固者生，失五脏之固者死。

【原文】

夫五脏[①]者，身之强也。头者，精明之府，头倾视深，精神将夺矣；背者胸中之府，背曲肩随，府将坏矣；腰者肾之府，转摇不能，肾将惫[②]矣；膝者筋之府，屈伸不能，行则偻附[③]，筋将惫矣；骨者髓之府，不能久立，行则振掉，骨将惫矣。得强则生，失强则死。

【考注】

①脏：为“腑”之误。前文已言五脏，此论腑。吴崑本作“腑”。

②惫：衰败义。《周易》正义：“有疾惫而致危厉”。

③偻附：为“匍匐”之音转。手扶地爬行之状。《史记·范睢传》：“膝行匍匐”，《释名·释姿容》“伏地行也”。《灵枢·大惑论》：“余尝上于清冷之台，中阶而顾，匍匐而前”。

④振掉：动摇晃动。《广雅·释诂》：“振，动也”，《说文》：“掉，摇也”。

【释文】

五腑是人体强健之基础。头是精神之府，头垂目胞凹下，是神气衰败之证；背是胸中之府，曲背垂肩，是胸府衰败之证；腰是肾之府，不能转动，是肾衰败之证；膝是筋之府，不能屈伸，匍匐而行，是筋衰败之证；骨是髓之府，不能久站，行走摇晃，是骨衰败之证。得府之强健则生，失府之强健则死。

【原文】

岐伯曰：反①四时者，有余为精②，不足为消。应太过，不足为精③；应不足，有余为消④。阴阳不相应，病名曰关格⑤。

【考注】

①反：为“夫”之误。语首助词，无义。

②精：“甚”义。《吕览·至忠》注：“精犹甚”。

③精：此“精”当为“消”之误，义理始合。

④消：为“精”之误。

⑤关格：“关”为“反”之误。形近致误。“格”为“革”之音转。“变”义。即“反革”，逆常变化之义。《平人气象论》：“春夏而脉瘦，秋冬而脉大……命曰反四时”。与此义近。《礼·中庸》朱注：“感格”，《后汉书·霍谞传》作“感革”。是“格”、“革”古通用。

【释文】

岐伯说：四时之脉，有余为甚，不足为消。脉应旺盛，反而不足，叫做消；脉应不足，反而过甚，叫做精。脉象与四时阴阳之气不相应合，叫做反革。

【原文】

帝曰：脉其①四时动奈何？知病之所在奈何？知病之所变奈何？知病乍②在内奈何？知病乍②在外奈何？请问此五者，可得闻乎？岐伯曰：请言其与天运转大也。万物之外，六合之内，天地之变，阴阳之应，彼春之暖，为夏之暑，彼秋之忿，为冬之怒，四变之动，脉与之上下，以春应中规，夏应中矩，秋应中衡，冬应中权。是故冬至四十五日，阳气微[3]上，阴气微[3]下。夏至四十五日，阴气微上[3]，阳气微[3]下。阴阳有时，与脉为期[4]，期而相失，知脉所分[5]，分之有期[6]，故知死时。微[7]妙在脉，不可不察，察之有纪，从阴阳始。始而有经[8]，从五行生。生之有度，四时为宜。补写勿失，与天地如一，得一[9]之情，以知死生。是故声合五音，色合五行，脉合阴阳。

【考注】

①其：助词，“之”之音转。《诸子平议·列子》俞樾按：“之即其也”。

②乍：为“之”之音转。助词。前文“知病之所在”，“知病之所变”，可证。

③微：为“之”之音转。《尔雅·释诂》郝懿行疏：“微，通作危”，《庄子·渔父》陆德明释文：“危，或作伪”，《尔雅·释言》郝懿行疏：“为与伪古通用”，《经词衍释》：“为，犹之也”。是微、之、危、伪、为古并通。

④期：“合”义。《书·大禹谟》传：“期，当也”。

⑤分：“异”义。

⑥期：引为“同”义。

⑦微：为“其”之音转。“微”通“为”，“为”又通“其”。《文选·移书让太常博士》“为古文”，五臣本作“其古文”。是其证。

⑧经：“常”义。《左传·宣十二年》注：“经，常也”。

⑨一：代词。为“此”之音转。指脉应四时。

【释文】

黄帝说：脉之四时博动之象怎样？病之所在部位怎样？病之

变化怎样？病之在内怎样？病之在外怎样？请问这五者，能否知道？岐伯说：臣讲一讲它与天运行之关系。万物之上，六方之内，天地之气变，阴阳冷暖之相应。春天之温暖，可以发展成夏天之炎暑；秋天之凉肃之气，可以发展成冬天之严寒。四时气候变化，脉象与其相适应。所以春天脉圆浮，夏天脉洪盛，秋时脉虚浮，冬时脉沉伏。冬至后四十五日，阳气之上，阴气之下；夏至后四十五日，阴气之上，阳气之下。冷暖有时，脉与之相合。合但有逆常之时，知脉象所异。异而有同，所以可知死时。其妙在脉象，不可不细察。察之有要领，从阴阳开始。始之有常，从五行春木气夏火气等之规律开始。五行有规律，四时有常气。补泻不误，与天地之气相合。得此之理，可知死生。所以人之五声合自然界之五音，五色合五行，脉象合四时阴阳。

【原文】

是知阴盛则梦涉大水恐惧，阳盛则梦大火燔灼，阴阳俱盛则梦相杀毁伤。上盛则梦飞，下盛则梦堕。甚饱则梦予，甚饥则梦取。肝气盛则梦怒，肺气盛则梦哭。短虫多则梦聚众，长虫多则梦相击毁伤。

【释文】

阴气盛可梦见渡大水，恐惧。阳气盛可梦见大火燃烧，阴阳俱盛，梦相互残杀。上部盛会梦见飞扬，下部盛会梦见坠落。过饱会梦见送给别人东西，过饥会梦见索取食物。肝气盛会梦见发怒，肺气盛会梦见哭。蛲虫多会梦见聚会，蛔虫多会梦见打斗。

【原文】

是故持脉之道，虚静[①]为保。春日浮，如鱼之游在波；夏日在肤，泛泛乎万物有余；秋日下肤，蛰虫将去；冬日在骨，蛰虫周密，君子居室。故曰：知内者按而纪[2]之，知外者终[3]而始[4]之。此六者，持脉之大法。

【考注】

①虚静：平静专心义。

②纪："知"义。《广雅·释诂》："纪，识也"。

③终：为"轻"之音转。指脉之浮取。此"轻"与前文"按"相对应。一为沉取，一为浮取。沉取察内，浮取察外。

④始：为"纪"之形误。"知"义。

【释文】

诊脉之法，平心静气，专心为贵。春时之浮脉如鱼游水上；夏天之脉洪如万物茂盛；秋时之脉微沉如蛰虫将伏；冬日之沉脉如蛰虫藏闭地中，人们居室不出。所以说：察内证沉取而知之，察外证浮取而知之。春夏秋冬内外六者，为诊脉之要法。

【原文】

心脉搏坚而长，当病舌卷不能言。其耎而散[1]者，当消环自已[2]。肺脉搏坚而长，当病唾血。其耎而散者，当病灌汗[3]，至今[4]不复，散发也。肝脉搏坚而长，色不[5]青，当病坠若搏，因血在胁下，令人喘逆。其耎而散色泽者，当病溢饮。溢饮者，渴暴多饮，而易[6]入肌皮肠胃之外也。胃脉搏坚而长，其色赤，当病折髀[7]。其耎而散者，当病食痹。脾脉搏坚而长，其色黄，当病少气。其耎而散色不泽者，当病足骭肿，若水状也。肾脉搏坚而长，其色黄而赤者，当病折腰。其耎而散者，当病少血，至今[4]不复也。

【考注】

①散：为"乱"之音转。脉乱失常。

②消环自已：“环”为“渴”之误。《甲乙》、《太素》均作“渴”。“自”，为“不”之音转。即“消渴不已”。

③灌汗：“灌”，《千金》作“漏”。漏汗，汗出不止之证。

④今：为“令”之误。

⑤不：为“之”之音转。

⑥易：通“溢”。《甲乙》作“溢”。

⑦折髀：“髀”为“腰”之误。下文云“折腰”。

【释文】

心病脉跳有力而长，其病症为舌硬难语。脉弱而乱，病消渴不愈。肺病脉跳有力而长，病症为咳血。脉弱而乱，病汗出不止，至令不复，是卫气过于散发的缘故。肝病脉跳有力而长，色青，是跌仆损伤之病症，瘀血积滞胸胁，使人喘促气短。若脉弱而乱，皮肤润泽者，为溢饮病。溢饮病就是湿滞暴饮，水邪溢于肌肤所致。胃病脉跳搏坚而长，面色赤，病腰痛如折。其脉弱而乱，病食痞胃痛之症。脾病脉跳有力而长，面色黄，病少气。脉弱而乱，色光泽者，病足胫水肿如水状。肾病脉跳有力而长，面色黄赤，病腰痛如折。其脉弱而乱，病血少亏虚，至令不复。

【原文】

帝曰：诊得心脉而急，此为何病？病形何如？岐伯曰：病名心疝，少腹当有形也。帝曰：何以言之？岐伯曰：心为牡脏，小肠为之使，故曰少腹当有形也。帝曰：诊得胃脉，病形何如？岐伯曰：胃脉实则胀，虚则泄。

【释文】

黄帝说：诊其心脉急，这是什么病？病状如何？岐伯说：病名叫心疝，小腹可有肿物。黄帝说：何以知道？岐伯说：心为阳脏，小肠为之合，所以小腹有肿物。黄帝说：诊其胃脉异常，病状如何？岐伯说：胃脉实则病胀满，胃脉虚则病泄泻。

【原文】

帝曰：病成[1]而变何谓？岐伯曰：风成为寒热，瘅成为消中，厥[2]成为巅疾，久风为飧泄，脉风成为疠[3]，病之变化，不可胜数。

【考注】

①成："盛"之音转。

②厥："寒"义。《通评虚实论》："气逆者，足寒也"，《金匮真言论》张志聪注："厥者，手足逆冷也"。

③疠：麻风病。张志聪："疠者，麻癞恶疠之疾"。

【释文】

黄帝说：病重发生转化是怎样的？岐伯说：风邪转变为寒热之证，内热转变为消渴之病，寒邪可转变为头部之病，久风不止，转变为麻风病。病状变化多端，难以尽述。

【原文】

帝曰：诸痈肿筋挛骨痛，此皆安生？岐伯曰：此寒气之肿[1]也，八风之变也。帝曰：治之奈何？岐伯曰：此四时之病，以其胜治之[2]愈也。

【考注】

①肿：为"中"之音转。"伤"义。犹"中风"、"中寒"之"中"义。《汤液醪醴论》："此四极急而动中"，"动中"为"痛肿"之音转。《汉书·宣帝纪》颜师古注："中，满也"。此肿、中互通。

②以其胜治之：即寒证用热药、热证用寒药之类。

【释文】

黄帝说：凡是痈肿、筋拘挛、骨痛等病症，是怎样产生的？岐伯说：这是寒邪所中，八风入侵造成的。黄帝说：怎样治疗？岐伯说：这是四时邪气所致之病，用其所胜治疗就可治愈。

【原文】

帝曰：有故病，五脏发动①，因伤脉色，各何以知其久暴至之病乎？岐伯曰：悉乎哉问也！征其脉小色不夺者，新病也；征其脉不夺其色夺者，此久病也；征其脉与五色俱夺者，此久病也；征其脉与五色俱不夺者，新病也。肝与肾脉并至，其色苍赤，当病毁伤，不见血，已见血，湿若中水②也。

【考注】

①发动："发"，"新"义；"动"，为"病"之音转。即"新病"之义，与前文"故病"对应而言。《史记·乐书》张守节正义："发，初也"，《大戴礼记》孔广森注："发，始也"。初始，即新病之义。《吕览·审分》高诱注："恫，动"，《说文通训定声》："痛假借为恫"。《文选·苦热行》"痛行"，五臣本作"病行"。是动、痛、恫、病古并通。

②湿若中水："湿"为"其"之音转。"中"为"肿"之音转。即"其若肿水"。

【释文】

黄帝说：有旧病、五脏新病，伤及脉色，怎样区别其旧病新病呢？岐伯说：问得详细。验其脉虽小但色泽不衰，是新病；脉虽正常但色泽衰，是久病；验其脉与色均衰败，是久病；验其脉与色均不衰败，是新病。肝肾脉同见病象，面色青赤相间，此是跌伤所致。或出血，或不出血，其肿如水肿状。

【原文】

尺[①]内两傍，则季胁也。尺外以候肾，尺里以候腹。中附[②]上，左外以候肝，内以候鬲，右外以候胃，内以候脾。上附[②]上，右外以候肺，内以候胸中，左外以候心，内以候膻中。前以候前，后以候后。上竟[③]上者，胸喉中事也；下竟[③]下者，少腹腰股膝胫足中事也。

【考注】

①尺：为"身"之误。"身"通"人"，"人"又误为"尺"。《诗·何人斯》王先谦疏："'身'，作'人'"。是"身"、"人"古通。

②附：为"部"之音转。《说文》"附娄"，《风俗通》引作"部娄"，是附、部古通。

③竟："竟"为"章"之误，"章"为"之"之音转。助词。《文选》"旧章"，五臣本作"旧制"，《诗·墓门》"讯之"，《韩诗》作"讯止"，《广韵》："制，止也"，是章、之古通用之。

【释文】

身体两侧，小臂对应的部位，叫季胁。季胁后侧用以察肾，季胁前侧用以察腹。中部上，左外以察肝，其内以察膈。右外以察胃，其内以察脾。上部上，右外以察肺，其内以察胸中，左外以察心，其内以察膻中。胸腹前用以察胸腹内之脏器，背后以察背内之脏器。上部之上，可察胸、喉等病症；下部之下，可察小腹腰膝胫足之病症。

【原文】

粗大者，阴不足阳有余，为热中也。来疾去徐，上实下虚，为厥[①]巅疾；来徐去疾，上虚下实，为恶风也。

故中恶风者，阳气受也。有脉俱沉细数者，少阴厥①也。沉细数散者，寒热也。浮而散者为眴仆。诸浮不②躁者皆在阳，则为热。其有躁者在手③。诸细而沉者皆在阴，则为骨痛。其有静者在足，数动一代者，病在阳之脉也，泄及便脓血。诸过者切之，涩④者阳气有余也，滑者阴气有余也。阳气有余为身热无汗，阴气有余为多汗身寒，阴阳有余则无汗身寒。推而⑤外之，内而不外，有心腹积⑥也。推而内之，外而不内，身有热也。推而上之，上而不下，腰足清也。推而下之，下而不上，头项痛也。按之至骨，脉气少者，腰脊痛而身有痹也。

【考注】

①厥：为“疾”之音转，病义。

②不：为“之”之音转。助词。

③有躁者在手：“有”为“身”之误。“在”，“察”义。《管子集校》：“在，察也”。即“身躁者察手”之义。

④涩：为“数”之音转。数脉为阳，义例始合。

⑤推而：“推”指按脉，在此作名词用，即“脉”义。“而”，副词，“应当”义。“推而”，即“脉应当”义。

⑥积：为“疾”之音转。病义。

【释文】

脉洪大，是阴不足阳有余，为热中病。脉象来急去缓，是上实下虚，多病头部疾患。脉来缓去急，是上虚下实，为恶风之病。脉沉细数，是少阴经之病。脉沉细散乱，是寒热之病。脉浮而乱，是晕仆之病。脉浮而躁，病在表，多发热。其身躁者察手。脉细而沉者病在里，多为骨痛。其身静者察足。数脉而见歇止，其病在阳脉，可见泄泻及大便脓血之证。数脉为阳气有余，滑脉为阴气有余。阳气有余，身热无汗；阴气有余，多汗身寒；阴阳均盛，无汗身寒。脉应当外之，却内而不外，有心腹病。脉应当内之，却外而不内，为身发热之证。脉应当上之，上却不下，为腰足清冷之证。脉应当下之，下却不上，为头项疼痛证。如按脉至骨才得，是脉气虚，腰脊疼痛而身有寒湿痹邪。

平人气象论篇第十八

气象：脉气之象。即“脉象”义。此“气象”与篇中“胃气”、“脏形”互文同义。三者均指脉象。“平人气象”，即正常人之脉象义。篇中首论正常人之脉象，故篇题云“平人气象”。

【原文】

黄帝问曰：平人何如？岐伯对曰：人一呼脉再动，一吸脉亦再动，呼息定息脉五动，闰以太息，命曰平人。平人者不病也。常以不病调病人。医不病，故为病人平息以调之为法。

【释文】

黄帝问道：正常人脉象如何？岐伯答道：常人一呼脉跳两次，一吸脉也跳两次，加上呼吸间歇，脉共跳动五次。这是常人。常人无病，所以常人做比较来诊病人之脉。医生不病，所以可为病人辨息诊脉。

【原文】

人一呼脉一动，一吸脉一动，曰少气。人一呼脉三动，一吸脉三动而躁[①]，尺热，曰病温。尺不热脉滑，曰病风。脉涩曰痹。人一呼脉四动以上曰死。脉绝不至曰死。乍疏乍数曰死。

【考注】

①躁：郭霭春：“脉盛”。

【释文】

人一呼脉跳一次，一吸脉跳一次，是气虚。人一呼脉跳三次，一吸脉跳三次，尺肤发热，是热性病。尺肤不热，脉滑，是风证。脉涩，是痹痛之证。人一呼脉跳动四次以上为死证。脉中断不复是死证。脉忽慢忽快是死证。

【原文】

平人之常气禀于胃[①]，胃[①]者，平人之常气也。人无胃气[②]曰逆，逆者死。

【考注】

①胃：为“脉”之音转。即“脉”。“脉”，古俗写作“温”，如马王堆出土汉墓帛书《足臂十一脉灸经》之“脉”字，多写作“温”。“温”易误为“温”，“温”与“胃”声近易致音转。下文“春胃微弦曰平”等句之“胃”，《难经·十五难》正作“脉”。可佐证。另，《方言》：“蝂，又慧也”，《集韵》：“慧，通作惠”，《诗·谷风》陆德明释文：“渭作谓”，《左传·僖廿四年》“渭滨”，《韩非子》作“惠宝”，《春秋左传异文释》：“惠、谓音同”。《气厥论》：“谓之食亦”，《太素》“谓”作“胃”。是脉、胃、谓、渭、慧、惠古并通用之。

②胃气：“胃”为“脉”之音转。即“脉气”。

【释文】

常人正常之气来源于脉，脉是正常之气之来源和动力。人无脉气叫做逆，逆则死。

【原文】

春胃[①]微弦曰平，弦多胃少[②]曰肝病，但弦无胃曰死，胃而有毛曰秋病[③]，毛甚曰今病[④]，脏真[⑤]散于肝，肝藏筋膜之气也。夏胃微钩[⑥]曰平，钩多胃少曰心病，但钩无胃曰死，胃而有石曰冬病，石甚曰今病。脏真通于心，心藏血脉之气也。长夏胃微软弱曰平，弱多胃少曰脾病，但代[⑦]无胃曰死，软弱有石曰冬病，弱甚曰今病。脏真濡于脾，脾藏肌肉之气也。秋胃微毛曰平，毛多胃少曰肺病，但毛无胃曰死。毛而有弦曰春病，弦甚曰今病。脏真高于肺，以行荣卫阴阳也。冬胃微石曰平，石多胃少曰肾病，但石无胃曰死，石而有钩曰夏病，钩甚曰今病。脏真下于肾，肾藏骨髓之气也。

【考注】

①胃：为“脉”之音转。下文“夏胃”、“长夏胃”、“秋胃”、“冬胃”等之“胃”均例同。

②胃少：指正常脉气少。

③秋病：“病”为“平”之音转。“秋平”，指秋时正常之脉象。下文“冬病”、“春病”等，例同。

④今病：“今”为“矜”之脱。“矜”通“瘝”，病义。“矜病”，即“疾病”义。《诗·何草不黄》：“何人不矜?”《经义述闻·卷六》：“矜读为瘝……训为病”。是“矜”，“瘝”古通用之。

⑤脏真：“脏”与“脉”互文同义。此脏，指脉。《经脉别论》：“太阳脏独至”、《离合真邪论》：“审其病脏以期之”、《通评虚实论》“以脏期之”等，“脏”皆“脉”义。“真”通“之”。助词。《灵枢·经脉》“下其支者”，肖延平：“支字，正统本《甲乙经》作直”，《文选·陈琳檄吴将校部曲文》“建约之属”，“之属”，五臣本作“支属”。是真、之、支古通。“脏真”，即“脉之”。下文例同。

⑥钩：洪脉。徐灵胎：“钩即洪”。

⑦代：为“软”之音转。下文“软弱有石曰冬病”。可佐证。

【释文】

春脉微弦是正常。弦多正常脉气少是肝病。只弦无正常脉气是死证。脉见轻浮是秋天之常脉，轻浮之甚为病脉。脉气散于肝，肝藏筋膜之气。

夏脉微洪是正常。洪多正常脉气少是心病。只洪无正常脉气是死证。脉见微沉是冬天之常脉，沉甚为病脉。脉气通于心，心藏血脉之气。

长夏脉微软是正常。软多正常脉气少是脾病。只软无正常脉气是死证。脉见微沉是冬时之常脉，沉甚为病脉。脉气润于脾，脾藏肌肉之气。

秋脉微浮是正常。浮多正常脉气少是肺病。只浮无正常脉气是死证。脉见微弦是春天之常脉，弦甚为病脉。脉气上入于肺，以行营卫阴阳之气。

冬脉微沉是正常，沉多正常脉气少是肾病。只沉无正常脉气是死证。脉见微洪是夏天之常脉，洪甚是病脉。脉气下通肾，肾藏骨髓之气。

【原文】

胃之大络，名曰虚①里，贯鬲络肺，出于左乳下，其动应衣，脉宗气②也。盛喘数绝者，则病在中，结而横，有积矣。绝不至曰死。乳之下其动应衣，宗气泄也③。

【考注】

①虚：为“胸”之音转。

②宗气：众脉气所聚之气。《广雅·释诂》：“宗，聚也”。

③乳之下其动应衣宗气泄也：此十一字与上文义重为衍文。全元起本、《甲乙》均无。

【释文】

胃的大络，叫做胸里，穿鬲络肺，出左乳下，其动应手。这是众脉所聚之气。脉大急数，病在中；脉坚盛，为积聚病；脉停止不至者，为死证。

【原文】

欲知寸口太过与不及，寸口之脉中手短者，曰①头痛。寸口脉中手长者，曰足胫痛。寸口脉中手促上击者，曰肩背痛。寸口脉沉而坚者，曰病在中。寸口脉浮而盛者，曰病在外。寸口脉沉而弱，曰寒热及疝瘕少腹痛②。寸口脉沉而横③，曰胁下有积④，腹中有横积⑤痛。寸口脉沉而喘，曰寒热。脉盛滑坚者，曰病在外，脉小实而坚者，病在内。脉小弱以涩，谓之久病。脉滑浮而疾者，谓之新病。脉急者，曰疝瘕少腹痛。脉滑曰风，脉涩曰痹。缓而滑曰热中，盛而紧曰胀。脉从阴阳，病易已；脉逆阴阳，病难已。脉得四时之顺。曰病无他⑥。脉反四时及不间脏⑦，曰难已。

【考注】

①曰："是"义。《吕览·不侵》毕沅校："是，旧本多作谓"，《诗·正月》陈奂传疏："曰与谓同义"。

②及疝瘕少腹痛：涉下文致衍。《甲乙》无。

③横："盛"之音转。下文"脉盛滑坚"、"盛而紧曰胀"。

④积：为"疾"之音转，"病"义。《荀子·富国》杨倞注："积犹辟也"，《战国策·宋卫策》鲍彪注："疾，犹癖"。辟，癖古今字。《论语·卫灵公》何晏集注："疾犹病也"。

⑤横积：二字互易。"横"与"痛"连。"横痛"，即"盛痛"、"甚痛"之义。因腹中有积，故"甚痛"。

⑥他：为"作"之误。

⑦不间脏："脏"即"脉"。"间"为"见"之音转。即不

见脉。

【释文】

寸口脉太过及不及如何？寸口脉应手短，是头痛，应手长，是足胫痛，应手有力而数，是肩背痛，应手沉而紧，是病在中，应手浮大，病在外，应手沉弱，是寒热证，应手沉盛，是胁下有病，腹中有积块，甚痛。寸口脉沉而疾，是寒热证。脉盛滑坚是病在外，脉小坚实，是病在内。脉小涩，是久病，脉浮滑数，是新病。脉急，是疝气癥瘕小腹疼痛之证。脉滑是风证，脉涩是痹证。脉滑缓是热中证。脉盛紧是腹胀。脉顺四时阴阳，病易愈；脉逆四时阴阳，病难愈。脉与四时相合，病不发作；脉逆四时之常及不见脉者，病难愈。

【原文】

臂多青脉，曰脱血。尺脉缓涩，谓之解㑊[①]。安卧脉盛，谓之脱血。尺涩脉滑，谓之多汗。尺寒脉细，谓之后[②]泄。脉尺粗[③]常热者，谓之热中。

【考注】

①解㑊："㑊"为"疾"之音转。"病"义。"解疾"，指倦怠无力之证。杨上善："解㑊，怠惰运动难也"。

②后："下"义。《史记索隐》："后，犹下也"。

③粗："大"义。《广雅·释诂》："粗，大也"。

【释文】

臂多青筋，是失血证。尺肤缓脉涩，叫做解疾。静卧脉大空，是失血证。尺肤涩脉滑，为多汗证。尺肤凉脉细，是下泻证。尺脉大，常身热，是热中证。

【原文】

肝见庚辛死，心见壬癸死，脾见甲乙死，肺见丙丁死，肾见戊己死，是皆谓真脏[1]见皆死。

【考注】

①真脏："真"为"瘨"之脱。"病"义。"脏"，指"脉"。即病脉义。

【释文】

肝病庚辛日死，心病壬癸日死，脾病甲乙日死，肺病丙丁日死，肾病戊己日死。这就是病脉死证之日期。

【原文】

颈脉动喘疾咳，曰水。目里[1]微肿如卧蚕起之状，曰水。溺黄赤，安卧者，黄疸。已食如饥者，胃疸。面肿曰风，足胫肿曰水。目黄者曰黄疸。妇人手[2]少阴脉动甚者，妊子也。

【考注】

①里：《太素》作"果"。"果"为"裹"之借字，指眼胞。

②手：全元起本作"足"。

【释文】

颈脉搏动明显，咳嗽，是水饮病。眼胞肿胀如蚕卧其中，是水肿病。小便黄赤，无力，静卧，是黄疸病。食后仍饥，是胃热证。面肿是风证，足胫肿是水肿病。眼白黄是黄疸病。妇女足少阴脉动甚于常人的，是怀孕。

【原文】

脉有逆从，四时未有脏形[1]，春夏而脉瘦，秋冬而脉浮大，命曰逆四时也。风热而脉静，泄而脱血脉实，病在中脉虚，病在外脉涩坚者，皆难治，命曰反四时也。

【考注】

①脏形："脏"即"脉"。《素问》中"脏"每作"脉"字用。见"脏真"条注文。"脏形"，即"脉象"义。

【释文】

脉有逆顺，四时不见正常脉象，如春夏脉沉小，秋冬脉浮大，是逆四时之脉象。风热证脉反缓静，泄或失血脉反实大，病在内脉反虚，病在外脉反涩坚，均为难治之证。其与逆四时之脉象一样的道理。

【原文】

人以水谷为本，故人绝水谷则死。脉无胃气[①]亦死。所谓无胃气者，但得真脏脉不得胃气也。所谓不得胃气者，肝不弦肾不石也。

【考注】

①胃气："胃"为"脉"之音转。即"脉气"。

【释文】

人以水谷饮食为生命之根本。所以人断水谷即死。脉无脉气同样也死。所谓无脉气，是只见病脉而不见正常之脉。所说的不得脉气者，如肝脉微弦、肾脉微沉等正常之脉象之类的常脉。

【原文】

太阳脉至，洪大以长[①]；少阳脉至，乍[②]数乍[②]疏，乍[②]短乍[②]长；阳明脉至，浮大而短。

【考注】

①洪大以长：此与"浮大而短"互易。太阳主表，其脉当浮。阳明为阳之盛，其脉当洪大以长。

②乍：为"不"之误。太阳脉浮大短，阳明脉洪大长。少

阳居太阳、阳明之中间，故当云“不短不长”，义始合。

【释文】

太阳经之脉象，浮大而短；少阳经之脉象，不快不慢，不短不长；阳明经之脉象，洪大而长。

【原文】

夫平心脉来，累累如连珠，如循琅玕，曰心平。夏以胃气[①]为本。病心脉来，喘喘连属，其中微曲，曰心病。死心脉来，前曲后居[②]，如操带钩[③]，曰心死。平肺脉来，厌厌[④]聂聂，如落榆荚，曰肺平，秋以胃气为本。病肺脉来不上不下，如循鸡羽，曰肺病。死肺脉来，如物之浮，如风吹毛，曰肺死。平肝脉来，耎弱招招，如揭长竿末梢，曰肝平。春以胃气为本。病肝脉来，盈实而滑，如循长竿，曰肝病。死肝脉来，急益劲，如新张弓弦，曰肝死。平脾脉来，和柔相离[⑤]，如鸡践地，曰脾平。长夏以胃气为本。病脾脉来，实而盈数，如鸡举足，曰脾病。死脾脉来，锐坚如鸟之喙，如鸟之距[⑥]，如屋之漏，如水之流，曰脾死。平肾脉来，喘喘累累如钩[⑦]，按之而坚，曰肾平。冬以胃气为本。病肾脉来，如引葛，按之益坚，曰肾死。死肾脉来，发如夺索，辟辟如弹石，曰肾死。

【考注】

①胃气：脉气。下同。

②前曲后居：“曲”，引喻脉之圆滑洪大。“居”弦直有力之喻。《说文通训定声》：“居，假借为倨”，《大戴礼记·劝学》王聘珍注：“倨，直也”。

③如操带钩：喻脉之紧直有力。孙鼎直：“此乃喻其直，非喻其曲”。

④厌厌：为“仄仄”之误。“上”义。

⑤离：郭霭春：“‘离’与‘丽’古通……有‘附著’之意”。

⑥如鸟之距：衍文。《玉机真脏论》无此四字。

⑦钩：为“钧”之误。沉重义。《考工记》疏：“钧，重三十斤”。

【释文】

正常心脉，流利如珠，如琅玕之圆滑，是平脉。夏以脉气为本。心之病脉，急促而洪，是心病。心之死脉，洪大紧直，如钩之坚直，是死证。

正常肺脉，轻浮而上，如吹榆叶，是平脉。秋以脉气为本。肺之病脉，上下如摩鸡羽，是肺病。心之死脉，如草物之浮游无根，是死证。

正常肝脉，柔而长直，如竹竿梢直而兼软，是平脉。春以脉气为本。肝之病脉，弦满有力，如摩竹杆，是肝病。肝之死脉，急而紧力，如绷紧之弓弦，是死证。

正常脾脉，柔和相附，如鸡爪落地之缓和，是平脉。长夏以胃气为本。脾之病脉，满实而数，如鸡急走，是脾病。脾之死脉，坚力如鸟喙，如漏水之不止，是死证。

正常肾脉，沉滑如钧，按之有力，是平脉。冬以脉气为本。肾之病脉，如按葛藤，长而坚，是肾病。肾之死脉，如按绳索，如按弹石，急促坚硬，是死证。

玉机真脏论篇第十九

真脏："真"为"瘨"之脱。"病"义。"脏"，"脉"义。"真脏"、即"病脉"之义。《说文》："瘨，病也"。

【原文】

黄帝问曰：春脉如[1]弦，何如而弦？岐伯对曰：春脉者肝也，东方木也。万物之所以始生也，故其气来，耎弱轻虚而滑，端直以长，故曰弦。反此者病。帝曰：何如而反？岐伯曰：其气来实而强，此谓太过，病在外；其气来不实而微，此谓不及，病在中。帝曰；春脉太过与不及，其病皆何如？岐伯曰：太过则令人善忘[2]，忽忽眩冒而巅疾；其不及，则令人胸痛引背，下则两胁胠满。帝曰：善。

【考注】

①如：语中助词，无义。《助字辨略》："此'如'字，语助词，不为义也"。

②忘：张景岳："忘，当作怒。《本神篇》：肝气虚则恐，实则怒"。

【释文】

黄帝问道：春天的脉象弦，什么是弦？岐伯答道：春脉是肝脉，属东方木，象征万物之生长，所以其脉气软滑，直而长，所以叫做弦。反此者是病脉。黄帝说：什么是反？岐伯说：其脉气来直而紧力，叫做太过，病主外；其脉气来直而无力，叫做不及，病主内。黄帝说：春天之脉太过与不及，其病状如何？岐伯说：太过使人多怒，头晕头痛；其不及，使人胸痛连背，两胁胀满。黄帝说：讲得好！

【原文】

夏脉如钩，何如而钩？岐伯曰：夏脉者心也，南方火也，万物之所以盛长也，故其气来盛去衰，故曰钩[①]，反此者病。帝曰：何如而反？岐伯曰：其气来盛去亦盛，此谓太过，病在外；其气来不盛去反盛，此谓不及，病在中。帝曰：夏脉太过与不及，其病皆何如？岐伯曰：太过则令人身热而肤[②]痛，为浸淫[③]；其不及则令人烦心，上见咳唾，下为气泄。帝曰：善。

【考注】

①钩：徐灵胎："钩即洪，指下属曲傍出，故曰钩"。

②肝：《甲乙》、《太素》作"骨"。

③浸淫：黄水疮一类病症。高士宗："热伤肤表，故为浸淫而成疮"。

【释文】

夏天之脉象钩，什么是钩？岐伯说：夏脉是心脉，属南方火，象征万物盛壮。其脉气来盛去减，所以叫做钩。反此者病。黄帝说：什么是反？岐伯说：其脉气来盛去也盛，叫做太过，病主外；其脉气来不盛去反盛，叫做不及，病主内。黄帝说：夏脉太过与不及，其病状如何？岐伯说：太过使人身热骨痛，或为浸淫疮；其不及使人烦躁，咳唾，泄泻排气。黄帝说：讲得好！

【原文】

秋脉如浮，何如而浮？岐伯曰：秋脉者肺也，西方金也，万物之所以收成也。故其气来轻虚以浮，来急去散，故曰浮，反此者病。帝曰：何如而反？岐伯曰：其气来，毛而中央坚，两傍虚，此谓太过，病在外；其气来，毛而微此谓不及，病在中。帝曰：秋脉太过与不及，其病皆何如？岐伯曰：太过则令人逆气而背痛，愠愠然；其不及，则令人喘，呼吸少气而咳，上气见血，下闻病音①。帝曰：善。

【考注】

①下闻病音："下"为"内"之误。"病音"指哮喘之音。王冰："谓喘息则肺中有声也"。

【释文】

秋天之脉象浮，什么是浮？岐伯说：秋脉是肺脉，属西方金，象征万物收敛。其脉气来轻虚而浮，来急去散，所以叫做浮脉。反此者病。黄帝说：什么是反？岐伯说：其脉气来浮而中央坚，两旁虚，叫做太过，病主外；其脉气来毛而弱，叫做不及，病主内。黄帝说：秋脉太过与不及，其病状如何？岐伯说：太过使人逆气背痛，闷闷不舒；其不及，使人喘咳，咳血，喘鸣有音。黄帝说：讲得好！

【原文】

冬脉如营①，何如而营？岐伯说：冬脉者肾也，北方水也，万物之所以合藏也。故其气来沉以搏②，故曰营，反此者病，帝曰：何如而反？岐伯曰：其气来如弹石者，此谓太过，病在外；其去如数③者，此谓不及，病在中。帝曰：冬脉太过与不及，其病皆何如？岐伯曰：太过则令人解㑊，脊脉[4]痛，而少气不欲言；其不及则令人心悬如病饥，䏚中清，脊中痛，少腹满，小便变。帝曰：善。

【考注】

①营：引为隐藏闭居义。《家语·问礼》注："掘地而居谓之营窟"。

②搏：《甲乙》作"濡"。

③数：为"疏"之音转。"缓"义。脉去缓，故云"不及"。

④脊脉：《太素》作"腹"。

【释文】

冬天之脉象营，什么是营？岐伯说：冬脉是肾脉，属北方水，象征万物闭藏，所以其脉气来沉而濡，所以叫做营。反此者病。黄帝说：什么是反？岐伯说：其脉气来如弹石之沉坚者，叫做太过，病主外；其脉气去如果舒缓无力的，叫做不及，病主内。黄帝说：冬脉太过与不及，其病状如何？岐伯说；太过使人患倦怠乏力之证，腹痛，气短不想说话；不及使人心烦如饥状，季胁下发凉，脊背痛，小腹满，小便黄赤。黄帝说：讲得好！

【原文】

帝曰：四时之序，逆从之变异也。然脾脉独[1]何主？岐伯曰：脾脉者土也。孤[2]脏以灌四傍者也。帝曰：然则脾善恶，可得见之乎？岐伯曰：善者不可得见，恶者可见。帝曰：恶者何如而见？岐伯曰：其来如水之流者[3]，此谓太过，病在外；如鸟之喙者，此谓不及，病在中。帝曰：夫子言脾为孤脏，中央土以灌四傍，其太过与不及，其病皆何如？岐伯曰：太过则令人四支不举[④]；其不及则令人九窍不通，名曰重强。

【考注】

①独：为“之”之音转。

②孤：为“土”之音转。前文“脾脉者，土也”，《太阴阳明论》：“脾者，土也”。可证。

③其来如流水者：此句喻脉之软，当为不及之证。而下文：“如鸟之喙”，喻脉之圆滑坚硬，当为太过证。二句互易。

④令人四支不举：四肢无力举动，当为不及证。下文“令人九窍不通，名曰重强”又明为太过证。此二句互易，义始合。

【释文】

黄帝说：四时有序，导致寒暑之转换有律，肝心肺肾脉与之相应合。而脾之脉象怎样？岐伯说：脾脉属土，土脏可通其它四脏。黄帝说：脾脉之好坏，可以知道吗？岐伯说：好者不需知道，其坏者应该知道。黄帝说：其坏者如何知道？岐伯说：其脉来如流水之软者，叫做不及，病主内；其脉来圆滑坚硬如鸟喙者，叫做太盛，病主外。黄帝说：你说脾为土脏，中央之土以通四旁之脏，其太过与不及，病状各如何？岐伯说：太过使人九窍不通，叫做重强。其脉气不及，使人四肢软弱，无力举动。

【原文】

帝瞿然而起，再拜而稽首曰：善。吾得脉之大要，五色脉变，揆度奇恒，道在于一，神转不回，回则不转，乃[①]失其机。至数[②]之要，迫近[③]以微，著之玉版，藏之藏府[④]，每旦读之，名曰玉机。

【考注】

①乃：为“勿”之误。

②至数："数"为"术"之音转，即"至术"。喻医术之重要。

③迫近："迫"为"博"之音转。"近"为"道"之误。"博道"与"至术"对举成文，互文同义。

④藏府：藏书之府库。

【释文】

黄帝惊异地站起，再次稽首而拜，说：好！我已知诊脉之要，天下至理。五色与脉象之变化，需要察辨常与异，其道理相同。神滞不行，行则不滞。勿失其机会。要术之珍贵，医术大法之精妙，可刻著于玉版，藏于府库。每晨读诵，叫做"玉机"。

【原文】

五脏受[①]气于其所生，传之于其所胜，气舍[②]于其所生，死于其所不胜。病之且死，必先传行至其所不胜，病乃死。此言气之逆行也，故死。肝受气于心，传之于脾，气舍于肾，至肺而死；心受气于脾，传之于肺，气舍于肝，至肾而死；脾受气于肺，传之于肾，气舍于心，至肝而死；肺受气于肾，传之于肝，气舍于脾，至心而死；肾受气于肝，传之于心，气舍于肺，至脾而死。此皆逆死[③]也。一日一夜五分之，此所以占死生[④]之早暮也。黄帝曰：五脏相通，移皆有次，五脏有病，则各传其所胜，不治，法三月若六月，若三日若六日，传五脏而当死，是顺传所胜之次。故曰：别于阳者，知病从来；别于阴者，知死生之期，言知至其所困而死。

【考注】

①受：通"授"，"传"义。《周礼·地官》孙诒让正义："古者授、受通用"，《文选·君子行》张铣注："授，谓传物也"。

②气舍：气指病气。“舍”为“生”之音转，与后文“死”对举而言。

③逆死：“逆”与“死”同义，指病重。“死”为“生”之误。此“死生”，对举指病之轻重。

④生：《甲乙》作“者”。

【释文】

五脏传气于其所生之脏，传气于所克之脏，病气生于其所生之脏，死于克己之藏。病将死，必先传克己之脏，病人才死。这是病气逆行，所以死。肝传病气于心，传于脾，病气好转于肾，至肺而死；心传病气于脾，传于肺，病气好转于肝，至肾而死；脾传病气于肺，传于肾，病气好转于心，至肝而死；肺传病气于肾，传于肝，病气好转于脾，至心而死；肾传病气于肝，传于心，病气好转于肺，至脾而死。这均为病气加重好转的规律。把一昼夜分为五等份，以此就可以预测推断五脏病死的时间了。黄帝说：五脏之气相通，病邪传变有次序。五脏之病，各传其所克之脏，不及时治疗，多则三个月、六个月，少则三天、六天，传至五脏即死。所以说，辨别四时五行，就可知道病之原因；辨别脏腑病证，就可知道死生之时。也就是说知道它危重时所死之时。

【原文】

是故风者百病之长也。今风寒客于人，使人毫毛毕直，皮肤闭而为热。当是之时，可汗而发也；或痹不仁肿痛，当是之时，可汤熨及火灸刺而去之。弗治，病入舍于肺，名曰肺痹，发咳上气，弗治，肺即传而行之肝，病名曰肝痹，一名曰厥，胁痛出食。当是之时，可按若刺耳。弗治，肝传之脾，病名曰脾风，发瘅，腹中热，烦心出[①]黄。当此之时，可按可药可浴。弗治，脾传之肾，病名曰疝瘕，少腹冤热[②]而痛，出白[③]，一名曰蛊。当此之时，可按可药。弗治，肾传之心，病筋脉相引而急，病名曰瘛。当此之时，可灸可药。弗治，满十日，法当死。肾因传之心，心即复反传而行之肺，发寒热，法当三岁[④]死，此病之次也。

【考注】

①出：为“目”之误。

②冤热：郁热。

③出白：“白”后脱“汗”字。《经脉别论》：“厥气留薄，发为白汗”。

④三岁：滑寿：“三岁当作三日”。

【释文】

风是百病之开端。风寒侵入人体，使人毫毛竖直，皮肤闭塞，成为发热之证。之时可发汗祛邪。如果肢体疼痛，麻木不仁，可用热慰、火灸、针刺等法治疗。不治，病邪入肺，叫做肺痹，咳嗽哮喘；不治，肺即传入肝，叫做肝痹，又叫厥。胁痛、呕吐。此时，可用按摩或针刺法治疗。不治，由肝传入脾，叫做脾风，病人发黄疸，腹中热，烦躁，目黄。此时，可用按摩、药物、药浴等法治疗。不治，由脾传入肾，叫做疝瘕，小腹郁热而痛，出汗，又叫蛊。此时，可用按摩，药物等法治疗。不治，由肾传于心，出现筋脉拘急，叫做瘛。此时，可用灸法，药物治疗。不治，十日后会死亡。肾邪传心，反传于肺，发热恶寒，三日即死。此病之传移次序。

【原文】

然其卒发者，不必治于传。或其传化有不以次。不以次入者，忧恐悲喜怒，令不得以其次。故令人有大病矣。因而喜大虚则肾气乘[①]矣，怒则肝气乘矣，悲则肺气乘矣，恐则脾气乘矣，忧则心气乘矣。此其道也。故病有五，五五二十五变，及其传化。传，乘之名也。

【考注】

①乘："病"义。

【释文】

其突然发病的，不必依传变次序治疗。也有其传化不依次序的，是由于忧恐悲喜怒等情志造成的，所以不按次序相传，而突发疾病。大喜过度则肾气病，大怒则肝气病，大悲则肺气病，大恐则脾气病，大忧则心气病，这是其常变。情志病有五五二十五变，和传化之病不同。传，是病之名称。

【原文】

大骨枯槁，大肉陷下，胸中气满，喘息不便，其气动形，期六月死。真脏[①]脉见，乃予之期日。大骨枯槁，大肉陷下，胸中气满，喘息不便，内痛引肩项，期一月死，真脏见，乃予之期日。大骨枯槁，大肉陷下，胸中气满，喘息不便，内痛引肩项，身热脱肉，破䐃，真脏见，十月[②]之内死。大骨枯槁，大肉陷下，肩髓内[③]消，动作益衰，真脏来[④]见，期一岁死，见其真脏，乃予之期日。大骨枯槁，大肉陷下，胸中气满，腹内痛，心中不便，肩项身热，破䐃脱肉，目眶陷，真脏见，目不见人，立死。其见人者，至其所不胜之时则死。

【考注】

①真脏："真"为"瘨"之脱，"病"义，即病脏。《说

文》："瘨，病也"。

②十月：郭霭春："明抄本'月'作'日'"。

③内：吴崑本作"肉"。

④来：《甲乙》作"未"。

【释文】

大骨枯痿，大肉陷下，胸中闷，气喘，呼吸时肩胸俯仰，六个月死。病脏脉见，可预测死期。大骨枯痿，大肉陷下，胸闷气喘，痛引肩项，一月死。病脉见，可预知死期。大骨枯痿，大肉陷下，胸闷气喘，痛引肩项，身热，全身肌肉消瘦，病脉见。十日之内死。大骨枯痿，大肉陷下，肩垂肉消，动作无力，病脉未见，一年死。见病脉，可预测死期。大骨枯痿，大肉陷下，胸闷气喘，腹痛，心中不宁，身热，全身肌肉消瘦，目眶陷下，病脉见，目不能视，立即死。目能视者，至其不胜邪时死亡。

【原文】

急虚身中卒至，五脏绝闭，脉道不通，气不往来，譬于堕溺，不可为期。其脉绝不来，若人一息五六至，其形肉不[①]脱，真脏虽不见，犹死也。

【考注】

①不：为"之"之音转。助词。

【释文】

急虚暴病，五脏闭阻，脉道不通，气不运行，比如坠落或溺水，不可预测死期。如脉停止不至，或脉一吸跳五六次，身体消瘦，病脏脉虽不见，也要死亡。

【原文】

真肝脉[①]至，中外急如循刀刃，责责然，如按琴瑟弦，色青白不泽，毛折，乃死。真心脉至，坚而搏，如循薏苡子累累然，色赤黑不泽，毛折，乃死。真肺脉至，大而虚，如以毛羽中人肤，色白赤不泽，毛折，乃死。真肾脉至，搏而绝，如指弹石辟辟然，色黑黄不泽，毛折，乃死。真脾脉至，弱而乍数乍疏，色黄青不泽，毛折，乃死。诸真脏脉见者，皆死不治也。

【考注】

①真肝脉："真"为"瘨"之脱简。"病"义。即"病肝脉"。下文"真心脉"、"真肺脉"等，义同。《说文》："瘨，病也"。

【释文】

肝之病脉至，内外急如循刀刃，如按弓弦，面色青色不润泽，毛发枯，即死。心之病脉至，坚而搏指，如按苡子之圆坚，面色红黑不润，毛发枯，即死。肺之病脉至，浮大而虚，如毛羽着人皮肤，面色白赤不润，毛发枯，即死。肾之病脉至，坚而沉，如按弹石状，面色黑黄不润，毛发枯，即死。脾之病脉至，软而或快或慢，面色黄青不润，毛发枯，即死。诸病脏脉见者，皆为死证，不可治。

【原文】

黄帝曰：见真脏①曰死，何也？岐伯曰：五脏者，皆禀气于胃②，胃②者五脏之本也。脏气者，不能自致于手太阴，必因于胃气③；乃至于手太阴也，故五脏各以其时，自为④而至于手太阴也。故邪气胜者，精气衰也。故病甚者，胃气③不能与之俱至于手太阴，故真脏之气独见，独见者病胜脏也，故曰死。帝曰：善。

【考注】

①真脏："真"为"瘨"之脱，"病"义。"脏"指"脉"。

《说文》："瘨，病也"。

②胃：为"脉"之音转。即"脉"。

③胃气：脉气。

④为：为"胃"之音转。"胃"通"脉"，考证见《平人气象论》。《气厥论》"谓之食亦"，《太素》"谓"作"胃"，《战国策·西周策》吴师道注："为、谓通借"。是为、胃古通。

【释文】

黄帝说：见病脉死，为什么？岐伯说：五脏皆受气于脉，脉是五脏之本。五脏之气不能自己到达手太阴寸口脉，必借脉气之推动，才能到达手太阴寸口处。所以五脏之气各以其时，自脉而至手太阴。邪气盛，精气就衰减，所以病重者，脉气不能与精气同至于手太阴，而病脉之气独见，独见是病邪胜脏腑之正气，所以说是死证。黄帝说：讲得好！

【原文】

黄帝曰：凡治病，察其形气色泽，脉之盛衰，病之新故，乃治之，无后其时。形气相得，谓之可治；色泽以浮，谓之易已；脉从四时，谓之可治；脉弱以滑，是有胃气[①]，命曰易治。取之以时。形气相失，谓之难治；色夭不泽，谓之难已；脉实以坚，谓之益甚；脉逆四时，为不可治。必察四难，而明告之。

【考注】

①胃气："胃"为"脉"之音转。即"脉气"。

【释文】

黄帝说：治病必须察其形气色泽，脉之虚实，病之新久，才可治疗。无失其时机。形体神气相合，为可治；色浅浮，为易愈；脉顺四时，为可治。脉柔和而滑，是有脉气，这是易治。治疗要适时。形体神气相失，为难治；色枯不泽，为难愈；脉实坚，为病甚；脉违逆四时，为不可治。必须察其难，而清楚地告诉病人。

【原文】

所谓逆四时者，春得肺脉，夏得肾脉，秋得心脉，冬得脾脉，其至皆悬绝①沉涩者，命曰逆。四时未有脏形②，于春夏而脉沉涩，秋冬而脉浮大，名曰逆四时也。

【考注】

①悬绝：为“弦急”之音转。

②脏形：“脏”指“脉”。即“脉象”。

【释文】

所谓违逆四时之脉，春天见浮脉，夏天见沉脉，秋天见洪脉，冬天见软脉，其脉至均弦急或沉涩不畅者，叫作逆。四时没有正常之脉象，如春夏脉沉涩，秋冬脉浮大，叫做逆四时。

【原文】

病热脉静，泄而脉大，脱血而脉实，病在中脉实坚，病在外脉不实坚者，皆难治。

【释文】

热病脉不数，泄泻病脉反大，失血证脉反实，病在里脉反坚实，病在外脉反不实坚，这都是难治之证。

【原文】

黄帝曰：余闻虚实以决死生，愿闻其情。岐伯曰：五实死，五虚死。帝曰：愿闻五实五虚。岐伯说：脉盛、皮热、腹胀、前后不通、闷瞀，此谓五实。脉细、皮寒、气少、泄利前后、饮食不入，此谓五虚。帝曰：

其时有生者，何也？岐伯曰：浆粥入胃，泄注止，则虚者活，身汗得后利，则实者活。此其候也。

【释文】

黄帝说：我听说虚实可以断定死生，我愿知道其中的道理。岐伯说：五实证死，五虚证死。黄帝说：愿意知道什么是五实五虚。岐伯说：脉盛大、皮肤发热、腹胀满、大小便不通、头昏烦躁，这是五实。脉细小、皮肤凉、短气、泄利、饮食不进，这是五虚。黄帝说：其中也有治愈的，是什么道理？岐伯说：粥食入胃，泄利停止，则虚证可活。身出汗大便又通利了，则实证可活。这就是可死或时愈之证候。

三部九候论篇第二十

【原文】

黄帝问曰：余闻九针于夫子，众多博大，不可胜数。余愿闻要道，以属子孙，传之后世，著之骨髓，藏之肝肺，歃血[①]而受，不敢妄泄，令合天道，必有终始，上应天光星辰历纪，下副四时五行。贵贱更互，冬阴夏阳，以人应之奈何？愿闻其方。岐伯对曰：妙乎哉问也！此天地之至数。帝曰：愿闻天地之至数，合于人形，血气通，决死生，为之奈何？岐伯曰：天地之至数，始于一，终于九焉。一者天，二者地，三者人，因而三之，三三者九，以应九野。故人有三部，部有三候，以决死生，以处百病，以调虚实，而除邪疾。

【考注】

①歃血：盟誓仪式。《左传》正义："凡盟礼，杀牲歃血，告誓神明，若有违背，欲令神加殃咎，使如此牲也"。

【释文】

黄帝问道：我听说九针之法，繁多广泛，难以尽述，愿知其要点，嘱传子孙，传于后世，牢记内心。盟誓接受其学，不敢轻易泄露，使其术与天地相合而有始终，上应日月星辰之节气，下合四时五行之规律。阴阳盛衰互变，冬阴夏阳，人怎样与其相应？愿知其法。岐伯答道：问得好！这是天地的至理。黄帝说：愿知天地之至理，合于人体，通利血气，决定死生，怎样办呢？

岐伯说：天地之至理，始于一，终于九。一为天，二为地，三为人，三三得九，以合九野。所以人有三部，部有三候，可以辨别死生，定百病，调虚实，而除病邪。

【原文】

帝曰：何谓三部？岐伯曰：有下部，有中部，有上部，部各有三候。三候者，有天有地有人也。必指①而导之，乃以为真②。上部天，两额之动脉；上部地，两颊之动脉；上部人，耳前之动脉。中部天，手太阴也；中部地，手阳明也；中部人，手少阴也。下部天，足厥阴也；下部地，足少阴也；下部人，足太阴也。故下部之天以候肝，地以候肾，人以候脾胃之气。

【考注】

①指：为“知”之音转。《吕览·行论》高诱注：“指，犹志”，《群经平议·礼记》俞樾按：“知与志通”。是指、知、志古并通。

②为真：“真”，为“诊”之音转。

【释文】

黄帝说：什么是三部？岐伯说：有下部，有中部，有上部，每部各有三候。三候即天地人。必知而行之，才可以诊病。上部天，指两额之动脉；上部地，指两颊之动脉；上部人，指耳前之动脉。中部天，指手太阴经之动脉；中部地，指手阳明经之动脉；中部人，指手少阴经之动脉。下部天，指足厥阴经之动脉；下部地，指足少阴经之动脉；下部人，指足太阴经之动脉。所以下部之天用以察肝病，地以察肾病，人以察脾胃之病。

【原文】

帝曰：中部之候奈何？岐伯曰：亦有天，亦有地，亦有人。天以候肺，地以候胸中之气，人以候心。帝曰：上部以何候之？岐伯曰：亦有天，亦有地，亦有人。天以候头角之气，地以候口齿之气，人以候耳目之气。三部者，各有天，各有地，各有人，三而成天，三而成地，三而成人，三而三之，合则为九，九分为九野，九野为九藏。故神脏五，形脏[①]四，合为九藏。五脏已败，其色必夭，夭必死矣。帝曰：以候奈何？岐伯曰：必先度其形之肥瘦，以调其气之虚实，实则写之，虚则补之。必先去其血脉[②]，而后调之，无问其病，以平为期。

【考注】

①形藏：指胃、大肠、小肠、膀胱。张志聪："胃主化水谷之津液，大肠主津，小肠主液，膀胱者津液之所藏，故以四府为形脏"。

②血脉：当为"邪耳"之音转。指邪气。治病先去其病邪，正气才能恢复。

【释文】

黄帝说：中部之候是怎样的？岐伯说：也有天地人。天察肺，地察胸中之气，人察心。黄帝说：上部之候怎样？岐伯说：也有天地人。天察头部之气，地察口齿之气，人察耳目之气。上中下三部，各有天地人，天有三候，地有三候，人有三候，三三得九候。九候应九野，九野应九藏。藏神之脏有五个，藏物之脏有四个，合为九藏。五脏伤败，面色必枯夭，枯夭为死证。黄帝说：怎样察病？岐伯说：先看其胖瘦，来调其气的虚实。实则泻，虚则补。必先去其病邪，然后调其正气。不管什么病，以阴阳气血达到平衡无偏为度。

【原文】

帝曰：决死生奈何？岐伯曰：形盛脉细，少气不足以息者危。形瘦脉大，胸中多气者死。形气相得者生，参伍不调者病。三部九候皆相失者死。上下左右之脉相应如参舂者病甚。上下左右相失不可数者死。中部之候虽独调，与众相失者死。中部之候相减者死。目内陷者死。

【释文】

黄帝说：怎样辨别死生？岐伯说：形胖脉反细小，气短不接续，为死证。形瘦脉反大，气喘胸满，为死证。形体与脉相合者不死。脉错杂不调者病。三部九候之脉失调不一致者为死证。脉之上下左右不相合如舂杵者为病甚。上下左右之脉失调，杂乱难辨者为死证。中部之脉虽然协调，但与上下部之脉不协调者为死证。中部之脉过度衰竭者为死证。体瘦目内陷者为死证。

【原文】

帝曰：何以知病之所在？岐伯曰：察九候，独小者病，独大者病，独疾者病，独迟者病，独热者病，独寒者病，独陷下者病。以左手足上，上去踝五寸按之，庶右手足当踝弹之，其应过五寸以上蠕蠕然者不病；其应疾[①]中手浑浑[②]然者病；中手徐徐然者病；其应上不能至五寸，弹之不应者死。是以脱肉身不[③]去者死。中部乍疏乍数者死。其脉代[④]而钩者，病在络脉。九候之相应也，上下若一，不得相失。一候后[⑤]则病，二候后则病甚，三候后则病危。所谓后者，应不俱也[⑥]。察其腑脏，以知死生之期。必先知经脉，然后知病脉，真脏脉见者胜死[⑦]。足太阳气绝者，其足不可屈伸，死必戴眼。

【考注】

①疾：急义。《左传·襄公五年》杜预注：“疾，急也”。

②浑浑：喻大而有力。《方言》：“浑，盛也”，《广雅·释训》：“浑浑，大也”。

③不：为“之”之音转。助词。《太素·卷二十二·三刺》：“专意一神，精气不分”。“不”，《甲乙》、《灵枢》作“之”。是“不”、“之”通假之证。

④代：孙鼎宜：“代，当作大”。

⑤后：为“厚”之音转，“大”义。《诸子平议·吕氏春秋》俞樾按：“后、厚古通用”。《国语·鲁语》韦昭注：“厚，大也”。

⑥所谓后者，应不俱也：八字疑注文窜入正文。

⑦死：衍文。《新校正》：“《素问》无‘死’字”。是林亿所据本无“死”字。“胜”，《甲乙》作“邪胜”。

【释文】

黄帝说：怎样知病之所在？岐伯说：察其九候之脉。一部独小、独大、独疾、独迟、独滑、独紧、独沉者，均为病脉。用左手按病人足内踝上五寸处，用右手指在踝上微弹之，其脉气应手在五寸以上且有力者，是无病。其应手急而盛大者，是病脉。其应手不及五寸，弹之无反应，是死证。消瘦过度者为死证。中部之脉或慢或快者是死证。脉大而洪，病在络脉。九候脉之相应合，上下部应一致，不能失调。一候大，是病态；二候大，是病甚；三候大，是病危。察病脏，知死生，必须先知道什么是正常脉象，什么是病脉。病脏脉见者为邪盛。足太阳经脉气绝，足不能屈伸，死时眼上翻。

【原文】

帝曰：冬阴夏阳奈何？岐伯曰：九候之脉，皆沉细悬绝[①]者为阴，主冬，故以夜半死。盛躁喘数者为阳，主夏，故以日中死。是故寒热病者，以平旦死。热中及热病者，以日中死。病风者，以日夕死。病水者，以夜半死。其脉乍疏乍数乍迟乍疾者，日乘四季[②]死。形肉已脱，九候虽调，犹死。七诊[③]虽见，九候皆从者不死。所言不死者，风气之病及经月之病，似七诊[③]之病，故言不死。若有七诊之病，其脉候亦败者死矣。必[④]发哕噫，必审问其所始病，与今之所方病，而后各切循其脉，视其经络浮沉，以上下逆从循之。其脉疾者不[⑤]病，其脉迟者病，脉不往来者死。皮肤著[⑥]者死。

【考注】

①悬绝：为“弦急”之音转。

②四季：指平旦、日中、日夕、夜半。高士宗：“辰戌丑未，寄王于平旦、日中、日夕、夜半也”。

③七诊：“七”为“死”之音转。即“死证”之义。

④必：为“病”之音转。

⑤不：通“之”。助词。

⑥著：著贴之义。

【释文】

黄帝说：冬脉阴夏脉阳怎么讲？岐伯说：九候之脉，都沉细弦急的为阴，应合冬天，故夜半阴盛时死。脉盛有力而疾者，为阳，应合夏天，所以日中阳盛之时死。发热恶寒之病，早晨死。热性病，日中死。风病，傍晚死。水病，夜半死。脉或慢或快散乱者，可在早晨、中午、傍晚、夜半之时死。形体消瘦，九候脉虽然协调，仍是死证。死证虽见，九候之脉协调和顺者，不死。所说不死之证是风病和月经之病，虽似死证而实际上不是，所以说不死。似死证之病，其脉象败乱者也为死证。病发哕噫，必须先察问其始初之病，与现在之病，然后按脉看其搏动之浮沉，上下逆顺按之。其脉跳疾数者病，脉迟者病，脉停止不往来者死。消瘦皮肤著贴于骨者死。

【原文】

帝曰：其可治者奈何？岐伯曰：经病者治其经，孙络病者治其孙络血，血病身有痛者治其经络。其病者在奇邪①，奇邪之脉则缪刺之。留瘦②不移，节③而刺之。上实下虚，切而从之，索其结络脉，刺出其血，以见通之。瞳子高者，太阳不足，戴眼者，太阳已绝。此决死生之要，不可不察也。手④指及手外踝上五指留针。

【考注】

①在奇邪：“奇”为“疾”之音转。“病”义。“在疾邪”，即为病邪所致之义。

②留瘦：“瘦”为“痼”之误。“留痼”，久病之义。

③节：为“灸”之音转。《吕览·大乐》高诱注：“节，止也”，《管子·小问》尹知章注：“距，止也”，《说文通训定声》：“距，假借为歫”，《说文解字注》：“久，本义训从后歫之”，《类篇》：“久，从后灸之”，段玉裁：“灸，古文作久”。是“节”通“灸”之证。

④手：郭霭春：“手指十一字，据王注，是错简文”。

【释文】

黄帝说：可治之病应该怎样治疗？岐伯说：病在经，刺其经。病在孙络，刺其孙络出血。瘀血身痛，刺其经与络。其病为病邪所致，病脉应左右互刺之。久病不去，灸而刺之。上实下虚证，刺而顺之，察其络脉瘀结处，刺出血，以通其气血。眼轻度上视，是太阳经气不足，眼上翻的，是太阳经气已绝。这是辨别生死之要法，不可不细察。

经脉别论篇第二十一

别：通“辨”。《书·康诰》孙星衍疏：“‘别’，古与‘辨’通”。

【原文】

黄帝问曰：人之居处动静勇怯，脉亦为之变乎？岐伯对曰：凡人之惊恐恚劳[①]动静，皆为变也。是以夜行则喘[②]出于肾，淫气病肺。有所堕恐，喘出于肝，淫气害脾。有所惊恐，喘出于肺，淫气伤心。度水跌仆，喘出于肾与骨。当是之时，勇者气行而已，怯者则着而为病也。故曰：诊病之道，观人勇怯骨肉皮肤，能知其情，以为诊法也。

【考注】

①劳：为“怒”之误。若作“劳”，与后文“动”义重。

②喘：引为“病”义。

【释文】

黄帝问道：人的环境、劳作、情志不同，脉象是否随之而发生变化呢？岐伯答道：凡人之惊恐恚怒，劳作安逸，脉象都随之变化。夜间远行劳累，病出于肾，邪气也可以及伤肺。跌仆坠落，病出于肝，邪气也可害脾。惊恐过度，病出于肺，邪气也可伤心。渡水溺仆，病出于肾，这时，健壮者气血流通可愈，体弱者则留而成病。所以说：诊病之法，应察病人形体之强弱，骨肉肌肤之状态，能知病状，才能去诊病。

【原文】

故饮食饱甚，汗[①]出于胃；惊而夺精[②]，汗出于心；持重远行，汗出于肾；疾走恐惧，汗出于肝；摇体劳苦，汗出于脾。故春秋冬夏，四时阴阳，生病起于过用。此为常也。

【考注】

①汗：引为“病”义。

②精：为“津”之音转。指汗。

【释文】

过饱饮食，病出于胃；惊而大汗，病出于心；负重远行，病出于肾；快走恐惧，病出于肝；劳苦过度，病出于脾。一年四时，生病多因过度所致，这是常见之因。

【原文】

食气入胃，散精于肝，淫气于筋。食气入胃，浊[①]气归心，淫精于脉。脉气流经，经气归[②]于肺，肺朝[③]百脉，输精于皮毛。毛脉合精[④]，行气于府。府精神明[⑤]，留[⑥]于四脏，气归于权衡[⑦]。权衡以[⑧]平，气口成寸，以决死生。

【考注】

①浊：为“谷”之音转。“浊气”，即“谷气”。王冰：“浊气，谷气也”。

②归：引为“走”义。《广雅·释诂》：“归，往也”。

③朝：引为“通”义。

④毛脉合精：毛脉指代气血。肺主气主皮毛，心主脉主血，所

以用“毛脉”指代之。“合”为“之”之误。“精”，“气”义。

⑤府精神明：“精”，“气”义。“神明”，在此指“精华”义。

⑥留：为“流”之音转。《说文通训定声》：“留，假借为流”。

⑦权衡：协调均匀，保持平衡。

⑧以：“而”义。

【释文】

谷食入胃，其精微之气输散至肝，行气于筋脉。谷食入胃，谷气走心，行气于脉，脉气流于经络，经气走肺。肺通百脉，行气于皮毛。气血之气，行流于府，府气精华，流于四脏。气血平衡，平衡即正常，气口形成正常之脉象，以此诊病决定死生。

【原文】

饮入于胃，游溢精气，上输于脾。脾气散精，上归于肺。通调水道，下输膀胱。水精四布，五经并行，合于四时五脏阴阳揆度，以为常也。

【释文】

水液入胃，流其津气，上输至脾。脾气布津，上走于肺，通达水道，下行膀胱。水津四布，在五脏经脉中流行，应合四时寒热之循行有度。这是正常之生理现象。

【原文】

太阳脏①独至，厥②喘虚③气逆，是阴不足阳有余也，表里当俱泻，取之下俞④。阳明脏独至，是阳气重并也，当泻阳补阴，取之下俞。少阳脏独至，是厥气也，跻前卒大，取之下俞。少阳独至者，一阳之过也。太阴脏搏者，用心省真，五⑤脉气少，胃气不平。三阴也。宜治其⑥下俞，补阳泻阴。一阳独啸⑦，少阳厥也。阳并于上，四[8]脉争张，气归于肾[9]。宜治其经络，泻阳补阴。一阴至，厥阴之治也，真[10]虚痟心[11]。厥气留薄，发为白汗[12]，调食和药，治在下俞。

【考注】

①太阳脏："脏"即"脉"。"太阳脏"，即"太阳脉"。《素问》"脏"每作"脉"字用。如《平人气象论》"四时未有脏形"。《离合真邪论》"审其病脏以期之"。《通评虚实论》"以脏期之"等。

②厥：为"疾"之音转。"病"义。

③虚：为"嘘"之脱。喘声。

④下俞："下"为"其"之脱误。即"其俞"。下文例同。

⑤五：为"其"之误。

⑥其：当为衍文，始与上文合。

⑦啸：为"消"之音转。

⑧四：为"其"之误。

⑨气归于肾："归"为"溃"之音转，"肾"为"身"之音转。即"气溃于身"。

⑩真：为"瘨"之脱。《说文》："瘨，病也"。

⑪痟心：心痛之证。

⑫白汗："白"为"魄"之脱。"魄汗"，大汗之义。

【释文】

太阳脉之至，病喘嘘气逆，是阴不足阳有余之证，应当表里都泻，取其相应之俞穴。阳明脉之至，是阳气盛，应泻阳经，补阴经，取其相应之俞穴。少阳脉之至，是病气所致，跻脉忽然变大，取其相应之俞穴治疗。少阳脉之病是少阳经气偏亢所致。太阴脉跳动有力，应用心察辨。若其脉跳无力，是胃气失和，这太阴经气失调所致，宜用其相应之俞穴治疗，泻阳经，补阴经。一阳脉之消减，是少阳病。阳气盛于上，其脉扩张，气败于身，宜治其经络，泻阳经。补阴经。一阴脉至，是厥阴经所主之病。病为身虚心痛。病气留滞，成为大汗不止之证。调食进药，治其相应之俞穴。

【原文】

帝曰：太阳脏何象？岐伯曰：象三阳而浮也。帝曰：少阳脏何象？岐伯曰：象一阳也。一阳脏者，滑而不实也。帝曰：阳明脏何象？岐伯曰：象大浮也。太阴脏搏，言伏鼓[①]也。二阴搏至，肾[②]沉不浮也。

【考注】

①伏鼓：言沉而有力之脉。张景岳："沉伏而鼓击"。

②肾：为"甚"之音转。马莳："厥阴为沉之甚"。

【释文】

黄帝说：太阳脉何象？岐伯说：象大阳之上浮。黄帝说：少阳脉何象？岐伯说：象小阳之不坚实。少阳脉滑而不坚实。黄帝说：阳明脉何象？岐伯说：象阳盛之大而有力。太阴脉至，沉而有力。二阴脉至，甚沉不浮。

脏气法时论篇第二十二

【原文】

黄帝问曰：合[①]人形以法四时五行而治[②]，何如而从？何如而逆？得失之意，愿闻其事。岐伯对曰：五行者，金木水火土也，更贵更贱，以知死生，以决成败，而定五脏之气，间甚之时，死生之期也。

【考注】

①合：为“夫”之误。语首助词，无义。

②而治：“而”，“为”义。“治”，“常”义。即为正常之义。

【释文】

黄帝问道：人体应合四时五行为正常。什么是顺？什么是逆？虚实之状，愿知其说。岐伯答道：五行就是金木水火土，互盛互衰，以此可推测死生之时，辨别成败之事，察辨五脏之气，病之重与轻，死生日期。

【原文】

帝曰：愿卒闻之。岐伯曰：肝主春，足厥阴少阳主治[①]，其日甲乙，肝苦急，急食甘以缓之。心主夏，手少阴太阳主治，其日丙丁，心苦缓，急食酸以收之。脾主长夏，足太阴阳明主治，其日戊己。脾苦湿，急食苦[②]以燥之。肺主秋，手太阴阳明主治，其日庚辛，肺苦气上逆，急食苦以泄之。肾主冬，足少阴太阳主治，其日壬癸。肾苦燥，急食辛以润之，开腠理，致津液，通气也。

【考注】

①主治："治"为"之"音转。下同。

②苦：《素问绍识》："苦是咸字之误"。

【释文】

黄帝说：愿尽知之。岐伯说：肝主春，足厥阴少阳经主之。其主日为甲乙日。肝怕急躁，宜食甜味药缓和它。心主夏，手少阴太阳经主之，其主日为丙丁日。心怕涣散，宜食酸味药以收敛它。脾主长夏，足太阴阳明经主之，其主日为戊己日。脾怕湿，宜食咸味药以燥之。肺主秋，手太阴阳明经主之，其主日为庚辛日。肺怕气上逆，宜食苦味药以泄之。肾主冬，足少阴太阳经主之，其主日为壬癸日。肾怕燥，宜食辛味药以润之。辛味药有开腠理、发汗、行气之作用。

【原文】

病在肝，愈于夏，夏不愈，甚于秋，秋不死，持于冬，起于春，禁当风。肝病者，愈在丙丁，丙丁不愈，加于庚辛，庚辛不死，持于壬癸，起于甲乙。肝病者，平旦慧，下晡甚，夜半静。肝欲散，急食辛以散之，用辛补之，酸泻之。

【释文】

肝病夏天可愈，夏天不愈，秋天加重，秋天不死，持续至冬天，春天会有好转。禁止受风。肝病丙丁日可愈，丙丁日不愈，甚于庚辛日，庚辛日不死，持续至壬癸日，至甲乙日好转。肝病一般早晨较轻，傍晚较重，夜半病平稳。肝宜疏散，宜食辛味药疏散，辛味药可补，酸味药可泻。

【原文】

病在心，愈在长夏，长夏不愈，甚于冬，冬不死，持于春，起于夏，禁温食热衣。心病者，愈在戊己，戊己不愈，加于壬癸，壬癸不死，持于甲乙，起于丙丁。心病者，日中慧，夜半甚，平旦静。心欲软，急食咸以软之，用咸补之，甘泻之。

【释文】

心病长夏可愈。长夏不愈，冬天加重，冬天不死，持续至春天，夏天可好转。禁热食厚衣。心病愈在戊已日，戊已日不愈，壬癸日加重，壬癸日不死，持续至甲乙日，丙丁日好转。心病一般中午轻，夜半重，早晨病情平稳。心宜软，宜食咸味药以软之。用咸味可补，甜味可泻。

【原文】

病在脾，愈在秋，秋不愈，甚于春，春不死，持于夏，起于长夏。禁温食饱食湿地濡衣。脾病者，愈在庚辛，庚辛不愈，加于甲乙，甲乙不死，持于丙丁，起于戊己。脾病者，日昳慧，日出甚，下晡静。脾欲缓，急食甘以缓之，用苦泻之，甘补之。

【释文】

脾病秋天可愈。秋天不愈，春天加重，春天不死，持续至夏天，长夏可好转。禁过饱与潮湿环境。脾病庚辛日可愈，庚辛日不愈，甲乙日加重，甲乙日不死，持续至丙丁日，戊己日可好转。脾病午后轻，早晨重，傍晚平稳。脾宜缓和，宜食甘味药以缓和，用苦味泻，用甜味补。

【原文】

病在肺，愈在冬，冬不愈，甚于夏，夏不死，持于长夏，起于秋，禁寒饮食寒衣。肺病者，愈在壬癸，壬癸不愈，加于丙丁，丙丁不死，持于戊己，起于庚辛。肺病者，下晡慧，日中甚，夜半静。肺欲收，急食酸以收之，用酸补之，辛泻之。

【释文】

肺病冬天可愈。冬天不愈，夏天加重，夏天不死，持续至长夏。秋天好转。禁冷食薄衣受寒。肺病壬癸日可愈。壬癸日不愈，丙丁日加重，丙丁日不死，持续至戊己日，庚辛日可好转。肺病傍晚轻，中午重，夜半平稳。肺宜收敛。宜食酸味药以收敛之，用酸味补，用辛味泻。

【原文】

病在肾，愈在春，春不愈，甚于长夏，长夏不死，持于秋，起于冬。禁犯焠烪热食温炙衣。肾病者，愈在甲乙，甲乙不愈，甚于戊己，戊己不死，持于庚辛，起于壬癸。肾病者，夜半慧，四季甚，下晡静。肾欲坚，急食苦以坚之，用苦补之，咸泻之。

【释文】

肾病春天可愈，春天不愈，长夏加重，长夏不死，持续至秋天，冬天好转。禁火与热衣热食。肾病甲乙日可愈，甲乙日不愈，戊己日加重，戊己日不死，持续至庚辛日，壬癸日可好转。肾病夜半轻，在辰戌丑未四个时辰会加重，傍晚平稳。肾宜坚固，宜用苦味药来坚固，用苦味药补，用咸味泻。

【原文】

夫邪气之客于身也，以胜相加，至其所生而愈，至其所不胜而甚，至于所生而持，自得其位而起，必先定五脏之脉，乃可言间甚之时，死生之期也。

【释文】

病邪侵入人体，以胜相凌，至所生脏之时日病可愈，至其不胜脏之时日病重，至生已之脏的时日时病持续，至本脏之时日时病好转。必须先察五脏之脉象，才能知病之轻重，死生之时日。

【原文】

肝病者，两胁下痛引少腹，令人善怒。虚则目䀮䀮无所见，耳无所闻，善恐，如人将捕之，取其经，厥阴与少阳，气逆，则头痛耳聋不聪颊肿。取血者。

心病者，胸中痛，胁支满，胁下痛，膺背肩甲间痛，两臂内痛。虚则胸腹大，胁下与腰相引而痛。取其经，少阴太阳，舌下血者。其变病，刺郄中出血。

脾病者，身重善饥，肉痿，足不收行，善瘈，脚下痛。虚则腹满，肠鸣，飧泄食不化，取其经，太阴阳明少阴血者。

肺病者，喘咳逆气，肩背痛，汗出，尻[①]阴股膝髀腨胻足皆痛。虚则少气不能报息，耳聋嗌干，取其经，太阴足太阳之外厥阴内血者。

肾病者，腹大胫肿，喘咳身重，寝汗出，憎风。虚则胸中痛，大腹小腹痛，清厥意不乐。取其经，少阴太阳血者。

【考注】

①尻：音“居”。为“脊”之音转。尻、居古通用。“居”，古又读如“姬”音，与“脊”音近，故得通转。《诗·常棣》

陆德明释文："脊，亦作即"，《广韵·职部》："即，舍也"，《仪礼》胡培翚传："舍亦居也"。是居、脊古通用之。《骨空论》："八髎在腰尻分间"，"腰尻"，即"腰脊"。

【释文】

肝病之症，胁下痛牵引小腹痛，使人多怒。肝气虚则目昏花，耳鸣不听，多惊恐，象人将要捕捉一样。治疗取厥阴少阳之俞穴。如肝气逆，则头痛耳聋颊肿，刺厥阴少阳之经穴出血。

心病之症，胸痛，胁胀满疼痛，肩背及臂疼痛。心气虚则胸腹胀大，胁痛引腰。治疗取少阴太阳经之俞穴，并刺舌下出血。其转变之证。可刺委中穴出血。

脾病之症，身重，善饥饿，肌肉无力，腿软无力行走，足痛。脾气虚则腹胀满，肠鸣，水泄食物不消化。治疗刺太阴阳明经之俞穴出血。

肺病之症，哮喘咳嗽，肩背痛，多汗，腰脊以下之下肢皆痛。肺气虚则气短、耳聋、咽干。治疗刺太阴足太阳厥阴经之俞穴出血。

肾病之症，腹肿大，足胫肿大，喘咳，体沉重，盗汗，怕风。肾气虚则胸痛，腹痛，四肢发凉，忧恐。治疗刺其少阴太阳经之俞穴出血。

【原文】

肝色青，宜食甘，粳米牛肉枣葵皆甘。心色赤，宜食酸，小豆犬肉李韭皆酸。肺色白，宜食苦，麦羊肉杏薤皆苦。脾色黄，宜食咸，大豆猪肉栗藿皆咸。肾色黑，宜食辛，黄黍鸡肉桃葱皆辛。辛散、酸收、甘缓、苦坚、咸软。

【释文】

肝应合青色，宜食甜食，粳米、牛肉、枣、葵都属甜味食物。心应合红色，宜食酸食，小豆、狗肉、李、韭都属酸味食物。肺应合白色，宜食苦味，麦、羊肉、杏、薤都属苦味食物。脾应合黄色，宜食咸食，大豆、猪肉、栗、豆叶等都是咸味食物。肾应合黑色，宜食辛味食物，黄黍、鸡肉、桃、葱等都是辛味食物。辛味有发散作用，酸味有收敛作用，甘味有缓和作用，苦味有坚燥作用，咸味有软坚作用。

【原文】

毒药攻邪，五谷为养，五果为助，五畜为益，五菜为充。气味合而服之，以补益精气。此五者，有辛酸甘苦咸，各有所利，或散，或收，或缓，或急，或坚，或耎，四时五脏，病随五味所宜也。

【释文】

药物可攻邪治病，五谷养益身体，五果佐助人体，五畜之肉壮益人体，五菜充养人体。饮食物恰当，可以补益精气。五味中辛酸甘苦咸，各有所主之作用，或散，或收，或缓，或急，或坚，或软。治病应合四时五脏之气和饮食五味所宜。

宣明五气篇第二十三

【原文】

五味所入：酸入肝，辛入肺，苦入心，咸入肾，甘入脾，是谓五入。

【释文】

五味所入：酸味走肝，辛味走肺，苦味走心，咸味走肾，甘味走脾。这是五入。

【原文】

五气所病：心为噫，肺为咳，肝为语，脾为吞，肾为欠为嚏，胃为气逆，为哕为恐[①]，大肠小肠为泄，下焦溢为水，膀胱不利为癃，不约为遗溺，胆为怒[②]，是谓五病。

【考注】

①为恐："恐"为"肿"之音转，当在肾条下属肾之病症。

②怒：吴考槃《素问厘定》："'怒'为'呕'字之误。《刺禁论》：'刺中胆……其动为呕'"。

【释文】

五脏气之病证：心滞为噫气，肺逆为咳嗽，肝亢为谵语，脾病为吐食，肾病为呵欠，为水肿。胃气上逆为哕。小肠大肠病为泄泻，下部水溢为下肢水肿，膀胱不通利为癃闭不通，失其约束则遗溺。胆病为呕。这是五脏气之病证。

【原文】

五精[1]所并：精气并[2]于心则喜，并于肺则悲，并于肝则忧，并于脾则畏，并于肾则恐，是谓五并，虚而相并者也。

【考注】

①精：神义。《管子·内业》注："精谓神之至灵者也"。"五精"即"五神"之义。

②并：聚义。《后汉书·张衡传》注："并犹聚也"。

【释文】

五神所并：神气聚于心则喜，聚于肺则悲，聚于肝则忧，聚于脾则畏，聚于肾则恐。这是五并。该脏气虚，所以神气聚之。

【原文】

五脏所恶：心恶[1]热，肺恶寒，肝恶风，脾恶湿，肾恶燥，是谓五恶。

【考注】

①恶："怕"义。《史记·仲尼弟子传》索隐："恶犹畏也"。

【释文】

五脏所恶：心怕热，肺怕寒，肝怕风，脾怕湿，肾怕燥。这是五恶。

【原文】

五脏化[1]液：心为汗，肺为涕，肝为泪，脾为涎，肾为唾。是谓五液。

【考注】

①化：为"之"之误。

【释文】

五脏之液：心是汗，肺是涕，肝是泪，脾是涎，肾是唾。这是五液。

【原文】

五味所禁：辛走气，气病无多食辛；咸走血，血病无多食咸；苦走骨，骨病无多食苦；甘走肉，肉病无多食甘；酸走筋，筋病无多食酸。是谓五禁。无令多食。

【释文】

五脏病之饮食五味所禁：辛味走气，气病不能多食辛；咸味走血，血病不能多食咸；苦味走骨，骨病不能多食苦；甘味走肉，肉病不能多食甘；酸味走筋，筋病不能多食酸。这是饮食五禁，不要多食。

【原文】

五病所发：阴病发于骨，阳病发于血，阴病发于肉，阳病发于冬，阴病发于夏。是谓五发。

【释文】

五病所发之部位季节：阴病发生在骨；阳病发生在血；阴病发生在肉，阳病发生于冬季，阴病发生于夏季。这是五发。

【原文】

五邪所乱[①]：邪入于阳则狂，邪入于阴则痹，搏阳则为巅疾，搏阴则为瘖。阳入之阴则静，阴出之阳则怒[②]，是谓五乱。

【考注】

①乱：《太素》作“入”

②怒：引为“动”义。

【释文】

五邪所入：邪气入于阳则狂乱，邪气入于阴则痹痛，甚阳成为头项之疾，甚阴成为失音不语。阳邪入阴则病静，阴邪入阳则病动。这是五入。

【原文】

五邪①所见：春得秋脉，夏得冬脉，长夏得春脉，秋得夏脉，冬得长夏脉。名②曰阴出之阳，病善怒者不治，是谓五邪。皆同命死不治③。

【考注】

①五邪："邪"为"时"之音转。即"五时"。义始合。

②名："名"后十一字为衍文。前文已有"阴出之阳为怒"，此复出，且文义不类，故当衍。

③皆同命死不治：衍文。文义与前不类。

【释文】

五时所见之逆脉：春天见秋脉，夏天见冬脉，长夏见春脉，秋天见夏脉，冬天见长夏脉。这是五时之逆脉。

【原文】

五脏所藏：心藏神，肺藏魄，肝藏魂，脾藏意，肾藏志。是谓五脏所藏。

【释文】

五脏所藏：心脏藏神，肺脏藏魄，肝脏藏魂，脾脏藏意，肾脏藏志。这是五脏所藏。

【原文】

五脏所主：心主脉，肺主皮，肝主筋，脾主肉，肾主骨。是谓五主。

【释文】

五脏所主：心主血脉，肺主皮毛，肝主筋脉，脾主肌肉，肾主骨髓。这是五脏所主。

【原文】

五劳所伤：久视伤血，久卧伤气，久坐伤肉，久立伤骨，久行伤筋。是谓五劳所伤。

【释文】

五劳所伤：长久视物伤血，长久卧床伤气，长久坐伤肉，长久站立伤骨，长久行走伤筋。这是五劳所伤。

【原文】

五脉应象：肝脉弦，心脉钩，脾脉代，肺脉毛，肾脉石，是谓五脏之脉。

【释文】

五脏之常脉：肝脉微弦，心脉微洪，脾脉微软，肺脉微浮，肾脉微沉。这是五脏之常脉。

血气形志篇第二十四

【原文】

夫人之常数，太阳常多血少气，少阳常少血多气，阳明常多气多血，少阴常少血多气，厥阴常多血少气，太阴常多气少血。此天之常数。

【释文】

人体气血分布之一般规律是：太阳经多血少气，少阳经少血多气，阳明经多气多血，少阴经少血多气，厥阴经多血少气，太阴经多气少血。这是人之常态。

【原文】

足太阳与少阴为表里，少阳与厥阴为表里，阳明与太阴为表里，是为足阴阳也。手太阳与少阴为表里，少阳与心主为表里，阳明与太阴为表里，是为手之阴阳也。今知手足阴阳所苦①，凡治病必先去其血②，乃去其所苦，伺之所欲，然后写有余，补不足。

【考注】

①苦：为“主”之音转。

②血：为“邪”之音转。《热论》“其血气盛，故不知人”，《伤寒总病论》引“血”作“邪”，是其证。

【释文】

足太阳膀胱经与足少阴肾经为表里关系，足少阳胆经和足厥阴肝经为表里关系，足阳明胃经和足太阴脾经为表里关系。这是足三阴三阳经之表里关系。手太阳小肠经和手少阴心经为表里关系，手少阳三焦经和手厥阴心包络经为表里关系，手阳明大肠经和手太阴肺经为表里关系。这是手三阴三阳经之表里关系。现在知道手足阴阳经所主之表里关系，所以凡治病必先去其邪气，才能除去其痛苦。然后察其所宜，泻其有余，补其不足。

【原文】

欲知背俞，先度其两乳间，中折之，更以他①草度去半已，即以两隅相拄也。乃举以度其背，令其一隅居上，齐脊大椎，两隅在下，当其下隅者，肺之俞也，复下一度，心之俞也，复下一度，左角肝之俞也，右角脾之俞也，复下一度，肾之俞也。是谓五脏之俞，灸刺之度也。

【考注】

①他：为“其”之误。

【释文】

想知背部五脏俞穴的部位，先用一根草测量两乳间的距离，从中折断，再从中折断，即成四分之一截。用此四分之一截两头对折成三角形。让病人举臂，使一个角在上，齐大椎穴，两个角在下，其处即是肺俞穴。再把上角从大椎穴处移至左右肺俞之连线中点，其两下角处是心俞穴。如此再下移，左为肝俞穴，右为脾俞穴，再下移，为肾俞穴。这是五脏之俞之部位，也是灸刺取穴的依据。

【原文】

形乐志苦，病生于脉。治之以灸刺；形乐志乐，病生于肉，治之以针石；形苦志乐，病生于筋，治之以熨引；形苦志苦，病生于咽嗌[①]，治之以百药[②]；形数惊恐，经络不通，病生于不仁，治之以按摩醪药[③]，是谓五形志也。

【考注】

①咽嗌:《甲乙》作“困竭”。

②百药:《甲乙》作“甘药”。

③醪药：“醪”为“药”义，见《汤液醪醴论》考注。“醪”、“药”同义复词，即“药”义。

【释文】

形体安逸而七情过度，病生在血脉，治疗宜灸刺；形体神志均安逸无劳，病生于肌肉，治疗宜针石；形体劳累而神志清静，病生于筋脉，治疗用熨灸导引按摩之法。形体劳困七情又伤，病成困竭虚劳之证。治疗宜甘味补益药物。形体神志屡受伤害，则经络不通，病成手足四肢麻木不仁之证，治疗宜按摩药物。这是五种形体神志之病证。

【原文】

刺阳明出血气，刺太阳出血恶气，刺少阳出气恶血，刺太阴出气恶血，刺少阴出气恶血，刺厥阴出血恶气也。

【释文】

刺阳明经，可气血俱泻，刺太阳经宜出血不宜泻气，刺少阳经宜泻气不宜出血，刺太阴经宜泻气不宜出血，刺少阴经宜泻气不宜出血，刺厥阴经宜出血不宜泻气。

宝命全形论第二十五

宝：通“保”。“宝命”，即“保命”。《易·系辞》“大宝”，《释文》：“‘宝’，孟作‘保’”。郝懿行：“‘宝’，通作‘保’”。此“宝”，“保”古通用。

【原文】

黄帝问曰：天覆地载，万物悉备，莫贵于人。人以天地之气生，四时之法成。君王众庶，尽欲全形，形之疾病，莫知其情，留淫日深，著于骨髓。心私虑之，余欲针除其疾病，为之奈何？岐伯对曰：夫盐之味咸者，其气令器津泄；弦绝者，其音嘶败；木敷①者，其叶发②；病深者，其声哕③。人有此三④者，是谓坏府⑤。毒药无治，短针⑥无取。此皆绝皮伤肉，血气争黑⑦。

【考注】

①木敷：“敷”为“腐”之音转。腐烂之义。

②发：通“废”。指树叶枯烂而废。《列子·仲尼》释文：“发，一作废”。是“发”、“废”古通。

③哕：为“竭”之音转。病重其声当衰竭无力，不当“哕”。

④三：张琦：“三字疑衍”。

⑤坏府：“府”为“疛”之音转。“病”义。《广雅·释诂》王念孙疏：“疛、胕、府并通”。《广雅》：“疛，病也”。《伤寒

论》："太阳病三日，已发汗，若吐、若下、若温针，仍不解者，此为坏病"。是古有"坏病"之说，犹今人之"难治之病"。

⑥短针："短"为"砭"之音转。"砭针"同义复词，指针刺之针。

⑦血气争黑："血"为"邪"之音转。"争"为"盛"义。"黑"，郭霭春："血气争矣"。则"黑"为"矣"之误。"邪气争矣"，即"邪气盛"之义。

【释文】

黄帝问道：天气覆盖，地气乘载，万物尽成，其中人最宝贵。人靠天地之气生存，靠四时之气健壮。帝王百姓，都想无病延年。但形体之病，初时多不知晓，待病邪积深，深入内脏时才发现就已迟了。我忧虑百姓之疾患，想用针刺解除他们的痛苦，怎么办？岐伯答道：盐之味咸，可以使贮藏它的器具渗出津水；弦将断，其发声嘶破；树木腐烂，其叶枯落；病重者，其声音衰竭。人患此重病，叫做坏病。药物不治，针刺无效。这是病重皮肉气血衰败，邪气太盛的缘固。

【原文】

帝曰：余念其痛，心为之乱惑，反甚其病，不可更代，百姓闻之，以为残贼，为之奈何？岐伯曰：夫人生于地，悬[①]命于天。天地合气，命之曰人。人能应四时者，天地为之父母。知万物者，谓之天子。天有阴阳，人有十二节[②]；天有寒暑，人有虚实。能经[③]天地阴阳之化者，不失四时；知十二节[②]之理者，圣智不能欺也。能存八动[④]之变，五胜更立。能达虚实之数[⑤]者，独出独入，呿吟至微[⑥]，秋毫在目。

【考注】

①悬："属"义。《管子·侈靡》注："悬，谓系属也"。

《荀子·强国》注："悬，联系之也"。

②十二节："十二"为"内"之分离至误。"节"为"外"之误。即"内外"。人之外为阳，内为阴，正与天之阴阳相对应。

③经："遵"义。《礼记·礼器》疏："经，法也"。"法"有"遵"义。

④八动："动"为"风"之音转。即"八风"。

⑤数：为"术"之音转。《庄子·天运》成玄英疏："数，算术也"，《孙子兵法》贾林注："数，算数也"。是数、术古通用之。

⑥呿吟至微："呿"为"取"之音转。"吟"为"舍"之分离至误。"呿吟"即"取舍"，引为"补泻"之义。"微"，"精微"义。

【释文】

黄帝说：我怜百姓之病痛，心里有些迷乱，治疗时反使病加重了，自己又不能代替他们的痛苦，百姓以为我是粗劣的医生，怎么办？岐伯说：人生在地上，属命于天。天地之气共同养育，才叫做人。人能顺应四时之气，天地之气就如同养育人之父母。知万物生化之理，可以叫做"天子"。天有阴阳，人有内外；天有寒暑，人有虚实。能遵天地阴阳之变化者，就不逆四时之气；知内外之理者，圣贤之人也不能超过他。能察八风之变化，五行之互旺，能通治病虚实之术者，医术超群，掌握补虚泻实之精微，诊病治病，秋毫在目。

【原文】

帝曰：人生有形，不能离阴阳，天地合气，别为九野，分为四时，月有小大，日有短长，万物并至，不可胜量，虚实呿吟，敢问其方？岐伯曰：木得金而伐，火得水而灭，土得木而达，金得火而缺，水得土而绝。万物尽然，不可胜竭[①]。故针有悬布[②]天下者五，黔首共余食[③]，莫知之也。一曰治[④]神，二曰知养身，三曰知毒药为真[⑤]，四曰制[⑥]砭石小大，五曰知腑脏血气之诊[⑦]。五法俱立，各有所先。今末世之刺也，虚者实之，满者泄之，此皆众工所共知也。若夫法天则地，随应而动，和之者若响，随之者若影，道无[⑧]鬼神，独来独往。

【考注】

①竭：为"数"之误。《阴阳离合论》："万之大，不可胜数"。《三部九候论》："众多博大，不可胜数"。是《素问》中每用"不可胜数"之语。

②悬布："悬"引为"公开"义。《淮南子·精神训》注："悬，视也"。"视"、"示"古通。《庄子·应帝王》释文："示，本作视"。"示"有"公示"、"公开"之义。"悬布"即"公布"义。

③黔首共余食："黔首"指普通百姓。"共"为"其"之误。"余"为"愚"之音转。此句意为：普通百姓只知衣食。

④治：为"知"之音转。

⑤为真："为"为"伪"之音转。《庄子·德充符》郭象注："古为、伪二字通用"。

⑥制：为"知"之音转。《经义述闻》："知与折古字通"，《说文·刀部》段玉裁注："古多假折为制"。是知、制、折古并通。

⑦诊：为"疹"之音转。"病"义。《札·樸·卷一》："疹，通作眕"，《说文通训定声》："诊，假借为眕"，是诊、疹、眕古并通。《文选·思玄赋》张铣注："疹，病也"。

⑧无：为"如"之音转。

【释文】

人身的形体，离不开阴阳。天地之气，可划分为九野，区分出四时。月有圆缺，昼日有短长，万物同至，不可尽去度量。虚实补泻，敢问其法。岐伯说：木遇金被克伐，火遇水被熄灭，土遇木被夺，金遇火被熔化，水遇土被阻绝。万物之理相同，不可尽说。针法公布于天下者有五种。普通百姓只知衣食，不知其法。第一是知神气；第二是知养身扶正；第三是知药物之真假，以配合针刺治疗；第四是知针具之小大等不同用途；第五是知脏腑气血之病。五法虽全，但各有所长。现在后世之刺法，虚者补之，实者泻之，这是大家所共知之常法。针刺应顺应天地阴阳之理，随变而治，才能取得如响应声，如影随身的效果。医术高超如鬼神之神秘奥妙。

【原文】

帝曰：愿闻其道。岐伯曰：凡刺之真①，必先治②神，五脏已定，九候已备，后乃存针。众脉③不见，众凶④弗闻。外内相得，无以形先⑤，可玩往来，乃施于人。人有虚实，五虚勿近，五实勿远⑥。至其当发，间不容瞚。手动若务⑦，针耀⑧而匀。静意视义⑨，观适之变。是谓冥冥，莫知其形。见其乌乌，见其稷稷，从⑩见其飞，不知其谁。伏如横弩，起如发机。

【考注】

①真：为“瘨”之脱。《说文》：“瘨，病也”。

②治：为“知”之音转。《老子·六十五章》王弼注：“智犹治也”，《说文通训定声》：“智，假借为知”。是治、知、智古并通。

③脉：为“外”之音转。《国语·周语》韦昭注：“脉，理

也”，《礼记·大学》孔颖达疏：“外，疏也”，《文选·江赋》李善注：“疏，理也”。

④凶：为“声”之音转。

⑤无以形先：“无”为“勿”之音转。“形”指外象。“先”为“失”之误。即“勿以形失”，不要被外表现象所迷惑。

⑥五虚勿近，五实勿远：“勿”为“乃”之误。“近”，引为“补”义；“远”，引为泻义。“五”为“其”之误。即“其虚证乃补，其实证乃泻”之义。下文“刺虚者须其实，刺实者须其虚”。可证。

⑦务：为“舞”之音转。喻针刺手法之轻巧灵活。《尔雅》：“务，侮也”，段玉裁按：“务，为侮之假借”，《说文通训定声》：“舞，假借又为侮”。是务、侮、舞古并通用之。

⑧耀：为“摇”之音转。摇动针柄。

⑨义：郭霭春：“应作‘息’，王注：‘故静息视息’”。

⑩从：于鬯：“从字盖徒字形近之误”。

【释文】

黄帝说：愿知其法。黄帝说：凡刺病，必须先知神气之状况。五脏之证已知，九候脉象已明，然后才可以针刺治病。众外物视而不见才能专心，众外声听而不闻才能够心静。外内脉证合参，不要被表面现象所迷惑，才能熟练掌握针刺之法，才能够给病人施针治病。病证有虚实，其虚则补，其实则泻。至其病发或气至，一刻也不能耽误，应即时治疗。行针手动轻巧熟练如舞，行针摇动针柄均匀，静心察病人之呼吸，以行针时适应其变化。这种无形的针感变化，表面难以看出来。雄风乌乌叫，雌凰稷稷叫，但见其飞，难知其谁。针之奥妙即如此。气不至时如张弓待发，气已至时如发动机钮之迅速。

【原文】

帝曰：何如而虚，何如而实？岐伯曰：刺虚者须其实，刺实者须其虚，经气已至，慎守勿失，深浅在志，远近若一，如临深渊，手如握虎①，神无营②于众物。

【考注】

①手如握虎："如"为"动"之误。"握虎"，为"若舞"之音转。即"手动若舞"，亦即前文之"手动若务"。喻行针时手法轻巧灵活。

②营："注意"义。《广雅·释诂》："营，度也"，《左传·恒十七年》注："不度，犹不意也"。

【释文】

黄帝说：什么是虚，什么是实？岐伯说：刺虚证应用补法使其实，刺实证应用泻法使其虚。针感已至，慎重小心，不失其机。深浅察之，远近相同。针刺之仔细，如临深渊之小心，行针时手如舞蹈之轻巧灵活，神不注意他物，专心致志。

八正神明论篇第二十六

【原文】

黄帝问曰：用针之服[1]，必有法则焉。今何法何则？岐伯对曰：法天则地，合以天光。

【考注】

①服："法"义。《群经平议·大戴礼记》俞樾按："服，有法制之义"。

【释文】

黄帝问道：用针之法，必然有法则可循，那么是什么法则呢？岐伯答道：以遵循天地之气为法则，并结合日月星辰之运转规律来针刺。

【原文】

帝曰：愿卒闻之。岐伯曰：凡刺之法，必候日月星辰四时八正之气，气定乃刺之。是故天温日明，则人血淖液而卫气浮，故血易泻，气易行；天寒日阴，则人血凝泣而卫气沉。月始生则血气始精，卫气始行；月郭满，则血气实，肌肉坚；月郭空，则肌肉减，经络虚，卫气去，形独居。是以因天时而调血气也。是以天寒无刺，天温无疑[1]。月生无泻，月满无补，月郭空无治，是谓得时而调之。因天之序，盛虚之时，移光定位，正立而待之。故日月生而泻，是谓藏[2]虚；月满而补，血气扬溢，络有留血，命曰重实。月郭空而治，是谓乱经。阴阳相错，真邪不别，沉经留止，外虚内乱，淫邪乃起。

【考注】

①疑：为“炙”之音转。指灸法。《吕览·本味》王念孙注：“炙，读为鸡跖之跖”，《文选·七命》吕延济注：“跖，足也”，《左传·恒公十三年》杜预注：“趾，足也”，《礼记·内则》陆德明释文：“止，本作趾”，《诸子平议·荀子》俞樾按：“疑，与止同义”。是疑、炙、跖、趾、止古并通。

②藏：郭霭春：“疑当作‘重’”。

【释文】

黄帝说：愿尽知之。岐伯说：刺疗大法，必须察日月星辰四时八正之气，气清楚了，才能进行针刺。天温日晴，人气血流畅，卫气外行，血易泻，气易行。天寒日阴，人气血滞涩，卫气沉伏。月始生，人气血始生，卫气始行；月圆时，人血气盛，肌肉坚实。月缺无光时，人肌肉无力，经络空虚，卫气不足，形廓独在。所以要顺天之时而调气血。天寒冷不用刺法，天炎热不用灸法。月初生不泻，月圆不补，月缺暗不治疗。这叫做得时而调。依从天时规律，盛虚之时，确定针刺方法，等待其恰当时机。所以说月生而泻，叫作重虚。月圆而补，血气满溢，导致经络瘀血，叫做重实。月缺暗而治，叫做乱经。阴阳相错，正邪不分，邪气伏留，外络虚，内经乱，病邪乘机而作。

【原文】

帝曰：星辰八正何候？岐伯曰：星辰者，所以制日月之行也；八正者，所以候八风虚邪以时至者也。四时者，所以分春秋冬夏之气也，以时调之也。八正之虚邪，而避之勿犯也。以身之虚，而逢天之虚，两虚相感，其气至骨，入则伤五脏，工候[①]救之，弗[①]能伤也。故曰天忌不可不知也。

【考注】

①候、弗：二字互易，文理始通。邪伤之甚，故工不能救，应为“工弗救之”。天之气能伤人，当为“候能伤也”。

【释文】

黄帝说：星辰八正怎样察？岐伯说：星辰可以测定日月循行规律。八正是察八方风邪因时而来的。四时是划分春夏秋冬气候的。可因时调气。八风虚邪是可以避躲的。因身体虚，再遇天之邪气，两气相感，病邪入侵至骨，入则伤五脏，医不能救。天之邪气能伤人，所以说天时宜忌，不可不知。

【原文】

帝曰：善。其法星辰者，余闻之矣。愿闻法往古者。岐伯曰：法往古者，先知《针经》也。验于来今者，先知日之寒温，月之虚盛，以候气之浮沉，而调之于身，观其立有验也。观其冥冥者，言形气荣卫之不形于外，而工独知之。以日之寒温，月之虚盛，四时气之浮沉，参伍相合而调之，工常先见之，然而不形于外，故曰观于冥冥焉通于无穷者，可以传于后世也。是故工之所以异也，然而不形见于外，故俱[①]不能见也。视之无形，尝之无味，故谓冥冥，若神仿佛。虚邪者，八正之虚邪气也。正[②]邪者，身形若[③]用力，汗出，腠理开，逢虚风其中人也，微[④]，故莫知其情，莫见其形。上工救其萌芽，必先见三部九候之气，尽调不败而救之，故曰上工。下工救其已成，救其已败。救其已成者，言不知三部九候之相失，因病而败之也。知其所在者，知诊三部九候之病脉处而治之，故曰守其门户焉。莫知其情，而见邪⑤形也。

【考注】

①俱：此字当在其后文“不能”之后，义理始与前合。因为医生医技有差异，所以不能俱见。

②正：为“其”之误。

③若：为“苦”之形误。

④微：引指病之初起。

⑤而见邪形：“而”为“莫”之脱误。“邪”为“其”之误，赵本作“其”。“莫见其形”，与前“莫知其情”始合。

【释文】

黄帝说：讲得好！针刺遵法日月星辰，我已知道了。愿意了解一下借鉴古人之针法。岐伯说：想借鉴古人针法，应先懂得《针经》。将古人针法验证于现在，应先知顺从太阳之寒温，月亮之圆缺，气候之盛衰等来针刺病人之身体。实践证明此法立有效验。所谓观其冥冥，是说营卫气血之病邪并未显现于外，而医生却先知道。医生能综合参考日之寒温、月之圆缺、四时气候之盛衰去治病。所以说医生常先知道，而这时病状并未显现于外，所以叫观其冥冥。医者医术精通，才可以传于后世而不误后学。医生医术高低只所以有差别，就是指病初外症未显现时能否察出来，所以不是都能察出来的。看不见症状，犹如尝不到味道，所以说它冥冥，如有神灵。虚邪是八风之邪气，其邪伤人，是乘人体劳苦用力过度，汗大出，皮肤汗孔纹理张开时遇风邪而致病的。风邪伤人之初，不见其症状，不见其表现。良医治病治其萌芽，必先察三部九候之脉气，调其不败之时而治之，所以叫良医。劣医治其病已成，治其病已重。治其以成，是说不知三部九候之失调，所以病不能治好而失败。知其所在，是说知道三部九候之脉位脉象，而依此治疗。所以说叫把守门户关口。劣医不知其病因，不知其病状表现。

【原文】

帝曰：余闻补泻，未得其意。岐伯曰：泻必用方[①]，方者，以气方盛也，以月方满也，以日方温也，以身方定也，以息方吸而内针，乃复候其方吸而转针，乃复候其方呼而徐引针，故曰泻必用方，其气而行焉。补必用员[②]，员者行也，行者移也，刺必中其荣，复以吸排针也。故员与方，非[③]针也。故养神者，必知形之肥瘦，荣卫血气之盛衰。血气者，人之神，不可不谨养。

【考注】

①方：为"放"之音转。《庄子·天地》释文："'方'，本亦作'放'"。是"方"、"放"古通用之。

②员：运行义。《易·系辞》韩康伯注："圆者运而不劳"。

③非：《太素》作"排"。

【释文】

黄帝说：我知补泻，但不知其理。岐伯说：泻必用放气之法。只所以放，是因为气正盛，月正圆，日正温，身正盛。其法是：吸气时进针，吸气时捻转针，呼气时出针。这叫泻必用放，气可流通。补必须用运行之法，员是行的意思。行就是移动。针刺应至肉腠荣分，吸气时出针。员与放，是行针之法。调养血气，应知人之胖瘦，荣卫气血的盛衰虚实。血气就是人的神，不可不谨慎调理养育。

【原文】

帝曰：妙乎哉论也！合[①]人形于阴阳四时，虚实之应，冥冥之期[②]，其非夫子，孰能通之。然夫子数言形与神，何谓形？何谓神？愿卒闻之。

【考注】

①合：为“夫”之误。语首助词，无义。后文云“人形于阴阳四时”，已有“于”字，此若作“合”则义重不类。

②期：为“气”之音转。

【释文】

黄帝说：讲得真妙！人体与阴阳四时相应，虚实之变应，神妙无形之气，不是您，谁能精通它。然而您数言形与神，什么是形，什么是神，愿尽知之。

【原文】

岐伯曰：请[①]言形[②]。形乎形，目冥冥，问其所病，索之于经[③]，慧然在前，按之不得，不知其情，故曰形。帝曰：何谓神？岐伯曰：请[①]言神[④]，神乎神，耳不闻，目明，心开而志先[⑤]，慧然独悟，口弗能[⑥]言，俱视独见。适若昏，昭然独明。若风吹云，故曰神。三部九候为之原，九针之论，不[⑦]必存[⑧]也。

【考注】

①请：为“臣”之音转。岐伯自称。

②形：形医。只注意外表现象的医生。

③经：为“形”之音转。“索之于形”，只求外表症象。

④神：神医。医技高明之医生。

⑤先：《甲乙》作“光”。“光”为“明”义。义理合。

⑥弗能：不用。

⑦不：为“其”之误。

⑧存：“察”义。《尔雅·释诂》：“存，察也”。

【释文】

岐伯说：臣讲一讲形医。形医，心目中昏暗不明，问其病证，他只知道去求外表之症象。明明白白在眼前之病，按脉不知，不知病因病况，所以叫形医。黄帝说：什么是神？岐伯说：臣讲一讲神医。神医，耳不用听病人讲，就心中明白，非常清楚地领悟病因病机，病人口不用讲，神医即知，好象昏暗中有灯光独明，又象风吹乌云晴日可见，所以叫神医。三部九候为治病之本，九针之论，必须仔细察辨应用。

离合真邪论篇第二十七

离合真邪："离合"，为"络"音之分离。全元起本篇名《经合论第五》，又有《真邪论第十二》一篇。是王冰合而为一。"合"为"络"之脱后致误。"真"为"正"之音转。"真邪"即"正邪"。是此篇之名本当为《经络正邪》。

【原文】

黄帝问曰：余闻九针九篇，夫子乃因而九之，九九八十一篇，余尽通其意矣。经言气之盛衰，左右倾移，以上调下，以左调右，有余不足，补泻于荥输，余知之矣。此皆荣卫之倾移，虚实之所生，非邪气从外入于经也。余愿闻邪气之在经也，其病人何如？取之奈何？岐伯对曰：夫圣人之起度数①，必应于天地，故天有宿度，地有经水，人有经脉，天地温和，则经水安静；天寒地冻，则经水凝泣；天暑地热，则经水沸溢；卒风暴起，则经水波涌而陇起。夫邪之入于脉也，寒则血凝泣，暑则气淖泽，虚邪因而入客，亦如经水之得风也。经之动脉，其至也亦时陇起，其行于脉中循循然，其至寸口中手也，时②大时②小，大则邪至，小则平，其行无常处。在③阴与阳，不可为度④。从⑤而察之，三部九候，卒然逢⑥之，早遏其路。吸则内针，无令气忤；静以久留，无令邪布；吸则转针，以得气为故⑦；候呼引针，呼尽乃去。大[8]气皆出，故命曰泻。

【考注】

①度数：引为“规矩”义。

②时：“或”义。

③在：“察”义。《汉书·郊祀志》注：“在，察也”。

④不可为度：“度”引为“准”义。“不”为“其”误。

⑤从：《甲乙》作“循”。

⑥逢：为“盛”音转。指邪气致脉盛。

⑦故：为“度”之音转。

⑧大：为“其”之误。

【释文】

黄帝问道：我听说九针九篇，您又增加为八十一篇。我已尽懂其意了。书中说气之盛衰，阴阳之变移，以上治下，以左治右，有余不足，补泻在俞穴，我已知道。这都是营卫之气运行失调，虚实所造成的。并非邪气从外侵入经脉所致。我愿意知道邪气入经，其病状如何？怎样治疗？岐伯答道：圣人定规矩，必合于天地。所以天有三百六十五度、二十八宿，地有十二经水，人有十二经脉。天地温和，经水安静；天寒地冻，经水凝闭；天酷热，经水沸溢；暴风起，经水起波涌。邪气侵入经脉，寒则血凝滞，热则血润泽。风邪入侵，如同经水遇风，经脉搏动也有波陇。邪气行于脉中疾而有力，至寸口脉可感到搏击感，或大或小。大为邪盛，小为邪静。邪气流行无常态，察脉之阴阳，其可为准。切按三部九候之脉，若突然脉盛，为邪气盛，应及早治疗，早断邪气传导之路。吸气进针，不使气逆；静止留针，不使邪散布；吸气转针，以得到针感为度；呼气开始出针，呼气完后针拔出。其邪气得出，所以叫做泻。

【原文】

帝曰：不足者补之，奈何？岐伯曰：必先扪而循之，切而散之，推而按之，弹而怒[①]之，抓而下之，通[②]而取之，外引[③]其门，以闭其神[④]。呼尽内针，静以久留，以气至为故[⑤]，如待所贵，不知日暮[⑥]，其气以至，适而[⑦]自护，候吸引针，气不得出，各在其处。推阖其门，令神气存，大[⑧]气留止，故命曰补。

【考注】

①怒：为"挐"音转。引动。《卫生宝鉴》作"挐"。

②通：为"动"之音转。

③引："按"义。

④神："气"义。

⑤故：为"度"之音转。

⑥日暮："日"为"旦"之脱。"旦暮"，早晚义。

⑦适而："适"为"使"音转。"而"，助词，"之"义。

⑧大：为"其"之误。

【释文】

黄帝说：虚者补之，怎样操作？岐伯说：先按循穴位，指切俞穴使气散开，然后推按、弹引皮肤，下针至穴位，动摇其针以治之。出针时按闭针孔，以阻止气外泄。进针时待呼气尽时，留针不动，以获得针感为度。好象等待贵宾，不论早晚。其针感至后，使之维持。待吸气时出针，使气不泄出。出针后按闭针孔，使真气存，其气保留不泄，所以叫做补。

【原文】

帝曰：候气奈何？岐伯曰：夫邪去络入于经也，舍于血脉之中，其寒温未相得，如涌波之起也，时来时去，故不常在。故曰方其来也，必按而止之，止而取之，无逢其冲[①]而泻之。真气者，经气也，经气太虚，故曰其来不可逢[②]，此之谓也。故曰候邪不审，大气[③]已过，泻之则真气脱，脱则不复，邪气复至，而病益蓄，故曰其往不可追，此之谓也。不可挂[④]以发者，待邪之至时而发针泻矣。若先若后者，血气已尽，其病不可下。故曰知其可取如发机，不知其取如扣锥。故曰知机道者不可挂以发，不知机者扣之不发，此之谓也。

【考注】

①无逢其冲："无"为"必"之音转。"冲"为"盛"义。即必逢其盛之义。

②逢：为"盛"之音转。

③大气："大"为"其"之误。

④挂：引为"虚"义。

【释文】

黄帝说：怎样察气？岐伯说：邪气由络脉传入经脉，留于血脉之中，病初邪气未能适应人体寒温之环境，所以其发作如波之有起有落，或来或去，不是持续发作。邪气刚来，必须抑制它，及时治疗。必逢其盛而泻之。正气就是经脉之气。经脉之气太虚，其脉就不能盛大有力，就是这个道理。所以说审察邪气不仔细，其气已过，再泻则正气脱，脱则不易恢复，邪气乘机又发作，而病愈来愈重。因此说邪气衰退时不可再接着去泻，就是这个道理。不可虚发其针，必须等邪气来时而发针泻邪。过早或过迟地发针治病，都可能伤害气血，使病不易治愈。因此说知其可刺之时如发动机弩之迅速准确，不知刺之时者如击木椎而病无反应。所以说懂得时机道理的，不虚发针，不知时机的扣机也不能发动，就是这个道理。

【原文】

帝曰：补泻[①]奈何？岐伯曰：此攻邪也。疾出以去盛血，而复其真气。此邪新客，溶溶未有定处也，推之则前，引[②]之则止，逆而刺之。温[③]血也，刺其出血，其病立已。

【考注】

①补泻：当作“有余者泻之”，与前文“不足者补之”始合。

②引：为“留”之误。

③温：为“蕴”之音转。“瘀”义。《经籍籑诂》：“蕴，作温”。是温、蕴古通。

【释文】

黄帝说：实者泻之，怎样操作？岐伯说：这就是攻邪，速刺出其邪盛之血，而恢复其正气。趁病邪刚刚侵入，尚未固定，助之则病加，留之则病固定，所以应迎其邪而刺之。如为瘀血留滞之证，应刺出其血，其病立即可愈。

【原文】

帝曰：善。然真邪以合，波陇[①]不起，候之奈何？岐伯曰：审扪三部九候之盛虚而调之，察其左右上下相失[②]及相减者，审其病脏[③]以期之。不知三部者，阴阳不别，天地不分。地以候地，天以候天，人以候人，调之中府[④]，以定三部。故曰刺不知三部九候病脉之处，虽有大过且至，工不能禁也。诛罚无过，命曰大惑，反乱大经，其不可复。用实为虚，以邪为真，用针无义[⑤]，反为气贼，夺人正气。以从为逆，荣卫散乱，真气已失，邪独[⑥]内著，绝人长命[⑦]，予人天殃。不知三部九候，故不能久长。因不知合之四时五行，因加相胜，释邪攻正，绝人长命。邪之新客来也，未有定处，推[⑧]之则前，引[⑨]之则止。逢[⑩]而泻之，其病立已。

【考注】

①波陇：指寸口脉。

②失：为“盛”之音转。与“减”始合。

③脏：“脉”义。

④中府：“府”疑为“手”之误。“中手”，指寸口脉。三部之脉应合之于寸口脉，才能定三部之脉象。

⑤无义：“不当”义。《老子·顺化》河上公注：“无，不也”，《左传·昭二十五年》孔颖达疏：“义，宜也”，《汉书·张骞传》颜师古注：“宜，犹当也”。

⑥独：为“气”之音转。段逸山：“昭明《文选·枚乘》引岐伯曰：邪气内著”。

⑦长命：“长”为“常”之音转。“常命”，正常生命。《诗·文王》郑玄笺：“长，犹常也”。

⑧推：“行”义。《淮南子·主术》高诱注：“推，行也”。

⑨引：为“留”之误。

⑩逢：“盛”义。《荀子·儒效》杨倞注：“逢，大也”。

【释文】

黄帝说：讲得好！然而正邪交合，寸口脉不显现，怎样察辨？岐伯说：细心循按三部九候脉象之虚实而察之，看其左右上下之脉象是否盛实或衰减，审其病脉以定之。不知三部脉象，就分不清阴脉阳脉，阴证阳证不别。下部脉用以候察人体下部之病证，上部脉以察人体上部之病证，中部脉候察人体中内之病证，然后参合寸口脉，而定三部之病证。所以说针刺如不知三部九候病脉之位，虽有大病之至，医生却不能诊治禁止。如果攻伐无病之体，叫做大惑，反乱经脉，正气不可恢复。如果以实为虚，以邪为正，用针不当，反为邪气所伤，伤人正气。如果以顺证为逆证，则荣卫之气散乱，正气丧失，邪气内乘，伤人正常生命，给人造成大祸。不知三部九候之脉，医生不能维持长久。不知顺合四时五行之气，反而逆时助邪，或补邪攻正，则伤人正常生命。邪气初侵人体，尚无定处，行之则前，留之则止。邪盛之证而泻之，其病可立愈。

通评虚实论篇第二十八

通评："通"通"病"，"评"通"辨"。"通评虚实"即"病辨虚实"。《释名·释言语》："通，洞也"，《史记·仓公传》"洞风"条注云："言洞入四肢"。此"洞"，正"痛"之假字。《群经平议》俞樾按："痛字当读作通"。《韩非子·喻老》"体痛"，《史记·扁鹊传》作"体病"。《调经论》"痛在于左"，《甲乙》"痛"作"病"。由此，则洞、通、痛、病古并通。朱起风《辞通》："平、辨古读同音，'平章'通作'辨章'，是其例也"。

【原文】

黄帝问曰：何谓虚实？岐伯对曰：邪气盛则实，精①气夺则虚。帝曰：虚实何如？岐伯曰：气虚者，肺虚也，气逆者，足寒也。非其时②则生，当其时③则死。余脏皆如此。

【考注】

①精：为"正"之音转。《难经·七十五难》作"真"。"真"亦"正"之音转。

②非其时：非邪盛之时。

③当其时：当邪盛之时。

【释文】

黄帝问道：什么是虚实？岐伯答道：邪气盛为实，正气夺为虚。黄帝说：虚实的具体情况怎样？岐伯说：气虚就是肺虚。气逆不行，足部就寒凉。非邪盛之时病可愈，当邪盛之时为死证。其它脏皆同此。

【原文】

帝曰：何谓重实？岐伯曰：所谓重实者，言大热病，气热脉满，是谓重实。帝曰：经络俱实何如？何以治之？岐伯曰：经络皆实，是寸脉急而尺缓①也，皆当治之，故曰滑则从，涩则逆也。夫虚实者，皆从其物类始，故五脏骨肉滑利，可以长久也。

【考注】

①缓：为“坚”之音转。此为实证，缓义难通。

【释文】

黄帝说：什么是重实？岐伯说：所说的重实，是说大热病，身热脉满大有力，这叫重实。黄帝说：经脉络脉都实是怎样的？怎样治疗？岐伯说；经脉络脉都实，寸口脉急有力，尺肤硬紧。经脉络脉应同时治疗。脉滑为顺，脉涩为逆。人之虚实与其它生物相类，五脏骨肉等润滑光泽，则身体健康长久。

【原文】

帝曰：络气不足，经气有余，何如？岐伯曰：络气不足，经气有余者，脉口热而尺寒也。秋冬为逆，春夏为从。治主①病者。帝曰：经虚络满，何如？岐伯曰：经虚络满者，尺热满脉口寒涩也②，此春夏死，秋冬生也。

【考注】

①主：为“其”之误。

②尺热满脉口寒涩：郭霭春："满涩"二字衍。

【释文】

黄帝说：络气不足，经气有余是什么情况？岐伯说：络气不足，经气有余，是寸口脉数而尺肤凉。秋冬出现为逆，春夏出现为顺，治其不足或有余之病证。黄帝说：经脉虚络脉实是什么情况？岐伯说：经虚络实，尺肤热而寸口脉却迟。春夏见为逆，秋冬见为顺。

【原文】

帝曰：治此者奈何？岐伯曰：络满经虚灸阴刺阳，经满络虚刺阴灸阳。

【释文】

黄帝说：此病怎样治疗？岐伯说：络实经虚的，灸阴刺阳，经实络虚的，刺阴灸阳。

【原文】

帝曰：何谓重虚？岐伯曰：脉气上[①]虚尺虚，是谓重虚。帝曰：何以治之？岐伯曰：所谓气虚者，言无常[②]也。尺虚者，行步恇[③]然。脉虚者，不[④]象阴也。如此者，滑则生，涩则死也。

【考注】

①上：为"寸"之误。指寸口脉。

②言无常："常"为"长"之音转。"言无常"，指说话断续不接。《广雅·释诂》："长，常也"。

③恇：为"尫"之音转。《诗》毛传："尫，病也"。孙炎："马退不能行之病也"。此指腿软之证。

④不：为"其"之误。

【释文】

黄帝说：什么是重虚？岐伯说：寸口脉虚弱无力，尺部皮肤松弛无力，这叫重虚。黄帝说：怎样治疗？岐伯说：所谓气虚，说话断续不接。尺肤松弛者，行走腿软。寸口脉虚者，为阴证。此病脉滑利可治愈，脉涩是死证。

【原文】

帝曰：寒气暴上，脉满而实何如？岐伯曰：实而滑则生，实而逆则死。帝曰：脉实满，手足寒，头热，何如？岐伯曰：春秋则生，冬夏则死。脉浮而涩，涩而身有热者死。帝曰：其形尽满何如？岐伯曰：其形尽满者，脉急大坚，尺涩而不应也。如是者，故从则生，逆则死。帝曰：何谓从则生，逆则死？岐伯曰：所谓从者，手足温也。所谓逆者，手足寒也。

【释文】

黄帝说：寒气骤侵，脉满而实怎样？岐伯说：脉虽实但滑利者生，脉实而涩者死。黄帝说：脉实满，手足寒，头热，怎样？岐伯说：此病春秋时可生，冬夏之时则死。脉浮而涩，身热者也为死证。黄帝说：其身体尽肿满怎样？岐伯说：其身肿满，脉急大坚，尺肤枯涩不滑利，这样之病证，顺则生，逆则死。黄帝说：什么是顺则生，逆则死？岐伯说：从就是手足温，逆就是手足寒凉。

【原文】

帝曰：乳子[①]而病热，脉悬小者何如？岐伯说：手足温则生，逆则死。帝曰：乳子中风，热，喘鸣肩息者，脉何如？岐伯曰：喘鸣肩息者，脉实大也，缓则生，急则死。

【考注】

①乳子：生子之义。《说文》："人及鸟生子曰乳"。

【释文】

黄帝说：新产生子后妇人发热，脉弦小是为什么？岐伯说：手足温为顺证可生，手足寒为逆证则死。黄帝说：新产后中风，发热，哮喘，其脉象怎样？岐伯说：哮喘脉应实大，脉缓和则生，脉急促则死。

【原文】

帝曰：肠澼便脓血何如？岐伯曰：身热则死，寒则生。帝曰：肠澼下白沫何如？岐伯曰：脉沉则生，脉浮则死。帝曰：肠澼下脓血何如？岐伯曰：脉悬绝则死，滑大则生。帝曰：肠澼之属，身不热，脉不悬绝何如？岐伯曰：滑大者曰生，悬涩者曰死。以脏[①]期之。

【考注】

①藏：脉义。

【释文】

黄帝说：痢疾便血怎样？岐伯说：身热则死，身不热则生。黄帝说：痢疾大便脓沫怎样？岐伯说：脉沉则生，脉浮则死。黄帝说：痢疾大便脓血怎样？岐伯说：脉细小则死，滑大则生。黄帝说：痢疾之类病，身不热，脉不细小怎样？岐伯说：脉滑大则生，脉弦涩则死。以其脉定之。

【原文】

帝曰：癫疾何如？岐伯曰：脉博大滑，久自已；脉小坚急，死不治。帝曰：癫疾之脉，虚实怎样？岐伯曰：虚则可治，实则死。

【释文】

黄帝说：癫疾之脉怎样？岐伯说：脉滑大，时间长了可治愈；脉小坚急，为死证。黄帝说：癫疾之脉虚实怎样？岐伯说：脉虚为可治，脉实为死证。

【原文】

帝曰：消瘅虚实何如？岐伯曰：脉实大，病久可治，脉悬小坚，病久不可治。

【释文】

黄帝说：内热口渴多食之病，其虚实怎样？岐伯说：脉实大，病虽久可治。脉弦小而坚，病久则不能治。

【原文】

帝曰：春亟①治经络，夏亟治经输，秋亟治六腑；冬则闭塞，闭塞者，用药而少针石也。所谓少针石者，非痈疽之谓也。痈疽不得顷时回②，痈不知所，按之不③应手，乍来乍已，刺手太阴傍三痏与缨脉各二。腋痈大热，刺足少阳五。刺而热不止，刺手心主三。刺手太阴经络者，大骨之会各三。暴痈筋软，随④分而痛，魄汗不尽，胞气不足，治在经俞。

【考注】

①亟：为“之”之音转，下同。

②回：为“徊”之音转。犹虑义。《汉书·高后纪》注：“徘徊，犹傍徨不进之意也”。

③不：衍文。痈肿按之痛甚，不当“不应手”。

④随：为“膝”之误。

【释文】

黄帝说：春天治病用络穴，夏天用俞穴，秋天用六府之合穴。冬天是闭藏之时，治病多用药物而少用针刺之法。所说的少用针刺，不包括痈疽病。痈疽病来不得半点犹豫，应立即治疗。痈肿疼痛不知所措，按之痛甚，痛一阵停一阵，刺手太阴脉三次，颈脉两侧二刺。腋痈发热，刺足少阳脉五次，刺仍热不退，刺手厥阴心包脉三次，刺手太阴经之络穴及肩贞穴各三穴。急发之痈肿筋急，肉腠疼痛，大汗不止，为膀胱经病邪所致，应刺其经之俞穴。

【原文】

腹暴满，按之不下，取手太阳经络者，胃之募也。少阴俞去脊三寸傍五，用员利针。霍乱，刺俞傍五，足阳明及上傍三。刺痫惊脉五，针手太阴各五，刺经太阳五，刺手少阴经络傍者一，足阳明一，上踝五寸刺三针。

【释文】

急发腹满胀痛，按之胀痛不减，取手太阳经络穴，即胃的募穴和少阴肾俞穴五次，用员利针。霍乱，刺肾俞两傍的志室穴五次，刺足阳明胃俞及肾俞外两傍胃仓穴三次。刺惊痫病有五处：刺手太阴经的经渠穴五次，刺手太阳小肠经的阳谷穴五次，刺手少阴经络傍的支正穴一次，刺足阳明胃经解谿穴一次，刺足踝上五寸的筑宾穴三次。

【原文】

凡治消瘅、仆击、偏枯、痿厥、气满发逆，肥贵人，则高粱之疾也。隔塞闭绝，上下不通①，则暴忧之疾也。暴厥而②聋，偏塞闭，不通①，内气暴薄也。不从内外③，中风之病，故瘦④留著也。蹠跛，寒风湿之病也。

【考注】

①上下不通："通"通"痛"，即"上下不痛"，身体无痛之义。此论述偏枯之病。《灵枢·热病》："痱之为病也，身无痛者，四肢不收，智乱不甚，其言微知"。是偏枯风痱之病，身不疼痛。"通"、"痛"古通。《群经平议》俞樾按："痛字当读作通"。

②而：为"耳"之假字。《太素》杨上善注引作"耳"。

③不从内外："从"为"痛"之音转。即"不痛内外"。与上文"上下不通（痛）"互文同义。

④故瘦："故"为"痼"之音转。"瘦"，"病"义。中风为顽固之病，故云"痼病"。《孝经》陆德明释文："瘦，本作病"。

【释文】

凡诊治消渴内热、突然仆地、半身不遂、腿软不行、中满气逆等病证，多是过食肥甘所致之病。经络闭阻不通，身体上下都不痛，此为暴忧情志所伤之偏枯类疾病。突然神昏耳聋，半身闭阻，肢体不遂，不疼，此为内气暴阻之中风病，身体内外不痛。中风为顽固之病，所以留滞不易痊愈。走路偏跛，多为风寒湿邪侵袭所致。

【原文】

黄帝曰：黄疸暴痛，癫疾厥狂，久逆之所生也。五脏不平，六腑闭塞之所生也。头痛耳鸣，九①窍不利，肠胃之所生也。

【考注】

①九：为"下"之误。

【释文】

黄帝说：黄疸、骤然疼痛、癫狂，这都是气逆日久所致。五脏失和，是六腑闭塞所致。头痛耳鸣，大便不利，这是肠胃病变导致的。

太阴阳明论篇第二十九

【原文】

黄帝问曰：太阴阳明为表里，脾胃脉也。生病而异者何也？岐伯对曰：阴阳异位，更虚更实，更逆更从，或从内，或从外，所从不同，故病异名也。

【释文】

黄帝问道：太阴与阳明两经互为表里，也就是脾胃二经脉。其生病不同是什么原因？岐伯答道：二经的循行部位不同，一虚一实，一上一下，一从内，一从外，所病不同，所以病名不同。

【原文】

帝曰：愿闻其异状也。岐伯曰：阳者，天气也，主外；阴者，地气也，主内。故阳道实，阴道虚。故犯贼风虚邪者，阳受之；食饮不节，起居不时者，阴受之。阳受之则入六腑，阴受之则入五脏。入六腑，则身热不时①卧，上为喘呼；入五脏，则䐜满闭塞，下为飧泄，久为肠澼。故喉主天气，咽主地气。故阳受风气，阴受湿气。故阴气从足上行至头，而下行循臂至指端；阳气从手上行至头，而下行至足。故曰阳病者上行极而下，阴病者下行极而上。故伤于风者，上先受之；伤于湿者，下先受之。

【考注】

①时：为“得”之误。《甲乙》作“得”。

【释文】

黄帝说：愿知其不同状况。岐伯说：阳气象天主外，阴气象地主内。阳之外邪多致实证，阴之内邪多致虚证。所以风邪侵犯，阳先受害；饮食起居之致病，阴先受害。阳受病则传入六腑，阴受病则传入五脏。病在六腑，则身热，不能安卧；病在五脏，则胀满气滞，或大便水泻，久成为痢疾之病。喉出入气而主天气，咽入食而主地气。上受风气，下受湿气。阴脉从足上行至头，由头下循臂至指端；阳脉从手上行至头，再下至足。所以阳经的病邪，先上行至头，再向下行；阴经的病邪，先下行至足，再向上行。因此，伤于风邪，多感人上部；伤于湿邪，多感人下部。

【原文】

帝曰：脾病而四支不用何也？岐伯曰：四支皆禀气于胃，而不得至经①，必因于脾，乃得禀也。今脾病不能为胃行其津液，四支不得禀水谷气，气日以衰，脉道不利，筋骨肌肉，皆无气以生，故不用焉。

【考注】

①至经："经"为"径"之假，当作"径至"。《太素》作"径至"。《玉机真脏论》："脏气者，不能自至于手太阴"。《经义述闻》："古字多以径为经也"。

【释文】

黄帝说：脾病四肢软弱无力是为什么？岐伯说：四肢受气于胃中水谷之气之营养，但水谷之气不能直接到达四肢，必须经过脾的运化，其营养精微才能到达四肢。现在脾有病不能输送胃之水谷精微，四肢得不到水谷气之营养，日渐衰弱，经脉不畅通，筋骨肌肉都得不到充养，没有生气动力，所以软弱失用。

【原文】

帝曰：脾不[1]主时何也？岐伯曰：脾者土也，治中央，常以四时长[2]四脏，各十八日寄治，不得独主于时也。脾脏者常著胃土之精也，土者生万物而法天地，故上下至头足，不得主时也。

【考注】

①不：为“之”之音转。

②长：“助”义。《庄子·庚桑楚》释文：“长，增也”。

【释文】

黄帝说：脾之主时怎样？岐伯说：脾属土，居中央，常年四时助养其它四脏。季末十八日，更是脾气旺盛之时，不得独助一脏之一时。脾脏常藏胃之精气。脾如土生万物而功效同于天地之气，所以人体上下头足，无处不受脾气滋润，所以不能单助一脏之一时。

【原文】

帝曰：脾与胃以膜相连耳，而能为之行其津液何也？岐伯曰：足太阴者三阴也，其脉贯胃属脾络嗌，故太阴为之行气于三阴。阳明者表也，五脏六腑之海也，亦为之行气于三阳。脏腑各因其经而受气于阳明，故为胃行其津液，四支不得禀水谷气，日以益衰，阴道[1]不利，筋骨肌肉无气以生，故不用焉。

【考注】

①阴道：指脉道。张景岳：“阴道，血脉也”。

【释文】

黄帝说：脾与胃仅以膜相连，为什么能给胃行津液呢？岐伯说：足太阴脾经是三阴，其经脉通胃注脾络咽喉，所以太阴经脉能运行阳明之气走于三阴经脉。足阳明胃经是脾经之表，五脏六腑谷气精微来源之海，也能运行水谷精微之气于三阳经。五脏六腑通过其经脉接受太阴阳明运行之精气。所以脾能助胃行津液。四肢得不到水谷精微之气的营养，日渐衰退，脉道不通，筋骨肌肉无生气动力，所以软弱不用。

阳明脉解篇第三十

【原文】

黄帝问曰：足阳明之脉病，恶人与火，闻木音[①]则惕然而惊，钟鼓不[②]为动。闻木音而惊者何也？愿闻其故。岐伯对曰：阳明者胃脉也。胃者土也，故闻木音而惊者，土恶木也[③]。帝曰：善。其恶火何也？岐伯曰：阳明主肉，其脉血气盛，邪客之则热，热甚则恶火。

【考注】

①木音："木"为"术"之脱。"术"又为"诸"之音转。"木音"，即"诸音"。各种声音。

②不：为"之"之音转。

③土恶木也：四字衍。《脉解篇》无此四字。

【释文】

黄帝问道：足阳明经脉有病，病人怕见人与火，听到各种声音就惕然惊恐，钟鼓之声就更为之震惊。听到诸音而惊是为什么？愿知其因。岐伯答道：足阳明是胃的经脉，胃属土，土气通万物，所以听到各种声音就惊恐。黄帝说：讲得好！其怕见火是为什么？岐伯说：阳明主肌肉，它的经脉生理上多气多血，所以感受邪气容易成为火热之证，病人内热盛，所以喜凉而怕见火。

【原文】

帝曰：其恶人何也？岐伯曰：阳明厥[①]则喘而惋[②]，

惋则恶人。帝曰：或喘而死者，或喘而生者，何也？岐伯曰：厥逆连[③]脏则死，连经则生。

【考注】

①厥：为“疾”之音转。“病”义。

②惋：为“哕”之音转。《宣明五气篇》：“胃为气逆，为哕”。

③连：“在”义。

【释文】

黄帝说：其怕人是为什么？岐伯说：阳明病则喘而哕，哕甚则心烦所以怕见人。黄帝说：有的喘会死，有的喘却能活，这是为什么？岐伯说：病在脏则死，在经则生。

【原文】

帝曰：善。病甚则弃衣而走，登高而歌，或至不食数日，逾垣上屋，所上之处，皆非其素所能也，病反能者何也？岐伯曰：四支者，诸阳之本也，阳盛则四支实，实则能登高也。

【释文】

黄帝说：讲得好！阳明病甚，病人脱衣乱跑，登高乱唱。或几天不吃饭，仍上墙登屋顶，这都是他未病时所做不到的事，病时反能做到，这是为什么？岐伯说：四肢是人体阳气体现之基本组织结构。阳气盛，所以四肢阳气充实，充实则动力大所以能登高越墙。

【原文】

帝曰：其弃衣而走者何也？岐伯曰：热盛于身，故弃衣欲走也。

【释文】

黄帝说：其脱衣乱跑是什么原因？岐伯说：阳明病，热盛于身，病人烦热躁动，所以脱衣乱跑。

【原文】

帝曰：其妄言骂詈，不避亲疏而歌者何也？岐伯曰：阳盛则使人妄言，骂詈不避亲疏，而不欲[1]食。不欲食，故妄走也。

【考注】

①欲：为"知"之音转。《热论》："阳明者……其血气盛，故不知人"。

【释文】

黄帝说：阳明病狂言乱骂，不识亲属，乱唱，这是为什么？岐伯说：阳气盛，使人狂言骂詈，不识亲属，并且不知道吃饭。不知吃饭，所以出现狂言乱走等症。

热论篇第三十一

【原文】

黄帝问曰：今夫热病者，皆伤寒之类也。或愈或死。其死皆以六七日之间，其愈皆以十日以上者何也？不知其解，愿闻其故。岐伯对曰：巨阳者，诸阳之属[①]也。其脉连于风府，故为诸阳主气也。人之伤于寒也，则为病热，热虽甚不死；其两[②]感于寒而病者，必不免于死。

【考注】

①属：为“主”之音转。下文“为诸阳主气”，可证。

②两：副词，“再次”之义。

【释文】

黄帝问道：现在的热病，都是过去所说的伤寒一类疾病。其病有的愈，有的死。其死多在六七日之间，其愈多在十日以上。这是为什么？不知其义，愿知其中道理。岐伯答道：足太阳经为三阳经之主，其脉连于风府，所以能为诸阳经主气。人伤于寒邪，都表现为发热之证。初感热虽甚，但不死。其再次感于寒邪而病者，必死。

【原文】

帝曰：愿闻其状。岐伯曰：伤寒一日，巨阳受之，故头项痛，腰脊强；二日阳明受之，阳明主肉，其脉侠鼻络于目，故身热目疼而鼻干，不得卧也；三日少阳受之，少阳主胆，其脉循胁络于耳，故胸胁痛而耳聋；三阳经络皆受其病，而未入于脏者，故可汗而已；四日太阴受之，太阴脉布胃中络于嗌，故腹满而嗌干；五日少阴受之，少阴脉贯肾络于肺，系舌本，故口燥舌干而渴；六日厥阴受之，厥阴脉循阴器而络于肝，故烦满而囊缩。三阴三阳，五脏六腑皆受病，荣卫不行，五脏不通则死矣。

【释文】

黄帝说：愿知伤寒之病状。岐伯说：伤寒第一天，太阳经受病，所以头项痛，腰背痛；第二天阳明经受病，阳明经主肌肉，其经脉挟鼻络目，所以身热、目痛、鼻干，不能安卧；第三天少阳经受病，少阳主胆，其经脉循胁络耳，所以胸胁痛、耳聋。三阳经相继受病，病邪尚未入腑脏，可发汗来治愈。第四日太阴经受病，太阴经脉分布胃中，络于咽，所以腹胀满、咽干；第五日少阴经受病，少阴经脉通肾络肺，连接舌根，所以口燥舌干而渴；第六日厥阴经受病，厥阴经脉循阴器，络肝，所以烦躁、阴囊缩。如果三阴经三阳经、五脏六腑都受病，营卫之气不行，五脏气闭不通，就要死亡。

【原文】

其不[①]两感于寒者，七日巨阳病衰，头痛少愈；八日阳明病衰，身热少愈；九日少阳病衰，耳聋微闻；十日太阴病衰，腹减如故，则思饮食；十一日少阴病衰，渴止不满，舌干已而嚏[②]；十二日厥阴病衰，囊纵少腹微下，大气[③]皆去，病日已矣。帝曰：治之奈何？岐伯曰：治之各通其脏脉，病日衰已矣。其未满三日者，可汗而已；其满三日者，可泄而已。

【考注】

①不：为“未”之误。

②嚏：为“已”之音转。“愈”义。

③大气：“大”为“其”之误。“其气”，指邪气。

【释文】

其未再次感于寒邪者，第七天太阳经病邪衰退，头痛好转；第八天阳明经病邪衰退，身热好转；第九天少阳经病邪衰退，耳可听音；第十天太阴经病邪衰退，腹胀消退如常，于是想吃饭；第十一天少阴经病邪衰退，口渴、舌干均止而病愈；第十二天厥阴经病邪衰退，阴囊松开，小腹舒缓，邪气皆去，病渐愈。黄帝说：怎样治疗？岐伯说：应通其脏腑气血。其不满三日者，可发汗治愈；三日以上，可用泻下法治愈。

【原文】

帝曰：热病已愈，时有所遗者何也？岐伯曰：诸遗者，热甚而强食之，故有所遗也。若此者，皆病已衰，而热有所藏，因其谷气相薄，两热相合，故有所遗也。帝曰：善。治遗奈何？岐伯曰：视其虚实，调其逆从，可使必已矣。帝曰：热病当何禁之？岐伯曰：病热少愈，食肉则复，多食则遗，此其禁也。

【释文】

黄帝说：热病已治好了，却时常有发热之后遗症，这是为什么？岐伯说：凡后遗症，都是热甚而强饮食造成的，所以有后遗症。这种情况，都是病邪已衰退，但是余热有所遗留，因强食与谷气所产之热相杂，两热相合，所以使发热证遗留不去。黄帝说：讲得好！怎样治疗后遗之热？岐伯说：视其虚实，调其顺逆，可使其愈。黄帝说：热病有什么禁忌？岐伯说：热病好转，吃肉则复发，多吃肉则遗留发热之证。这是其禁忌。

【原文】

帝曰：其病两感于寒者，其脉应与其病形何如？岐伯曰：两感于寒者，病一日则巨阳与少阴俱病，则头痛口干而烦满；二日则阳明与太阴俱病，则腹满身热，不欲食，谵言；三日则少阳与厥阴俱病，则耳聋囊缩而厥，水浆不入，不知人，六日死。帝曰：五脏已伤，六腑不通，荣卫不行，如是之后，三日乃死何也？岐伯曰：阳明者，十二经脉之长也，其血①气盛，故不知人，三日其气乃尽，故死矣。

【考注】

①血：为“邪”之音转。《伤寒总病论》引作“邪”。

【释文】

黄帝说：其病再次感于寒邪者，其病状及脉象怎样？岐伯说：再次感于寒邪者，病第一天太阳经、少阴经都受病，头痛、口干、烦躁；第二天阳明经，太阴经都受病，腹胀满、身热、不想饮食、谵语；第三日少阳经、厥阴经都受病，耳聋、阴囊收缩、手足冷、汤水不入，昏不知人，六日死。黄帝说：五脏已伤，六腑不通，营卫之气不行，如此之证三日后死，这是为什么？岐伯说：阳明经是十二经脉之要经，该经邪气盛，所以昏不知人。三日后阳明经气已尽，所以死亡。

【原文】

凡病伤寒而成温者，先夏至日者为病温，后夏至日者为病暑。暑当与汗皆出，勿止。

【释文】

凡伤于寒邪而成热病者，早于夏至前的叫温病，晚于夏至后的叫暑病。暑病应发汗散热祛热邪，不能止其汗。

刺热篇第三十二

【原文】

肝热病者，小便先黄，腹痛多卧身热，热争[①]，则狂言及惊[②]，胁满痛，手足躁，不得安卧；庚辛甚，甲乙大汗[③]，气逆[④]则庚辛死。刺足厥阴少阳。其逆则头痛员员[⑤]，脉引冲头也。

【考注】

①争：为“盛”之音转。《太平圣惠方》引作“盛”。

②惊：为“痉”之音转。指热甚筋抽搐痉挛之证。

③汗：为“寒”之音转。此热极生寒之证，故后文云“死”。下同。《廿二史考异》钱大昕按：“寒，当作罕，并作汗”。是汗、寒古通用之。

④气逆：指手足发凉。

⑤员员：通“瘨瘨”，眩晕状。桂馥：“瘨瘨，头眩病也”。《通雅》：“头痛员员，正谓作晕”。

【释文】

肝热病，小便黄赤，腹痛、多躺卧、身热。热盛，就会狂言谵语、肌肉筋脉抽搐痉挛，胁胀痛，手足躁动，不能安卧。庚辛日加重，甲乙日热极生成大寒之证，手足凉，至庚辛日死。应刺其足厥阴、足少阳两经。病气逆上，则头痛头晕，脉跳冲头。

【原文】

心热病者，先不乐[①]，数日乃热，热争，则卒心痛，烦闷善呕，头痛面赤，无汗。壬癸甚，丙丁大汗，气逆则壬癸死。刺手少阴太阳。

【考注】

①乐：为“烁”之音转。“热”义。《尔雅·释诂》陆德明释文：“乐，本又作烁”，《文选·七发》李善注：“烁，亦热也”。

【释文】

心热病，先不发热，几天后才发热，突然心痛烦闷、多呕吐，头痛面红赤，无汗。壬癸日加重，丙丁日热极成大寒之证，手足发凉，壬癸日死。应刺手少阴和手太阳两经。

【原文】

脾热病者，先头重颊痛，烦心颜青，欲呕身热，热争，则腰痛不可用俛仰，腹满泄，两颔痛。甲乙甚，戊己大汗，气逆则甲乙死。刺足太阴阳明。

【释文】

脾热病，先头沉重疼痛、烦躁、想呕吐、身热。热盛，则腰痛不能俯仰，腹胀满，颏下结喉上方痛。甲乙日加重，戊己日热极成大寒之证，手足发凉，至甲乙日死。应刺足太阴足阳明两经。

【原文】

肺热病者，先淅然厥①，起毫毛，恶风寒，舌上黄身热，热争，则喘咳，痛走胸膺背，不得大息，头痛不堪，汗出而寒。丙丁甚，庚辛大汗，气逆则丙丁死。刺手太阴阳明，出血如大豆，立已。

【考注】

①厥：“冷”义。

【释文】

肺热病，先突然冷，皮肤粟起，怕风，舌苔黄，身热。热盛，则咳喘，痛引胸背，不能大口呼吸，头痛难忍，冷汗出。丙丁日加重，庚辛日大热成大寒之证，手足凉，至丙丁日死。应刺手太阴、手阳明两经，出血如豆大，即愈。

【原文】

肾热病者，先腰痛骺痠，苦渴数饮，身热。热争，则项痛而强，骺寒且痠，足下热，不欲言，其逆则项痛员员淡淡然。戊己甚，壬癸大汗，气逆则戊己死。刺足少阴太阳。诸[1]汗者，至其所胜日汗出也。

【考注】

①诸："诸"后十一字，为衍文。《太素》无。

【释文】

肾热病，先腰痛腿酸，口甚渴，多饮，身热。热盛则头项痛，腿凉且酸痛，足心发热，不想说话。病气逆上则头痛眩晕。戊己日加重，壬癸日大热极而成大寒之证，手足凉，至戊己日死。应刺足少阴、足太阳两经。

【原文】

肝热病者，左颊先赤；心热病者，颜先赤；脾热病者，鼻先赤；肺热病者，右颊先赤；肾热病者，颐先赤。病虽未发，见赤色者刺之，名曰治未病。热病从部[1]所起者，至期[2]而已；其刺之反[3]者，三周而已。重逆则死。诸当汗者，至其所胜日[4]，汗大出也。

【考注】

①部：张志聪："部，面部也"。

②至期：为“治其”之音转。《尹文子·大道》钱熙祚校：“治，作制”，《读书杂志·荀子》王念孙按：“至，当为制”，是治、至、制古通用。《墨子·非儒》孙诒让注：“其，同期”，是期、其古通用。

③反：“复”义。即病复作。

④所胜日：正气所胜时。

【释文】

肝热病，左颊先见赤色；心热病，颜面先见赤色；脾热病，鼻口先赤；肺热病，右颊先见赤色；肾热病，颐部先见赤色。病尚未发作前，见赤色就可针刺，这叫治未病。热病见赤色从面部相应部位所起，治疗它就可以痊愈。其刺而病复发者，三周后可愈。再误治，则成为不治之死证。热病当汗之证，至其正气所胜时，汗大出而愈。

【原文】

诸治热病，以饮之寒水，乃刺之。必寒衣之，居止寒处，身寒而止也。

【释文】

凡刺热病，可先让病人喝些凉水，再针刺。并且让病人薄衣居阴凉之处，以促进热之消退，身热去而病愈。

【原文】

热病先胸胁痛，手足躁，刺足少阳，补[1]足太阴。病甚者为五十九刺。热病始手臂痛者，刺手阳明太阴而汗出止[2]。热病始于头首者，刺项太阳而汗出止。热病始于足胫者，刺足阳明而汗出止。热病先身重骨痛，耳聋好瞑[3]，刺足少阴。病甚者为五十九刺。热病先眩冒而热，胸胁满，刺足少阴少阳。

【考注】

①补：当衍。去之义合。

②止：引为“愈”义。下同。

③瞑：为“鸣”之音转。

【释文】

热病先胸胁痛，手足躁动不宁，应刺足少阳、足太阴经。病重者用热病五十九刺的方法。热病先手臂痛，刺手阳明、手太阴二经，汗出而愈。热病起于头部的，刺足太阳经，汗出而愈。热病起于足胫的，刺足阳明经，汗出而愈。热病先头重、骨痛、耳聋耳鸣的，刺足少阴经。病重者为热病五十九刺法。热病先头晕发热，胸胁胀满，刺足少阴、足少阳两经。

【原文】

太阳①之脉，色荣颧骨，热病也。荣未交②，曰今且得汗，待时而已，与厥阴脉争③见者，死期不过三日。其热病内连肾④，少阳之脉色也。少阳之脉，色荣颊前，热病也。荣未交，曰今且得汗，待时而已。与少阴脉争见者，死期不过三日。

【考注】

①太阳：据下文“少阳之脉色”、“少阳之脉”等，此当为“少阳”之误。

②交：为“夭”之误。《甲乙》、《太素》均作“夭”。

③争：“并”义。

④内连肾：“内”为“左”之误。上文“肝热病者，左颊先赤”，可证。“连”为“颜”之音转。“肾”为“甚”之音转。即“左颜甚”。左面颊色赤甚之义。

【释文】

少阳经脉之病，色赤颧骨上，这是热病。荣色未枯夭，且能有汗，时间长了可愈。与厥阴脉病证同见者，不过三日即死。肝经热病左颜颊赤甚。少阳经热病，色赤面颊，这也是热病之征象。如果荣色未枯夭，且能有汗，时间长了可愈。如果与少阴经病证同见，不过三日即死。

【原文】

热病气穴：三椎下间主胸中热，四椎下间主鬲[①]中热，五椎下间主肝热，六椎下间主脾热，七椎下间主肾热。荣在骶也[②]项上三[③]椎陷者中也。颊下逆颧为大瘕[④]，下牙车为腹满，颧后为胁痛。颊上者，鬲上也。

【考注】

①鬲：《甲乙》作“胃”。

②荣在骶也：《太素》无“骶也”二字。据孙鼎宜说，“荣”为“度量”义。

③三：为“之”之误。“项上之椎”指第七颈椎上脊突，此下之陷凹为度量各俞之起点。

④瘕：通蛊。指阴疝等下阴之病。《诗》“烈假”，唐公房碑作“厉蛊”。郝懿行：“蛊假音同”。瘕从假音，故可通蛊。

【释文】

治疗热病的俞穴：第三脊椎下主泻胸肺之热，第四脊椎下主泻胃热，第五脊椎下主泻肝热，第六脊下主泻脾热，第七脊椎下主泻肾热。度量脊椎俞穴之法，从颈项之第七颈椎下的凹陷开始，即从大椎穴开始向下度量。热病赤色从面颊下上逆至颧，为阴疝类病症，赤色见于颊车的是腹胀满之证，赤色见于颧骨之后的，为胁痛病。色见于颊上的，为鬲上脏器之病。

评热病论篇第三十三

评：通“辨”。朱起风：“平、辨古音同。‘平章’通作‘辨章’是其例也”。《尔雅义疏》：“‘辨’，通作‘平’”。是平、评、辨、辨古并通。

【原文】

黄帝问曰：有病温者，汗出辄复热，而脉躁疾不为汗衰，狂言[①]不能食，病名为何？岐伯对曰：病名阴阳交，交者死也。帝曰：愿闻其说。岐伯曰：人之所以汗出者，皆生于谷，谷生于精。今邪气交争于骨肉而得汗者，是邪却而精胜也。精胜，则当能食而不复热。复热者，邪气也。汗者，精[②]气也。今汗出而辄复热者，是邪胜也。不能食者，精无俾也，病而留者[③]，其寿可立而倾也。且夫《热论》曰：汗出而脉尚躁盛者死。今脉不与汗相应，此不胜其病也，其死明矣。狂言者是失志，失志者死。今见三死，不见一生，虽愈必死也。

【考注】

①狂言：热盛谵语之证。

②精：为“津”之音转。

③留者：“者”为“著”之脱。《脉经》作“著”。

【释文】

黄帝问道：有患热病者，汗出后又发热，脉象搏动仍然疾快，不因汗出而减，谵语，不能吃饭，这是什么病？岐伯说：病名叫阴阳交。交为死证。黄帝说：愿知其理。岐伯说：人之所以出汗，是由谷气所产生的，饮食水谷产生津液。现在邪气盛于身体而得以出汗，是邪退正气盛的原因。正气胜，当能饮食而不应重新发热。重新发热，是邪气所致。汗为津气，现在汗出后又重新发热，是邪气胜。不能吃饭，是正气不能补充，病因此留滞不去。病人的生命倾刻受到危害。况且《热论》说：汗出脉仍躁盛者死。现在脉象与汗出不相应合，这是正气不胜病邪，所以死证已明。谵语是失神志，失神志者死。今见三死之证候，不见一生之证候，所以病虽暂愈，其后必死。

【原文】

帝曰：有病身热汗出烦满，烦满不为汗解，此为何病？岐伯曰：汗出而身热者，风也；汗出而烦满不解者，厥也，病名曰风厥。帝曰：愿卒闻之。岐伯曰：巨阳主气，故先受邪。少阴与其为表里也，得热则上从之，从之则厥也。帝曰：治之奈何？岐伯曰：表里刺之，饮之服汤。

【释文】

黄帝说：有的热病身热、汗出、烦闷，烦闷不因汗出而消除，这是什么病？岐伯说：汗出身热，是由于风邪。汗出烦闷不解，是由于病气上逆。这个病叫风厥。黄帝说：愿尽知之。岐伯说：太阳在表，为诸阳经主气，所以先受邪气。少阴与太阳为表里。少阴经受太阳经热邪之害而气机上逆，上逆则成为手足寒凉之证。黄帝说：怎样治疗？岐伯说：刺足太阳经、足少阴经两经，并服用汤药。

【原文】

帝曰：劳风为病何如？岐伯曰：劳风法[1]在肺下，其为病也，使人强上冥视[②]，唾出若涕，恶风而振寒，此为劳风之病。帝曰：治之奈何？岐伯曰：以救俛仰[③]。巨阳引精[④]者三日，中年[⑤]者五日，不精者七日。咳出青黄涕，其状如脓，大如弹丸，从口中若鼻中出，不[⑥]出则伤肺，伤肺则死也。

【考注】

①法：为“发”之音转。《医垒元戎》引作“发”。

②强上冥视：“上”为“项”之脱误。“冥”为“鸣”之音转。“视”为“息”之音转。“强项鸣息”，指哮喘之证。

③俯仰：哮喘前俯后仰之状。

④巨阳引精：据《病源·卷二·风热候》，“精”指“精神”；“巨”为“目”之误；“阳”为“明”之误；“引”为“有”之音转。即“目明有神”义。

⑤年：当为衍文。

⑥不：为“其”之误。

【释文】

黄帝说：劳风是怎样一种病？岐伯说：劳风病发作在肺中，其症状是哮喘仰头呼吸，咳唾稠粘痰，怕风，寒慄，这是劳风之病。黄帝说：怎样治疗？岐伯说：治疗应救其哮喘。目明有神者三日愈，中者五日愈，无神者七日愈。七日不愈，则咳黄脓痰，大如弹丸，从口或鼻中出，咳出多则伤肺，伤肺则死。

【原文】

帝曰：有病肾风者，面胕痝然壅，害于言[①]，可刺不？岐伯曰：虚不当刺，不当刺而刺，后五日其气必至。帝曰：其至何如？岐伯曰：至必少气时热，时热从胸背上至头，汗出，手热，口干苦渴，小便黄，目下肿，腹中鸣，身重难以行，月事不来，烦而不能食，不能正偃，正偃则咳，病名曰风水。论在《刺法》中。

【考注】

①害于言："害"为"妨"之音转。"言"为"颜"之音转。水肿影响面容，故云"妨于颜"。《汉书·董仲舒传》颜师古注："害，犹妨也"。

【释文】

黄帝说：肾风病面瘇肿，妨于颜容，能刺否？岐伯说：虚证不可刺，误刺五日后邪气至。黄帝说：邪至是什么表现？岐伯曰：邪气至则短气，时热从胸背至头，汗出，手心热，口干渴，尿赤，目下肿，腹中鸣响，身肿行走不便，闭经，烦躁不能吃饭。不能仰卧，仰卧则咳嗽气短，病名叫风水。此说在《刺法》中有详细论述。

【原文】

帝曰：愿闻其说。岐伯曰：邪之所凑，其气必虚。阴虚者，阳必凑之，故少气时热而汗出也。小便黄者，少腹中有热也。不能正偃者，胃中不和也。正偃则咳甚，上迫肺也。诸有水气者，微肿先见于目下也。帝曰：何以言？岐伯曰：水者阴也，目下亦阴也，腹者至阴之所居，故水在腹者，必使目下肿也。真[①]气上逆，故口苦舌干，卧不得正偃，正偃则咳出清水也。诸水病者，故不得卧，卧则惊[②]，惊则咳甚也。腹中鸣者，病本于胃也。薄脾则烦不能食，食不下者，胃脘隔也。身重难以行者，胃脉在足也。月事不来者，胞脉闭也。胞脉者属心而络于胞中，今气上迫肺，心气不得下通，故月事不来也。帝曰：善。

【考注】

①真：为“瘨”之脱。《说文》：“瘨，病也”。

②惊：此指心悸之证。张志聪：“胃络上通于心”。

【释文】

黄帝说：愿知其理。岐伯说：邪气之所侵，其正气必虚。阴气虚，则阳邪侵犯之，所以气短时热汗出。小便黄赤，是小腹中有热。不能仰卧，是胃中不和。仰卧咳嗽加重，是水邪上迫肺所致。凡水肿病，其初起先见于目下肿。黄帝说：怎么讲？岐伯说：水属阴，目下位置也属阴，腹为至阴之藏所居之处，所以腹中有水，必使目下先肿。病气上逆，所以口苦舌干，不能仰卧，仰卧则咳出清水。凡水肿病，不能仰卧，仰卧则心悸，心悸则咳嗽加剧。腹中鸣响，是脾胃虚寒。水气压迫脾胃则烦闷不能食。如果饮食不下，那是胃脘隔阻之证。身肿行动不便，是胃脉与足相连的原因。闭经，是胞脉闭塞。胞脉注于心而下络于胞宫中，水气迫肺，心气不能下通，所以经闭不来。黄帝说：讲得好！

逆调论篇第三十四

【原文】

黄帝问曰：人身非常[1]温也，非常[1]热也，为之热而烦满者何也？岐伯对曰：阴气少而阳气胜，故热而烦满也。帝曰：人身非衣寒也，中非有寒气也，寒从中生者何？岐伯曰：是人多痹气也，阳气少，阴气多，故身寒如从水中出。

【考注】

①常：通"裳"。于鬯："'常'本'裳'字"。

【释文】

黄帝问道：人身不是因为衣服温暖而发热烦闷，这是为什么？岐伯答道：这是由于阴气少，阳气盛，所以发热烦闷。黄帝说：人身不是由于衣服单薄而寒，体内也没有寒气，但寒证如同内生一样，这是为什么？岐伯说：此人多寒湿之气，阳气少，阴气盛，所以体寒如从水中出来一样。

【原文】

帝曰：人有四支热，逢风寒如炙如火者何也？岐伯曰：是人者，阴气虚，阳气盛。四支者阳也，两阳相得，而阴气虚少，少水不能灭盛火，而阳独治，独治者，不能生长[1]也。独胜而止[2]耳，逢风而如炙如火者，是人当肉烁也。

【考注】

①生长：偏义词，义偏于“长”。即“长久”义。

②止：为“炙”之音转。上下文之“如炙如火”，可佐证。《礼记·内则》陆德明释文：“止，本作趾”，《吕览·本味》王念孙注：“炙，读为鸡跖之跖”，《文选·七命》李善注：“跖与蹠同”，《易·鼎》郑玄注：“趾，足也”，《淮南子·修务》高诱注：“蹠，足也”。是炙、止、趾、跖古通用之。

【释文】

黄帝说：病人四肢发热，遇风便热得象火烤一样，这是为什么？岐伯说：此人阴气虚少，阳气盛。四肢属阳，两阳相合，使阴气更加虚少，犹如小水不能灭大火一样，阳气独旺，阳气独盛则阴津不能长久。阳独胜所以气炽盛，遇风如火烤一般，其人肌肉必消瘦。

【原文】

帝曰：人有身寒，汤火不能热，厚衣不能温，然不[①]冻栗，是为何病？岐伯说：是人者，素肾气胜，以水为事。太阳气衰，肾脂[②]枯不长。一水不能胜两火。肾者水也，而生[③]于骨，肾不生[③]，则髓不能满，故寒甚至骨也。所以不能冻栗者，肝一阳也，心二阳也，肾孤脏[⑤]也。一水不能胜二火，故不能冻栗，病名曰骨痹。是人当挛节也。

【考注】

①不：通“之”。助词。下同。

②脂：为“之”之音转。《诗·何人斯》马瑞辰笺：“脂，即支字之假借”，《文选·檄吴将校部曲文》“之属”，五臣本作“支属”，是脂、之、支古并通。

③生：为“主”之误。

④肾孤脏：与心肝二脏对言，肾为孤水之脏。

【释文】

黄帝说：病人身体感到寒冷，热汤烤火不能热，厚穿衣服不能使其温暖，仍然冻慄不止，这是什么病？岐伯说：此人平素水气胜，以操作水湿为生活。太阳经气衰，肾水枯不生，犹如一水不能胜两火。肾为水脏而主骨。肾不主骨，则髓不能充满，所以寒甚至骨。所以冻慄寒战不止者，肝为一阳，心为二阳，肾为孤水之脏。一水不能胜二火，所以冻慄寒战不止。病名叫骨痹。此病人当骨节拘挛。

【原文】

帝曰：人之肉苛者，虽近衣絮，犹尚苛也，是谓何疾？岐伯曰：荣气虚，卫气实[①]也。荣气虚则不仁，卫气虚则不用。荣卫俱虚，则不仁且不用，肉如故[②]也。人身与志[③]不相有[④]，曰死。

【考注】

①卫气实：据下文，当作“卫气虚”。

②故：为“木”之音转。肉麻如木之无感觉。

③志：“神”义。

④有：“合”义。

【释文】

黄帝说：病人肌肉麻木，虽加衣服，仍然麻木，这是什么病？岐伯说：营气虚卫气虚所致。营气虚则肢体肌肉麻木不仁，卫气虚则肢体动作不灵活。营卫之气俱虚，则麻木而不灵活，所以肉麻如木。人体与神气不相合，是死证。

【原文】

帝曰：人有逆气不得卧而息有音者，有不得卧而息无音者，有起居如故而息有音者，有得卧行而喘者，有不得卧，不能行而喘者，有不得卧，卧而喘者，皆何脏使然？愿闻其故。岐伯曰：不得卧而息有音者，是阳明之逆也。足三阳者下行，今逆而上行，故息有音也。阳明者，胃脉也。胃者，六腑之海，其气亦下行，阳明逆不得从其道，故不得卧也。《下经》曰：胃不和则卧不安。此之谓也。夫起居如故而息有音者，此肺之络脉逆也。络脉不得随经上下，故留经而不行。络脉之病人也微，故起居如故而息有音也。夫不得卧，卧则喘者，是水气之客也。夫水者，循津液而流也。肾者水脏，主津液，主卧与喘①也。帝曰：善。

【考注】

①主卧与喘："主"为"故"之音转。"与"，连词，"而"义。

【释文】

黄帝说：哮喘逆气之病，有不能平躺而呼吸有哮鸣音的，有不能平躺而呼吸没有哮鸣音的，有起居正常但呼吸有哮鸣音的，有能躺，但动则气短的，有不能躺，不动而喘的，有不能躺，躺下就喘的。这都是什么脏所致的病变？愿知其原因。岐伯说：不能躺而呼吸有哮鸣音，是阳明经气逆所致。足三阳经本当下行，现在气逆上行，所以呼吸有音。阳明经是胃脉，胃是六腑之海，其气也应下行。阳明气逆不顺行其道，所以不能平躺。《下经》说：胃不和则卧不安，就是指这种情况。起居正常而呼吸有哮鸣音，是肺之络脉气逆上所致。络脉之气不能随经脉之气流动，留滞经脉而不行于络脉，络脉之病较轻，所以起居如常但呼吸有音。不能平躺，平躺就喘的，是水气侵肺所致。水本是顺着津液之道而流行的。肾是水脏，主津液。所以躺下就会喘。黄帝说：讲得好！

疟论篇第三十五

【原文】

黄帝问曰：夫痎[①]疟皆生于风，其畜作[②]有时何也？岐伯对曰：疟之始发也，先起于毫毛，伸欠乃作，寒栗鼓颔，腰脊俱痛，寒去则内外皆热，头痛如破，渴欲冷饮。

【考注】

①痎：为“诸”之音转。张景岳：“痎，皆也”。

②畜作：畜，静止；作：发作。

【释文】

黄帝问道：诸疟都生于风邪，其静止及发作有时间规律，这是为什么？岐伯答道：疟疾病之初发作，皮肤毫毛先寒，身体倦怠，接着寒战，腰背痛，寒战过后就发热，头痛剧烈，口渴，喜冷饮。

【原文】

帝曰：何气使然？愿闻其道。岐伯曰：阴阳上下交争[①]，虚实更作，阴阳相移[②]也。阳并于阴[③]，则阴实而阳虚，阳明虚，则寒栗鼓颔也。巨阳虚，则腰背头项痛。三阳俱虚，则阴气胜。阴气胜则骨寒而痛。寒生于内，故中外皆寒。阳盛则外热，阴虚则内热，外内皆热则喘而渴，故欲冷饮也。

【考注】

①交争：互盛之义。

②相移：互变之义。

③阳并于阴：当作“阴并于阳”，阴胜于阳之义。

【释文】

黄帝说：什么病邪使它这样？岐伯说：阴阳上下互盛，虚实相互交替，阴阳相互变化。阴胜于阳，则阴实而阳虚。阳明经气虚，就会寒战。太阳经气虚，就会腰背痛、头痛。三阳经均虚，于是阴气胜，阴气胜则骨寒冷疼痛。寒从内生，所以中外都感到冷。阳盛会生外热，阴虚会生内热，内外都热，就会喘促、口渴、喜冷饮。

【原文】

此皆得之夏伤于暑，热气盛。藏于皮肤之内，肠胃之外，此荣气之所舍也。此令人汗空疏，腠理开，因得秋气，汗出遇风，及得之以浴，水气舍于皮肤之内，与卫气并居。卫气者，昼日行于阳，夜行于阴。此气得阳而外出，得阴而内搏，内外相薄①，是以日作。

【考注】

①相薄：互争。

【释文】

疟病是因为夏伤于暑，热气太盛，留滞皮肤之内，肠胃之外，即留滞于营气之处。暑热使人汗孔开，腠理开，汗出遇秋之凉风，以及沐浴水气滞皮肤之内，与卫气相合。卫气白日行于阳分，夜间行于阴分。疟邪遇阳气就外出，遇阴气就内伏，内外互争，所以疟疾每日定时发作。

【原文】

帝曰：其间日而作者何也？岐伯曰：其气之舍深，内薄于阴，阳气独发，阴邪内著，阴与阳争不得出，是以间日而作也。

【释文】

黄帝说：疟疾隔日发作，这是为什么？岐伯说：其邪气侵入较深，内至阴分。阳独行于外，阴气滞留于内，阴与阳邪争搏不能按时出，所以隔日发作。

【原文】

帝曰：善。其作日晏与其日早者，何气使然？岐伯曰：邪气客于风府，循膂而下，卫气一日一夜大①会于风府，其明日②日下一节。故其作也晏。此先客于脊背也。每至于风府，则腠理开，腠理开则邪气入，邪气入则病作，以此日作稍益晏也。其出于风府，日下一节，二十五③日下至骶骨。二十六④日入于脊内，注于伏膂之脉⑤。其气上行，九日出于缺盆之中。其气日高，故作日益早也。其间日发者，由邪气内薄于五脏，横连募原也。其道远，其气深，其行迟，不能与卫气俱行，不得皆出，故间日乃作也。

【考注】

①大：为“而”之误。

②其明日：据下文，当作“其出于风府”。

③五：《甲乙》作“一”。

④六：《甲乙》作“二”。

⑤伏膂之脉：《甲乙》作“太冲之脉”。

【释文】

黄帝说：讲得好！疟疾发作日渐晚与日渐早是什么原因？岐伯说：风邪侵犯风府，循脊而下。卫气一昼夜而会合于风府，其出于风府，每日下移一节，所以其发作渐晚。邪气先侵入脊背，卫气每至风府，则腠理开，腠理开则邪气乘机侵入，邪气侵入则病发作，其发作日渐晚。邪气出风府后，逐日下移一椎节，二十一日至骶骨，二十二日又入脊内，注于太冲之脉。再循太冲脉上行，九日出于天突穴处。因其邪气日上行，所以发作日见早。疟疾隔日发作，是由于邪气内迫五脏，横连脐下，距离远，邪气深，移行迟，不能与卫气同步运行而出，所以隔日才发作。

【原文】

帝曰：夫子言卫气每至于风府，腠理乃发，发则邪气入，入则病作。今卫气日下一节，其气之发也，不当风府，其日作者奈何？岐伯曰：此邪气客于头项循膂而下者也。故虚实不同，邪中异所，则不得当其风府也。故邪中于头项者，气至头项而病。中于背者，气至背而病。中于腰脊者，气至腰脊而病。中于手足者，气至手足而病。卫气之所在，与邪气相合，则病作。故风无常府，卫气之所发，必开其腠理，邪气之所合，则其府也。

【释文】

黄帝说：您说卫气每至风府，腠理就开，开则邪气入，入则病发作。现在卫气日下一节，并没有在风府之处，其病每天发作，这是为什么？岐伯说：这是邪气侵入头项，顺脊而下，由于虚实不同，邪气所伤部位不同，所以不在风府处也发病。邪气中于头项，卫气至头项时就发病。邪中于背，卫气至背时就发病。

邪中于腰脊，卫气至腰脊时即发病。邪中于手足，卫气至手足时即发病。总之，卫气只要与邪气相合于所在之处，就发作疟病。所以风邪无固定之处，卫气所行处开其腠理，邪气与其相合之处，就是疟邪发病之处。

【原文】

帝曰：善。夫风之与疟也，相似同类，而风独常在，疟得有时而休者何也？岐伯曰：风气留其处，故常在，疟气随经络，沉以内薄，故卫气应乃作。

【释文】

黄帝说：讲得好！风与疟邪，似乎类似，但风邪常在而疟邪发作有休止之时是为什么？岐伯说：风邪留于一定之处，所以其病证常在。疟邪随经络传行，深入于内，要与卫气相遇才发作。

【原文】

常曰：疟先寒而后热者何也？岐伯曰：夏伤于大暑，其汗大出，腠理开发，因遇夏气凄沧之水寒，藏于腠理皮肤之中，秋伤于风，则病成矣。夫寒者，阴气也。风者，阳气也。先伤于寒而后伤于风，故先寒而后热也，病以时作，名曰寒疟。

【释文】

黄帝说：疟病先寒后热是为什么？岐伯说：夏天伤于暑，汗大出，腠理开，此时遇水寒之气，藏留皮肤中，到秋天伤于风邪，导致疟疾之病。寒属阴，风属阳。先伤于寒后伤于风，所以先寒后热，发作定时，这叫做寒疟。

【原文】

帝曰：先热而后寒者何也？岐伯曰：此先伤于风，

而后伤于寒，故先热而后寒也，亦以时作，名曰温疟。其但热而不寒者，阴气先绝，阳气独发，则少气烦冤，手足热而欲呕，名曰瘅疟。

【释文】

黄帝说：疟病先热而后寒是为什么？岐伯说：这是先伤于风邪，后伤于寒邪，所以先热后寒，也定时发作，这叫做温疟。疟疾但热不寒，这是阴气绝，阳气独盛，所以发作时气粗短、烦闷、手足发热、欲呕，这叫瘅疟。

【原文】

帝曰：夫经言有余者泻之，不足者补之。今热为有余，寒为不足。夫疟者之寒，汤火不能温也。及其热，冰水不能寒也。此皆有余不足之类。当此之时，良工不能止。必须其自衰乃刺之，其故何也？愿闻其说。岐伯曰：经言无刺熇熇之热，无刺浑浑之脉，无刺漉漉之汗，故为其病逆，未可治也。夫疟之始发也，阳气并于阴，当是之时，阳虚而阴盛，外无气，故先寒栗也。阴气逆极，则复出之阳，阳与阴复并于外，则阴虚而阳实，故先热而渴。夫疟气者，并于阳则阳胜，并于阴则阴胜。阴胜则寒，阳胜则热。疟者，风寒之气不常在，病极则复，至病之发也，如火之热，如风雨不可当也。故经言曰：方其盛时必毁。因其衰也，事必大昌，此之谓也。夫疟之未发也，阴未并阳，阳未并阴，因而调之，真气得安，邪气乃亡。故工不能治其已发，为其气逆也。

【释文】

黄帝说：医书说有余泻之，不足补之。现在发热为有余，发冷是不足。疟病之寒，热汤烤火不能使其温暖。至其发热，冰水又不能使其寒。这都属有余不足之类。当疟发作之时，良医不能制止，必待其寒战发热衰退时，才可针刺治疗。这是为什么？愿知其理。岐伯说：医书说不刺高热之证，不刺杂乱之脉，不刺大汗之证。这是因为病逆常候，不宜治疗。疟之初发，阳气被阴所并，此时阳虚阴盛，外无阳气，所以先寒慄。阴气内逆之极，复出之外，阴阳互争，阳胜而阴虚，所以先热口渴。疟病之邪，甚于阳则阳胜，甚于阴则阴胜。阴胜则身寒，阳胜则身热。疟邪是风寒之邪失常之气，病极则反，即寒极而热，热极而寒。疟病之发作，如火之燃，如风雨之至，不可阻挡。所以医书说：正其邪盛必伤正气，待其势衰，治可获效，就是这个道理。疟疾未发时，阴未胜阳，阳未胜阴，因此调治，正气得平，邪气可止。所以医生不能治其已发作之证，是由于气逆乱失常的原因。

【原文】

帝曰：善。攻之奈何？早晏何如？岐伯曰：疟之且发也，阴阳之且移也，必从四末始也。阳已伤，阴从之，故先其时坚束其处，令邪气不得入，阴①气不得出，审候见之，在孙络盛坚而血者皆取之。此真②往而未得并③者也。

【考注】

①阴：为“真”之音转，指正气。

②真：为“瘨”之脱。《说文》：“瘨，病也”。

③并：“盛”义。

【释文】

黄帝说：讲得好？怎样治疗？早晚怎样掌握？岐伯说：疟病之将发作，阴阳开始转变，先从四肢开始。阳气伤，阴也受害。

先其发作之时束缚四肢之末端，使邪气不能入，正气不能出。细心审察，见其孙络充盈之处刺而出血。此邪气虽往但未盛，故宜及早治疗。

【原文】

帝曰：疟不①发，其应何如？岐伯曰：疟气者，必更盛更虚，当气之所在也。病在阳，则热而脉躁；在阴，则寒而脉静。极则阴阳俱衰，卫气相离，故病得休。卫气集②，则复病也。

【考注】

①不：为“之”之音转。

②集：引为“至”义。

【释文】

黄帝说：疟疾发作，其脉象怎样应合？岐伯说：疟疾发作，虚实更替，静作交互发生。根据其疟气发作部位而定其脉象。病在阳分，身热而脉躁疾；病在阴分，身冷而脉静缓。病甚则阴阳之气都衰，卫气与邪气分离，疟病因得静止。卫气至，则病又发作。

【原文】

帝曰：时有间二日或至数日发，或渴或不渴，其故何也？岐伯曰：其间日者，邪气与卫气客于六腑①，而有时相失，不能相得，故休数日乃作也。疟者，阴阳更胜也。或甚或不甚，故或渴或不渴。

【考注】

①六腑：《素问识》：“疑是‘风府’文讹”。

【释文】

黄帝说：疟疾有的隔二日，有的隔数日才发作，有的渴，有的不渴，这是为什么？岐伯说：其隔日发作，是因为邪气与卫气会于风府的时间有时相错，不能配合一致，所以静止数日才发作。疟疾之病是阴阳互胜，有时重，有时轻，所以有的渴，有的不渴。

【原文】

帝曰：论言夏伤于暑，秋必病疟。今疟不必应者何也？岐伯曰：此应四时者也。其病异形者，反四时也。其以秋病者寒甚，以冬病者寒不甚，以春病者恶风，以夏病者多汗。

【释文】

黄帝说：医书上说夏伤暑邪，秋天定为疟疾。现在疟疾发作不一定在秋天，这是为什么？岐伯说：疟病有应合四时规律发作者，其病异常的，则违反四时规律发病。秋天发病的，寒冷较甚。冬天发病的，寒冷不甚。春天发病的怕风，夏天发病的多汗。

【原文】

帝曰：夫病温疟与寒疟而皆安舍，舍于何脏？岐伯曰：温疟者，得之冬中于风，寒气藏于骨髓之中，至春则阳气大发，邪气不能自出，因遇大暑，脑髓烁，肌肉消，腠理发泄，或有所用力，邪气与汗皆出，此病藏于肾，其气先从内出之于外也。如是者，阴虚而阳盛，阳盛则热矣。衰则气复反入，入则阳虚，阳虚则寒矣。故先热而后寒，名曰温疟。

【释文】

黄帝说：温疟与寒疟各居何处？各入何脏？岐伯说：温疟是

冬天感受风邪，风寒之气留滞骨髓，到春天阳气升发时，邪未能外出，至夏天遇到暑热，使人头昏消瘦，汗大出。或过于劳作，邪气与汗同出。此病邪藏于肾，其邪气从内出于外。如此之病，阴气虚，阳气盛，阳盛则发热。阳衰时则邪气重新侵入，入则阳气虚，阳虚则寒冷，所以先热而后寒，名叫温疟。

【原文】

帝曰：瘅疟何如？岐伯曰：瘅疟者，肺素有热，气盛于身，厥逆上冲，中气实而不外泄，因有所用力，腠理开，风寒舍于皮肤之内，分肉之间而发，发则阳气盛，阳气盛而不衰则病矣。其气不及于阴，故但热而不寒，气内藏于心，而外舍于分肉之间，令人消烁脱肉，故命曰瘅疟。帝曰：善。

【释文】

黄帝说：瘅疟是怎样的？岐伯说：瘅疟是肺平素有热，热气盛于身，气逆上冲，气盛实而不外泄，再逢劳作汗出，风寒侵入皮肤之间，肌肉之中，因而发病。发病时阳气盛，阳气盛而不衰则病甚。邪气不复于阴，所以但热而不寒。此病邪气藏于内，而外留肌肉之间，使人肌肉消瘦，所以叫做瘅疟。黄帝说：讲得好！

刺疟篇第三十六

【原文】

足太阳之疟，令人腰痛头重，寒从背起，先寒后热，熇熇暍暍然，热止汗出，难已。刺郄中出血；足少阳之疟，令人身体解㑊，寒不甚，热不甚，恶见人，见人心惕惕然，热多汗出甚，刺足少阳；足阳明之疟，令人先寒，洒淅洒淅，寒甚久乃热，热去汗出，喜见日月光火气乃快然。刺足阳明跗上；足太阴之疟，令人不乐①，好太息，不嗜食，多寒热②，汗出，病至则善呕，呕已乃衰。即取之③；足少阴之疟，令人呕吐甚，多寒热④，热多寒少，欲闭户牖而处，其病难已⑤；足厥阴之疟，令人腰痛少腹满，小便不利，如癃状，非癃也。数便意⑥，恐惧，气不足，腹中悒悒，刺足厥阴。

【考注】

①乐：为“烁”之音转。“热”义。

②多寒热：《甲乙》作“多寒少热”。

③即取之：《甲乙》“之”下有“足太阴”三字。

④多寒热：当为衍文。与下文“热多寒少”义重复。

⑤难已：郭霭春：“‘难已’下疑脱‘刺足少阴’四字”。

⑥数便意：《甲乙》作“数噫”。

【释文】

足太阳经疟疾，使人腰痛、头重，寒从背部起，先寒后热，热势盛，热止汗出，不易愈。应刺委中出血；足少阳经疟疾，使人身体倦怠无力，寒热均不甚，怕见人，见人则心悸不宁，热甚汗出也甚，刺足少阳经；足阳明经疟疾，使人先濇濇发冷，冷后才发热，热退汗出，喜见光明而舒适。应刺足阳明足背处；足太阴经疟疾，使人先不发热，善叹气，不想饮食，多寒少热，汗出。病发作时多呕吐，吐罢觉舒适。即刺足太阴经；足少阴经疟疾，热多寒少，愿意关闭门窗安静，其病难愈。刺足少阴经；足厥阴经疟疾，使人腰痛，小腹胀满，小便不利，如癃闭之病而实际上并不是癃闭之病。嗳气，心害怕，气短，腹中不适。刺足厥阴经。

【原文】

肺疟者，令人心寒，寒甚热，热间善惊，如有所见者，刺手太阴阳明；心疟者，令人烦心甚，欲得清水，反寒多，不甚热，刺手少阴；肝疟者，令人色苍苍然，太息，其状若死者，刺足厥阴见血；脾疟者，令人寒，腹中痛，热则肠中鸣，鸣已汗出，刺足太阴；肾疟者，令人洒洒然，腰脊痛，宛转，大便难，目眴眴然，手足寒，刺足太阳少阴；胃疟者，令人且病也，善饥而不能食，食而支满腹大，刺足阳明太阴横脉出血。

【释文】

肺疟使人内心寒，寒罢发热，热时则害怕，好象看见什么东西一样。刺手太阴手阳明两经；心疟使人烦躁，想喝冷水，寒多热少，刺手少阴经；肝疟使人面色青，气闷难忍如死人状。刺足厥阴经出血；脾疟使人发冷，腹痛，发热，肠鸣，汗出。刺足太阴经；肾疟使人洒洒恶寒，腰背痛不能转动，大便不通，目眩，手足冷，刺足太阳、足少阴两经；胃疟使人善饥不想吃饭，胁满腹胀。刺足阳明、足太阴络脉出血。

【原文】

疟发身方热，刺跗上动脉，开其空，出其血，立寒；疟方欲寒，刺手阳明太阴，足阳明太阴。疟脉满大急，刺背俞，用中①针，傍五胠俞各一，适肥瘦出其血也。疟脉小实急，灸胫少阴，刺指井。疟脉②满大急，刺背俞，用五胠俞背俞各一，适行至于血也。

【考注】

①中：为“锋”之音转。“中针”即“锋针”。《灵枢·九针论》：“四曰锋针，取法于絮针，筩其身，锋其末，长一寸六分，主泻热出血”。

②疟脉：林亿《新校正》：“疟脉以下二十二字，与前文重复，当从删削”。

【释文】

疟疾正发热，刺足背上动脉，开通其经穴，刺出血，热立时退去。疟病刚发寒时，刺手阳明、手太阴，足阳明、足太阴等经。疟疾脉满大急，刺背部俞穴，用锋针，五胠俞傍各取一穴，视病人胖瘦适度出血。疟疾脉小实急，灸胫部足少阴穴，并刺指末端之井穴。

【原文】

疟脉缓大虚，便宜用药，不宜用针。凡治疟，先发如食顷乃可以治，过之则失时也。诸疟而脉不见，刺十指间出血，血去必已。先视身之赤如小豆者尽取之。十二疟者，其发各不同时，察其病形，以知其何脉之病也。先其发时如食顷而刺之，一刺则衰，二刺则知，三刺则已。不已，刺舌下两脉出血。不已，刺郄中盛经出血，又刺项已下侠脊者必已。舌下两脉者，廉泉也。

【释文】

疟疾脉见缓大而虚，宜用药治疗，不宜用针刺。凡治疟疾，应先其发作之时约一顿饭功夫治疗，过此则失去时机。各种疟疾之证，如脉伏不见的，应刺十指之间出血，血去必愈。先看皮肤络脉红如小豆色者，都应针刺出血。十二种疟疾发作各不相同，察病人之病状，可知是何经之病。在发作前一顿饭功夫的时候进行针刺，刺一次病邪减退，刺二次效果明显，刺三次可愈。如不愈，刺舌下廉泉穴处出血。仍不愈，刺委中穴出血，并刺颈项下侠脊之经穴，必愈。舌下两脉就是廉泉穴。

【原文】

刺疟者，必先问其病之所先发者，先刺之。先头痛及重者，先刺头上及两额两眉间出血。先项背痛者，先刺之。先腰脊痛者，先刺郄中出血。先手臂痛者，先刺手少阴阳明十指间。先足胫痠痛者，先刺足阳明十指间出血。风疟，疟发则汗出恶风，刺三阳经背俞之血者。骱痠痛甚，按之不可，名曰胕髓病，以镵针针绝骨出血，立已。身体小痛，刺至阴。诸阴之井无①出血，间日一刺。疟不渴，间日而作，刺足太阳，渴而间日作，刺足少阳，温疟汗不出，为五十九刺。

【考注】

①无：为“之”之音转。《尔雅·释言》邵晋涵正义：“亡与无古通”，《读书杂志·逸周书》王引之注：“之，疑当作亡”。是无、之、亡古通用之。

【释文】

凡刺疟病，先问其何症先发，刺先发之症。先头痛头重者，先刺头上两眉间出血。先项背痛者，先刺项背。先腰脊痛者，先刺委中穴出血。先手臂痛，先刺手十指间诸经孔穴。先足胫酸痛，先刺足十指间诸经孔穴。风疟，发作时汗出怕风，刺太阳经背部之俞穴出血。腿胫酸痛，痛不能按，名叫胕髓病，用镵针刺绝骨穴出血，立止。身体疼痛轻，刺诸阴经之井穴出血，隔日一刺。疟疾不渴，隔日发作，刺足太阳经。渴而隔日发作，刺足少阳经。温疟汗不出，用热病五十九刺的方法治疗。

气厥论篇第三十七

厥：为“越”之音转。“走注”之义。引为“传”义。“气厥”即“气越”，与篇中之“移”，互文同义。指病邪之转移。《淮南子·览冥》“颠蹶”，《史记·楚世家》作“颠越”。《公羊传·桓十年》注：“越犹走也”。

【原文】

黄帝问曰：五脏六腑，寒热相移者何？岐伯曰：肾移①寒于肝②，痈③肿少气。脾移寒于肝，痈肿筋挛。肝移寒于心，狂隔中。心移寒于肺，肺消。肺消者饮一溲二，死不治。肺移寒于肾，为涌④水，涌水者，按腹不坚，水气客于大肠，疾行则鸣濯濯，如囊裹浆，水之病也。

【考注】

①移：转移。《广雅·释诂》：“移，转也”。

②肝：《甲乙》作“脾”。

③痈：为“壅”之音转。《战国策·赵策》鲍彪注：“雍，痈同”，《集韵》：“壅，通作雍”。

④涌：为“肿”之音转。

【释文】

黄帝问道：五脏六腑，寒热之邪是怎样相互转移的？岐伯说：肾之寒邪转移至脾，出现壅肿、短气等病症。脾之寒邪转移至肝，病痈肿、筋脉拘挛。肝之寒邪转移至心，病狂、心闭不通之证。心之寒邪转移至肺，成肺消病。肺消病喝一份水，尿两份，是死证，不可治。肺之寒邪转移至肾，病肿水。肿水病，腹大但按之不坚。水气留滞大肠，快走则有水声作响，好象皮囊中裹着浆水一样，这是水气之病。

【原文】

脾移热于肝，则为惊衄。肝移热于心，则死。心移热于肺，传为鬲消。肺移热于肾，传为柔痓。肾移热于脾，传为虚①，肠澼，死，不可治。胞移热于膀胱，则癃，溺血。膀胱移热于小肠，鬲肠不便，上为口麋。小肠移热于大肠，为虙瘕②，为沉③。大肠移热于胃，善食而瘦入④，谓之食亦。胃移热于胆，亦曰食亦。胆移热于脑，则辛頞鼻渊。鼻渊者，浊涕下不止也。传为衄蔑，瞑目，故得之气厥也。

【考注】

①虚：为“泻”之音转。《荀子·大略》杨倞注：“虚，读为居”，《疟论》王冰注：“舍犹居也”，《方言·卷七》戴震疏：“舍读为写”，《说文义证》：“写，俗作泻”。是虚、泻古通用之。

②虙瘕：“虙”同“伏”。“瘕”为“蛊”之音转，指阴疝类疾病。《太素》作“密疝”，义近。

③沉：张志聪：“沉，痔也”。

④入：为“人”之误。

【释文】

脾之热邪转移至肝，成为惊恐鼻血之病。肝之热邪转移至心，为死证。心之热邪转移至肺，成为口燥、短气、津少之鬲消病。肺之热邪转移至肾，成为痿弱无力或筋脉拘挛之证。肾之热邪转移至脾，成为泄，若大便脓血、发热，为死证，不可治。胞宫之热邪转移膀胱，成为淋病、尿血之证。膀胱之热邪转移至小肠，肠闭不便，口疮糜烂。小肠之热邪转移至大肠，成为阴疝类病证，或为痔疮。大肠之热邪转移至胃，多食却肌肉消瘦，叫做食㑊病。胃之热邪转移至胆，也叫食㑊病。胆之热邪转移至脑，出现鼻内辛酸、流浊涕不止之鼻渊病。鼻渊就是流黄稠鼻涕不止之病，也可成为鼻出血、目昏暗不明等症。这是热气上逆所致。

咳论篇第三十八

【原文】

黄帝问曰：肺之令人咳何也？岐伯对曰：五脏六腑皆令人咳，非独肺也。帝曰：愿闻其状。岐伯曰：皮毛者肺之合也，皮毛先受邪气，邪气以从其合也。其寒饮食入胃，从肺①脉上至于肺，则肺寒，肺寒则外内合②邪因而客之，则为肺咳。五脏各以其时受病，非其时，各传以与之。人与天地相参，故五脏各以治时，感于寒则受病，微③则为咳，甚则为泄为痛。乘秋则肺先受邪，乘春则肝先受之，乘夏则心先受之，乘至阴则脾先受之，乘冬则肾先受之。

【考注】

①肺：为“胃”之误。

②合：为“之”之误。

③微：为“癥”之音转。“病”义。《说文通训定声》：“微，字亦作癥”。

【释文】

黄帝问道：肺病使人咳嗽，这是为什么？岐伯答道：五脏六腑都可使人咳嗽，不只是肺脏。黄帝说：愿知其具体情况。岐伯说：皮毛是肺之合，所以皮毛先受病邪侵犯，这叫从其合。寒凉饮食入胃，从胃脉上至肺，于是肺受寒。肺寒则外内之邪入侵肺脏，成为肺咳之证。五脏在各自主时之时均可受病，非肺主时之时，都可传邪给肺。人与天地之气相应合。五脏在各自主时之时若感受寒邪均可成病，病则为咳，甚则成为泄泻、疼痛等证。秋天肺易受寒邪，春天肝易受邪，夏天心易受邪，长夏脾易受邪，冬天肾易受邪。

【原文】

帝曰：何以异之？岐伯曰：肺咳之状，咳而喘息有音，甚则唾血。心咳之状，咳则心痛，喉中介介如梗状，甚则咽肿喉痹。肝咳之状，咳则两胁下痛，甚则不可以转，转则两胠下满。脾咳之状，咳则右胁下痛，阴阴[①]引肩背，甚则不可以动，动则咳剧。肾咳之状，咳则腰背相引而痛，甚则咳涎。

【考注】

①阴阴：为“隐隐”之音转。《大戴礼记》王聘珍注：“隐，闇也”，《广雅·释诂》：“阴，闇也”。王念孙疏：“阴、闇古同声而通用”。

【释文】

黄帝说：这些咳嗽有什么不同？岐伯说：肺咳，咳而喘息有声，病重则唾咳血。心咳，咳则心痛，喉中如物阻塞，甚则咽喉肿痛。肝咳，咳而两胁痛，痛甚不能转身，转则两胁痛满甚。脾咳，咳则右胁痛，隐隐牵引肩背痛，痛甚肩不能动，动则咳嗽加剧。肾咳，咳则腰背受牵引疼痛，甚则咳吐粘痰。

【原文】

帝曰：六腑之咳奈何？安所受病？岐伯曰：五脏之久咳，乃移于六腑。脾咳不已，则胃受之。胃咳之状，咳而呕，呕甚则长虫出。肝咳不已，则胆受之，胆咳之状，咳呕胆汁。肺咳不已，大肠受之，大肠咳状，咳而遗矢。心咳不已，则小肠受之，小肠咳状，咳而矢气，气与咳俱失[①]。肾咳不已，则膀胱受之，膀胱咳状，咳而遗溺。久咳不已，则三焦受之，三焦咳状，咳而腹满，不欲食饮。此皆聚于胃关于肺，使人多涕唾，而[②]，面浮肿，气逆也。

【考注】

①失：《太素》作“出”。

②而：为“喘”之脱文。

【释文】

黄帝说：六腑之咳病状怎样？怎样得之病？岐伯说：五脏咳久不止，才转移至六腑。脾咳不止，胃府受病。胃咳，咳而呕吐，呕甚则吐蛔虫。肝咳不止，胆府受病。胆咳，咳呕胆汁。肺咳不止，大肠受病。大肠咳，咳而遗屎。心咳不止，小肠受病。小肠咳，咳而放屁，咳与屁同出。肾咳不止，膀胱受病。膀胱咳，咳而遗尿。久咳不止，三焦受病。三焦咳，咳而腹胀满，不想吃饭。这都是邪气留滞胃而连及于肺产生的咳嗽。咳嗽痰多，喘，面浮肿，这是肺气上逆所致。

【原文】

帝曰：治之奈何？岐伯曰：治脏者治其俞，治腑者治其合，浮肿者治其经。帝曰：善。

【释文】

黄帝说：怎样治疗？岐伯说：五脏之咳，治疗取俞穴。六腑之咳，治疗取合穴。咳嗽而浮肿的，取经穴。黄帝说：讲得好！

举痛论篇第三十九

举：为“诸”之音转。“举痛”，即“诸痛”。篇中论述各种疼痛之证，故云“诸痛”。《经词衍释补遗》：“举，犹凡也”，《经词衍释》：“诸，犹凡也”。此举、诸古通。

【原文】

黄帝问曰：余闻善言天者，必有验于人；善言古者，必有合于今；善言人者，必有厌[①]于己。如此，则道不惑而要数极，所谓明也。今余问于夫子，令言而可知，视而可见，扪而可得，令验于己而发蒙解惑，可得而闻乎？岐伯再拜稽首对曰：何道之问也？帝曰：愿闻人之五脏卒痛，何气使然？岐伯对曰：经脉流行不止，环周不休，寒气入经而稽迟，泣而不行，客于脉外则血少，客于脉中则气不通，故卒然而痛。

【考注】

①厌：为“验”之音转。下文“令验于己”，可证。

【释文】

黄帝问道：我听说善于谈天理者，必能验证于人；善于谈古人之道者，必能应合今事；善于谈别人的，必能验证结合于自己。这样，则理不迷惑而医道才能精通。这就是“明”。我现在问你的是能够听得见、看得见、摸得着的医学方法，使我能够体验效果，发蒙解惑，可以吗？岐伯两次叩拜后答道：您问哪一方面的问题？黄帝说：我愿知道人的五脏突然疼痛，是什么气使他这样？岐伯答道：经脉中的气血流行不止，循环不停。寒气侵入经脉滞留，涩而不行。寒邪侵犯脉外则脉外之气血减少，侵入脉内则脉内之气血滞而不通，所以突然而痛。

【原文】

帝曰：其痛，或卒然而止者，或痛甚不休者，或痛甚不可按者，或按之而痛止者，或按之而无益者，或喘动[①]应手者，或心与背相引而痛者，或胁肋与少腹相引而痛者，或腹痛引阴股者，或痛宿昔而成积者，或卒然痛死不知人，有少间复生者，或痛而呕者，或腹痛而后泄者，或痛而闭不通者。凡此诸痛，各不同形，别之奈何？

岐伯曰：寒气客于脉外则脉寒，脉寒则缩踡，缩踡则脉绌急，绌急则外引小络，故卒然而痛，得炅则痛立止。因重中于寒，则痛久矣。

寒气客于经脉之中，与炅气相薄则脉满，满则痛不可按也。寒气稽留，炅气从上，则脉充大而血气乱，故痛甚不可按也。

寒气客于肠胃之间，膜原[②]之下，血[③]不得散，小络急引故痛，按之则血[③]气散，故按之痛止。

寒气客于侠脊之脉，则深按之不能及，故按之无益也。

寒气客于冲脉，冲脉起于关元，随腹直上，寒气客则脉不通，脉不通则气因[④]之，故揣动应手矣。

寒气客于背俞之脉则脉泣，脉泣则血虚，血虚则痛，其俞注于心，故相引而痛。按之则热气至，热气至则痛止矣。

寒气客于厥阴之脉，厥阴之脉者，络阴器系于肝，寒气客于脉中，则血泣脉急，故胁肋与少腹相引痛矣。

厥气客于阴股，寒气上及少腹，血泣在下相引，故腹痛引阴股。

寒气客于小肠膜原之间，络血之中，血泣不得注于大经，血气稽留不得行，故宿昔而成积矣。

寒气客于五脏，厥逆上泄⑤，阴气竭，阳气未入，故卒然痛死不知人，气复反则生矣。

寒气客于肠胃，厥逆上出，故痛而呕也。

寒气客于小肠，小肠不得成聚，故后泄腹痛矣。

热气留于小肠，肠中痛，瘅热焦渴，则干坚不得出，故痛而闭不通矣。

【考注】

①喘动：据下文“揣动应手”，则此“喘”为“揣”之误。揣动同义复词，指肌肉跳动。

②膜原：腹脐之义。《广雅·释器》：“膘，膜也”，《集韵》：“膘，腹也”。是“膜”有“腹”义。《公羊传·昭公元年》：“上平曰原”，《尔雅·释言》郝懿行疏：“齐者平也”，《腹中论》张志聪注：“齐、脐同”。是“原”有“脐”义。注家解此，作“肉膜”、“脂膜”等解，义太广泛，不妥。

③血：为“邪”之音转。

④因：为“引”之音转。

⑤泄：为“行”之音转。

【释文】

黄帝说：疼痛有突然停止的，有痛甚不止的，有痛甚不可按的，有按而痛止的，有按而无效的，有肌肉跳动可应手的，有胸背相引而都痛的，有胁肋与小腹牵引疼痛的，有腹痛引动阴股间疼痛的，有痛久成积聚病的，有突然痛甚昏不知人的，停一会儿有苏醒的。有痛而呕吐的，有腹痛并泄泻的，有腹痛大便不通的。凡此各种疼痛，表现不同，怎样区别？

岐伯说：寒气侵犯脉外则脉寒，脉寒肢体踡缩，肢体踡缩使脉屈急，脉屈急外牵引小络脉收缩，所以突然疼痛。遇热则疼痛立即停止。由于伤寒邪较重，所以疼痛持久。

寒邪侵犯经脉之中，与人体热气互交则脉胀满，胀满则痛不能按。寒气停留，热气从之，则脉充大而血气乱，所以痛而不能按。

寒气侵犯肠胃之间，脐腹之下，邪气不能散，小络脉收缩所以痛，按之邪气散开，所以按之痛止。

寒气侵犯督脉，邪深按而不能及，所以按之无效。

寒气侵犯冲脉，冲脉自脐下关元穴起，随腹直向上行。寒气侵入则脉道不通，脉道不通则气牵引而痛，所以腹肌跳动应手。

寒气侵犯背俞脉，血气流行滞涩，滞涩则血虚，血虚气滞不通则痛。背俞与心通连，所以相牵引而痛。按之热气至，气血流通，所以热气至则疼痛止。

寒气侵犯厥阴经脉，厥阴脉络阴器连系肝，寒气侵入该脉中，血滞脉急，所以胸胁与小腹相引而痛。

寒气侵犯阴股，从阴股上于小腹，血滞而上下相引，所以腹痛牵引阴股疼痛。

寒气侵犯小肠脐腹之间及络脉之中，血滞涩不能流注经脉，血气滞而不行，所以久久成积聚疼痛之证。

寒气侵犯五脏，气逆上行，阴气极，阳气不行，所以突然疼痛昏不知人。如气复返，则可苏醒。

寒气侵犯肠胃，气逆上行，所以痛而呕吐。

寒气侵犯小肠，小肠不能转化水谷、成形大便，所以泄泻腹痛。

热气留滞小肠，肠中疼痛，发热干渴，大便坚硬不能排出，所以痛而大便不通。

【原文】

帝曰：所谓言而可知者也。视而可见奈何？岐伯曰：五脏六腑，固[①]尽有部，视其五色，黄赤为热，白为寒，青黑为痛。此所谓视而可见者也。帝曰：扪而可得奈何？岐伯曰：视其主病之脉，坚而血[②]及陷下者，皆扪而可得也。

【考注】

①固：为“痼”之音转。“病”义。

②而血：为“耎”之分离致误。

【释文】

黄帝说：以上即所谓言而可知之证。那视而可见是怎样的？岐伯说：五脏六腑，病色在面各有其部位。黄赤之色为热，白色为寒，青黑之色为痛。这就是所说的视而可见。黄帝说：扪而可得是怎样的？岐伯说：视其有病之脉络，其坚硬或软弱以及陷下者，都可通过触摸而察知。

【原文】

帝曰：善。余知百病生于气也。怒则气上，喜则气缓，悲则气消，恐则气下，寒则气收，炅则气泄，惊则气乱，劳则气耗，思则气结。九气不同，何病之生？岐伯曰：怒则气逆，甚则呕血及飧泄[①]，故气上矣。喜则气和志达，荣卫通利，故气缓矣。悲则心系急，肺叶布举，而上焦不通，荣卫不散[②]，热气在中，故气消矣。恐则精却，却则上焦闭，闭则气还[③]，还[③]则下[④]焦胀，故气不[⑤]行矣。寒则腠理闭，气不行，故气收矣。炅则腠理开，荣卫通，汗大泄，故气泄。惊则心无所倚，神无所归，虑无所定，故气乱矣。劳则喘息汗出，外内皆越，故气耗矣。思则心有所存，神有所归，正气[⑥]留而不行，故气结矣。

【考注】

①飧泄："吐食"之义。吐，与后文"故气上矣"义始合。《汉书·严助传》颜师古注："泄，吐也"，《左传·昭公元年》陆德明释文："飧，熟食也"。

②不散：不行之义。

③还：引为"滞"义。《周礼》注："还犹围也"。"围"引为"滞"义。

④下：为"上"之误。

⑤不：为"下"之误，与上文"恐则气下"始合。

⑥正气："正"为"其"之误。即"其气"。

【释文】

黄帝说：讲得好！我知道百病生于气。大怒则气上逆，大喜则气缓散，悲甚则气消散，恐甚则气下陷，寒则气收敛，热则气外泄，受惊则气血乱，过劳则气消耗，思虑则气郁结。九气之变各不相同，它们能产生什么病？岐伯说：大怒气机上逆，甚则呕血吐食，所以气上逆。过喜则气缓和，营卫之气通利，所以气缓。悲哀太甚则心系急，肺叶张举，上焦之气不通，营卫之气不行，热气在内耗气，所以气消。恐甚神气怯弱，怯弱则上焦闭阻不通，闭则气滞，滞则上焦胀，所以气不下行。寒气使腠理闭塞，营卫之气不行，所以气收。热则腠理开，营卫之气通利，汗大出，所以气泄。受惊则心气不能平定，神气不能归心，心中疑虑不静，所以气乱。过劳则气喘汗出，内外之气均外泄，所以气耗。思虑过度则精神呆滞，神气居止不动，其气留滞而不行，所以气结。

腹中论篇第四十

【原文】

黄帝问曰：有病心腹满，旦[1]食则不能暮[2]食，此为何病？岐伯对曰：名为鼓胀。帝曰：治之奈何？岐伯曰：治之以鸡矢醴[3]，一剂知，二剂已。帝曰：其时有复发者何也？岐伯曰：此饮食不节，故时有病也。虽然其病且已，时[4]故当病，气聚于腹也。

【考注】

①旦：为“且”之形误。

②暮：引为“多”义。《小尔雅·广诂》：“莫，大也”。“莫”、“暮”古今字。“大”可引为“多”义。

③鸡矢醴：“矢醴”为“肶胵”之音转。“鸡肶胵”即鸡内金。《神农本草经》名“鸡肶胵里黄皮”，《本草经集注》名“鸡肶胵”，直至宋《圣惠方》，仍名“鸡肶胵”。有健胃消食、除胀等功效。《吕览·贵卒》毕沅校：“至，一作矢”，《孟子正义》：“比，犹至也”，《公羊传·哀公五年》陆德明释文：“比，作毗”，《尔雅·释诂》郝懿行疏：“肶，通作毗”。此矢、肶古通用之；《说文通训定声》：“礼，假借为醴”，《管子·七法》戴望校：“礼，作理”，《管子·霸言》张佩纶注：“理，当作治”，《尹文子·大道》钱熙祚校：“藏本治作制”，《读书杂志·荀子》王念孙按：“至，当为制”。“胵”从“至”音。此胵、醴古通用之。

④时：为“食”之音转。

【释文】

黄帝问道：有一种病心腹胀满，想吃但不能多吃，这是什么病？岐伯答道：病名叫鼓胀。黄帝说：怎样治疗？岐伯说：治用鸡内金，一剂好转，二剂治愈。黄帝说：其有的愈后又复发，这是为什么？岐伯说：这是由于饮食不节，所以有的复发，病虽愈，但饮食不注意，所以又犯病了。这是食气滞于腹内所致。

【原文】

帝曰：有病胸胁支满者，妨于食，病至则先闻腥臊臭，出清液，先唾血，四支清，目眩，时时前后血，病名为何？何以得之？岐伯曰：病名血枯①。此得之年少时，有所大脱血，若醉入房中，气竭伤肝，故月事衰少不来也。帝曰：治之奈何？复以何术②？岐伯曰：以四乌鲗骨一藘茹，二物并之，丸以雀卵，大如小豆，以五丸为后饭，饮以鲍鱼汁，利肠中及伤③肝也。

【考注】

①血枯：“枯”为“汩”之音转。“流血”、“失血”之义。

②复以何术：此四字当衍。前文已有“治之奈何?”，复出此四字，义重。

③伤：为“养”之音转。“伤肝”即“养肝”。

【释文】

黄帝说：有一种病胸胁胀满，影响吃饭。病发作前先闻到腥臊气味，流清涕，唾血，四肢发凉，目眩晕，尿血，大便出血，这是什么病？怎样导致的？岐伯说：病名叫血枯。这是由于小时候曾有大失血，或醉后行房事，气耗肝伤，有的导致月经减少不来。黄帝说：怎样治疗？岐伯说：用四份乌贼骨，一份茜草，共制成丸，如雀卵之圆，大如小豆，饭前用鲍鱼汁送下五丸。鲍鱼汁有益肠养肝的功效。

【原文】

帝曰：病有少腹盛，上下左右皆有根，此为何病？可治不？岐伯曰：病名曰伏梁。帝曰：伏梁何因得之？岐伯曰：裹大脓血，居肠胃之外，不可治，治之每切，按之致死。帝曰：何以然？岐伯曰：此下则因①阴，必下脓血，上则迫胃脘，生②鬲，侠③胃脘内痈。此久病也，难治。居脐上为逆，居脐下为从。勿动亟夺，论在《刺法》中。

【考注】

①因：为“引”之音转。“动”义。

②生：孙鼎宜：“‘生’当作‘至’，形误”。

③侠：《太素》作“使”。

【释文】

黄帝说：有一种病小腹满，上下左右按之都发硬，这是什么病？能否治疗？岐伯说：病名叫伏梁。黄帝说：伏梁病是怎么得的？岐伯说：小腹内、胃肠外面有脓血，不能治疗。治疗每痛甚且病加剧，重按可以致死。黄帝说：为什么会这样？岐伯说：这是因为过泻动阴，大便泻脓血，上可迫胃至鬲，使胃脘内生痈。这是久病，不易治疗。痈肿超过脐上为逆，痈肿限于脐下为顺。不要用攻泻之法。详论在《刺法》篇中。

【原文】

帝曰：人有身体髀股䯒皆肿，环脐而痛，是为何病？岐伯曰：病名伏梁，此风根也。其气溢于大肠而著于肓①。肓①之原在脐下，故环脐而痛也。不可动之，动之为水溺涩之病。

【考注】

①肓："腹"义。《奇病论》张志聪注："肓者，即肠外之膏膜"，《痹论》王冰注："肓膜，谓五脏之间鬲中膜也"。此肓有"膜"义。《广雅·释器》："膝，膜也"，《集韵》："膝，腹也"。是膜有"腹"义。

【释文】

黄帝说：有的病髀、股、骱都肿胀，绕脐疼痛，这是什么病？岐伯说：病名叫伏梁。风寒是其病因。风寒之气留于大肠而滞于腹，腹之根在脐下气海穴处，所以绕脐疼痛。不可攻之，攻之则变为津亏小便涩滞不畅之证。

【原文】

帝曰：夫子数言热中消中，不可服高梁芳草石药。石药发瘨，芳草发狂。夫热中消中者，皆富贵人也。今禁高梁，是不合其心，禁芳草石药，是病不愈[①]。愿闻其说。岐伯曰：夫芳草之气美[②]，石药之气悍，二者其气急疾坚劲，故非缓心和人[③]，不可以服此二者。帝曰：不可以服此二者，何以然？岐伯曰：夫热气慓悍，药气亦然，二者相遇，恐内伤脾。脾者土也而恶木，服此药者，至甲乙日更论[④]。

【考注】

①愈：为"宜"之音转。"不愈"，即"不宜"。

②美：为"走"之误。

③缓心和人："缓"为"寒"之音转；"心"，"中"误；"和"，"之"误。即"寒中之人"。

④论：为"甚"之音转。《甲乙》作"当愈甚"。义近。

【释文】

黄帝说：您屡次说热中、消中证，不能服用甘肥精粮及芳香药及石类药物。石类药促发癫证，芳草药促发狂证。热中消中病，都是富贵人所患之病。现在禁食甘肥，是不称其心，禁用芳香走窜草药、石类所谓补药，是该病不宜使用这类药。愿知其中道理。岐伯说：芳香草药之性走窜，石类药其性猛烈。二者相加，其性更加急躁剧烈，不是寒中之人，不能服用此二类药。黄帝说：为什么不能服此二类药？岐伯说：热邪剧烈，药性也是这样，二者相合，恐怕内伤脾胃。脾属土而被木克，所以甲乙日病更重。

【原文】

帝曰：善。有病膺肿颈痛胸满腹胀，此为何病？何以得之？岐伯曰：名厥逆。帝曰：治之奈何？岐伯曰：灸之则喑，石之则狂，须其气并①，乃可治也。帝曰：何以然？岐伯曰：阳气重上，有余于上，灸之则阳气入阴，入则喑，石之则阳气虚②，虚②则狂。须其气并而治之，可使全③也。

【考注】

①并：为“平”之音转。《小尔雅·广言》胡承珙注：“平、辨古字通”，《逸周书》朱右曾注：“屏，《礼》作‘辨’，声相近”，《读书杂志·管子》王念孙按：“并，与屏同”。是并、平、屏、辨古通用。

②虚：为“至”之音转。《荀子·大略》杨倞注：“虚，读为居”，《诗·玄鸟》郑玄笺：“止，犹居也”，《诗·小旻》马瑞辰传：“止，与至同义”。是虚、至古通。

③全：通“痊”。“愈”义。《甲乙》作“愈”。义同。

【释文】

黄帝说：讲得好！有一种病胸肿颈痛，胸腹胀满，这是什么病？是怎样得的？岐伯说：病名叫厥逆。黄帝说：怎样治疗？岐伯说：用灸法会声音不出，用石类药会发狂。要使其气平定，才能治疗。黄帝说：为什么？岐伯说：阳气重于上，则上部之气有余。灸之则阳气伤阴，伤则失音不语。用石类烈性药则阳气至，阳气至则阳更甚而发狂。待其气平而治之，可以痊愈。

【原文】

帝曰：善。何以知怀子之且生也？岐伯曰：身有病而无邪脉也。

【释文】

黄帝说：讲得好！怎样知道怀孕并且将要生了呢？岐伯说：身如有病而没有病脉。

【原文】

帝曰：病热而有所痛者何也？岐伯曰：病热者，阳脉也，以三阳之动[①]也。人迎一盛少阳，二盛太阳，三盛阳明。入阴也[②]。夫阳入于阴，故病在头与腹，乃䐜胀而头痛也。帝曰：善。

【考注】

①动：为“盛”之音转。《甲乙》作“盛”。

②入阴也：《甲乙》无此三字。

【释文】

黄帝说：有一种病发热身痛是为什么？岐伯说：热病见阳脉，这是三阳之盛。人迎脉大寸口脉一倍，病在少阳，大寸口脉两倍，病在太阳，大寸口脉三倍，病在阳明。病邪由阳入阴，所以病从头至腹，于是腹胀并且头痛。黄帝说：讲得好！

刺腰痛篇第四十一

【原文】

足太阳脉令人腰痛，引项脊尻，背如重[①]状，刺其郄中太阳正[②]经出血，春无见血。

少阳令人腰痛，如以针刺其皮中，循循然不可以俯仰，不可以顾，刺少阳成骨[③]之端出血。成骨在膝外廉之骨独起者，夏无见血。

阳明令人腰痛，不可以顾，顾如有见者，善悲，刺阳明于骭前三痏。上下和[④]之出血，秋无见血。

足少阴令人腰痛，痛引脊内廉，刺少阴于内踝上二痏，春无见血，出血太多，不可复也。

厥阴之脉，令人腰痛，腰中如张弓弩弦，刺厥阴之脉。在腨踵鱼腹之外，循之累累然。乃刺之，其病令人善言，默默然不慧，刺之三痏。

【考注】

①重：为“肿”之音转。《甲乙》作“肿”。

②正：为“之”之音转。助词。《荀子集解》：“方止，各本作方正”，《经词衍释》：“止，亦或作之”。是正、之、止古并通用之。

③成骨：张景岳：“乃骭骨之上端，所以成立其身，故曰成骨”。

④和：为“刺”之误。

【释文】

足太阳经脉引起的腰痛，痛引项背臀部，背如肿状，刺太阳经之委中穴出血。春天不要出血。

足少阳经引起的腰痛，如针刺其皮，病人不能俯仰，不能回头，刺成骨之端出血。成骨是膝外侧突起之骨。夏天不要出血。

足阳明经脉引起的腰痛，不能回头，回头如有所见，善悲痛。刺三里穴三次。上下刺之出血。秋天不要出血。

足少阴脉使人腰痛，痛引脊内，刺复溜穴两次。春天不要见血，出血过多，身体不易恢复。

足厥阴经脉引起的腰痛，腰肌紧硬如弓弦。刺厥阴脉腿肚与足跟之间鱼腹突出处之外侧。触摸有贯珠感，才刺之。其病使人多语或沉默郁闷。刺三次。

【原文】

解脉令人腰痛，痛引肩，目䀮䀮然，时遗溲，刺解脉，在膝筋肉与间郄外廉之横脉出血，血变而止。

解脉令人腰痛如引带[①]，常如折腰状，善恐[②]，刺解脉，在郄中结络如黍米，刺之血射以黑，见赤血而已。

同[③]阴之脉，令人腰痛，痛如小锤居其中，怫然肿。刺同阴之脉，在外踝上绝骨之端，为三痏。

阳维之脉，令人腰痛，痛上怫然肿，刺阳维之脉，脉与太阳合腨下间，去地一尺所。

衡络之脉，令人腰痛，不可以俛仰，仰则恐仆，得之举重伤腰，衡络绝，恶血归之，刺之在郄阳筋之间，上郄数寸，衡居为二痏出血。

会阴之脉，令人腰痛，痛上漯漯然汗出，汗干令人欲饮，饮已欲走[④]，刺直阳[⑤]之脉上三痏，在跻上郄下五寸横居，视其盛者出血。

飞阳之脉，令人腰痛，痛上拂拂然，甚则悲以恐，刺飞阳之脉，在内踝上五寸⑥，少阴之前，与阴维之会。

昌阳之脉，令人腰痛，痛引膺，目䀮䀮然，甚则反折，舌卷不能言。刺内筋为二痏，在内踝上大筋前，太阴后，上踝二寸所。

散脉令人腰痛而热，热甚生烦，腰下如有横木居其中，甚则遗溲。刺散脉，在膝前骨肉分间，络外廉束脉，为三痏。

肉里之脉，令人腰痛，不可以咳，咳则筋缩急，刺肉里之脉为二痏。在太阳之外，少阳绝骨之后。

【考注】

①引带：为“裂”字之分离致误。《甲乙》作“裂”。

②恐：《甲乙》作“怒”。

③同：为“通”之音转。“同阴”，即“通阴”。《韩非子·亡征》“混通”，《汉书·地理志》作“混同”。朱起风：“同、通两字古互用”。是“同”、“通”古通。

④走：郭霭春：“‘走’似应作‘溲’，‘走、溲’声误”。

⑤直阳：林亿《新校正》：“直阳之脉，即会阴之脉”。

⑥五寸：《甲乙》作“二寸”。

【释文】

解脉引起的腰痛，痛引肩背，目晕花，常遗尿。刺解脉的膝后两筋间郄中外侧络脉出血，血色由紫变红后停止。

解脉引起的腰痛，腰痛如裂，时常如断腰般疼痛，多怒。刺解脉郄中处的络结，刺时有黑色射出，血变红色停止针刺。

通阴之脉引起的腰痛，痛如小锤在腰内，腰突然肿胀。刺通阴之脉在外踝上绝骨之尽头，刺三次。

阳维之脉引起的腰痛，痛处突然肿。刺阳维之脉与太阳脉交合处之小腿肚下，离地约一尺高处。

衡络之脉引起的腰痛，不能仰俯，仰则欲跌倒。这是由于举重伤腰，衡络受伤，瘀血留滞所致。刺委阳、殷门两穴，两穴在郄上数寸，刺两穴两次并出血。

会阴之脉引起的腰痛，痛处有汗，汗止使人口渴欲饮水，饮罢又想尿。刺会阴之脉三次。在跻上郄下五寸处血络盛处刺其出血。

飞阳之脉引起的腰痛，痛处跳动，甚则悲痛。刺飞阳之脉在内踝上五寸处，即少阴前与维阴交会之处。

昌阳之脉引起的腰痛，痛引胸部，目晕，甚则腰脊强直，舌缩不能言语。刺筋内复溜穴两次，在内踝上大筋前，太阴后上踝两寸处。

散脉引起的腰痛，发热，热甚烦躁，腰如有横木般沉重，痛甚会遗尿。刺散脉膝前肉分间，连外侧之脉三刺。

肉里之脉引起的腰痛，痛不能咳，咳即痛甚腰筋拘挛收缩。刺肉里之二次。该脉在太阳外侧，少阳经绝骨之端。

【原文】

腰痛侠脊而痛至头，几几然[①]，目𥆧𥆧欲僵仆，刺足太阳郄中出血；腰痛上寒，刺足太阳、阳明；上热，刺足厥阴；不可以俯仰，刺足少阳；中热而喘，刺足少阴，刺郄中出血。

腰痛上寒，不可顾，刺足阳明；上热，刺足太阴；中热而喘，刺足少阴；大便难，刺足少阴；少腹满，刺足厥阴；如折，不可以俯仰，不可举，刺足太阳；引脊内廉，刺足少阴。

腰痛引少腹控胁，不可以仰，刺腰尻[②]交者，两髁胂上，以月生死为痏数，发针立已。左取右，右取左。

【考注】

①几几然："几"为"沉"之脱。《太素》作"沉沉然"。

②尻：为"脊"之音转。

【释文】

腰痛连脊至头痛，头沉重，目晕，欲跌仆，刺足太阳郄中处出血。腰痛腰寒，刺足太阳、阳明两经。腰热，刺足厥阴经。不能俯仰，刺足少阳经。内热而喘，刺足少阴经，并刺郄中出血。

腰痛其寒，不能回头，刺足阳明经；腰热，刺足太阴经；内热而喘，刺足少阴经；大便秘不通，刺足少阴经；小腹胀满，刺足厥阴经；腰痛如折，不能俯仰，不能举臂，刺足太阳经；痛引脊内侧，刺足少阴经。

腰痛牵引小腹至软肋处疼痛，不能仰，刺腰脊处之下髎穴，其穴在腰下两旁髂骨上坚肉处。刺时以月圆缺为针刺数，针刺立刻见效。左痛取右侧穴位，右痛取左侧穴位。

风论篇第四十二

【原文】

黄帝问曰：风之伤人也，或为寒热，或为热中，或为寒中，或为疠风，或为偏枯，或为风[①]也。其病各异，其名不同，或内至五脏六腑，不知其解，愿闻其说。岐伯对曰：风气藏于皮肤之间，内不得通，外不得泄。风者善行而数变，腠理开则洒然寒，闭则热而闷。其寒也则衰食饮，其热也则消肌肉，故使人怢栗[②]而不能食，名曰寒热。

风气与阳明入胃，循脉而上至目内眦，其人肥则风气不得外泄，则为热中而目黄，人瘦则外泄而寒，则为寒中而泣出。

风气与太阳俱入，行诸脉俞，散于分肉之间，与卫气相干，其道不利，故使肌肉愤䐜而有疡，卫气有所凝而不行，故其肉有不仁也。疠者，有荣气热胕[③]，其气不清，故使其鼻柱坏而色败，皮肤疡溃，风寒客于脉而不去，名曰疠风，或名曰寒热。

【考注】

①风：《太素》、《千金》作“贼风”。

②怢栗：《甲乙》作“失味”。

③荣气热胕：“胕”为“肤”之音转，即“荣气热肤”。

【释文】

黄帝问道：风邪伤人，有的成为寒热，有的成为热中，有的成为寒中，有的成为疠风，有的成为偏枯，以至成为各种风证。其病有别，其名不同，有的内至五脏六腑。不知其理，愿听您讲解。岐伯答道：风邪侵入皮肤之间，内不得通行，外不能宣泄。风邪善于传行而多变，腠理开时会怕冷，腠理闭时会发热烦躁。寒则饮食减少，热则消耗肌瘦，使人口中无味，不能饮食，病名叫寒热。

风邪从阳明经入胃，循脉上至目内眦，若人肥风气不能宣泄，就成为热中病而目黄。若瘦人则气易外泄而寒，成为寒中之证而多泪。

风气从太阳经侵入，行走各经俞穴，散布肌肉之间，与卫气相乱，卫气之道不利，所以肌肉肿起而成痈疡。卫气凝滞不行，所以肌肉麻木不仁。疠病是由于营气热，熏皮肤，使其气不通，所以鼻柱溃伤，面色枯败，皮肤溃烂。风寒之邪留滞经脉不去，病名叫疠风，也叫寒热。

【原文】

以春甲乙①伤于风者为肝风，以夏丙丁伤于风者为心风，以季夏戊己伤于邪②者为脾风，以秋庚辛中于邪②者为肺风，以冬壬癸中于邪者为肾风。

【考注】

①甲乙：春属木，甲乙代表木之阴阳属性，即阳木、阴木。春与甲乙互文同义，均指春季。下文“丙丁”、“戊己”等，义同。

②邪：《甲乙》作“风”。

【释文】

春季伤于风邪为肝风，夏季伤于风邪为心风，长夏伤于风邪为脾风，秋季伤于风邪为肺风，冬季伤于风邪为肾风。

【原文】

风中五脏六腑之俞，亦为脏腑之风，各①入其门户所中，则为偏风。风气循风府而上，则为脑风。风入系头，则为目风，眼寒。饮酒中风，则为漏风②。入房汗出中风，则为内风③。新沐中风，则为首风④。久风入中，则为肠风飧泄。外在腠理，则为泄风。故风者百病之长⑤也。至其变化，乃为他病也。无常方，然致有⑥风气也。

【考注】

①各：为“半”之误。“偏”义。

②漏风：“漏”为“酒”之音转，即“酒风”。《千金》正作“酒风”。

③内风：“内”通“纳”，即“纳风”。

④首风：“首”为“湿”之音转。“首风”即“湿风”。若作“首”解，则与“脑风”义重。

⑤长：“始”义。《骨空论》：“风者百病之始也”。王冰：“长，先也”。

⑥致有：“致”，“多”义。“有”，通“由”。即“多由”义。《老子》王弼注：“致，极也”，《文选·剧秦美新》吕延济注：“极，多也”。是致有多义。《书·康诰》孙星衍疏：“由，同犹”，《尸子》汪继培注：“有，作犹”。是有、由古通。

【释文】

风邪侵入五脏六腑之俞穴，也可成为脏腑之风证。偏中其半身，则成为偏风。风邪循风府上入脑，则成为脑风。风邪入头系，成为目风，眼寒凉。饮酒伤于风邪，成为酒风。入房汗出伤于风邪，成为纳风。洗沐伤于风邪，成为湿风。久风入中，成为肠风水泄之证。风邪在肌表，是泄风。所以说风邪是百病之开端，至其变化，才变生成其它病证，没有一定规律，但是多由风邪所致。

【原文】

帝曰：五脏风之形状不同者何？愿闻其诊及其病能。岐伯曰：肺风之状，多汗恶风，色皏然白，时咳短气，昼日则差，暮则甚，诊在眉上，其色白。

心风之状，多汗恶风，焦绝①，善怒吓②，赤色，病甚则言不可快，诊在口③，其色赤。

肝风之状，多汗恶风，善悲④，色微苍，嗌干善怒，时憎女子，诊在目下，其色青。

脾风之状，多汗恶风，身体怠墮，四支不欲动，色薄微黄，不嗜食，诊在鼻，其色黄。

肾风之状，多汗恶风，面痝然浮肿，脊痛不能正⑤立，其色炲，隐曲不利，诊在肌⑥上，其色黑。

【考注】

①焦绝：《医心方》作“憔悴”。

②善怒吓：《医心方》作“喜悲”。

③口：为“舌”之脱。

④善悲：衍文。肝志为怒，后文已有“善怒”，此不当复出“善悲”。

⑤正：《外台》引作“久”。

⑥肌：《太素》作“颐”。

【释文】

黄帝说：五脏风证表现不同，怎样不同？愿知其诊断要点及病状表现。岐伯说：肺风的病状，多汗怕风，面色苍白，时咳嗽气短，白天轻，傍晚重。诊察其眉上，色为白色。

心风的病状，多汗怕风，面色憔悴，常悲痛。病重时说话口舌不利，诊其舌色赤。

肝风的病状，多汗怕风，面色微青，咽干多怒，有时憎恶女子。诊其目下色青。

脾风的病状，多汗恶风，身体困倦，四肢无力不愿动，面色赤，不想吃饭。诊其鼻上色黄。

肾风的病状，多汗恶风，面浮肿，腰脊疼痛，不能久立，面色黑，小便不利颐上色黑。

【原文】

胃风之状，颈多汗恶风，食饮不下，鬲塞不通，腹善满，失衣则䐜胀，食寒则泄，诊形瘦而腹大。

首风之状，头面多汗恶风，当先风一日[①]，则病甚，头痛不可以出内，至其风日[②]，则病少愈。

漏风之状，或多汗，常不可单衣，食则汗出，甚则身汗[③]，喘息恶风，衣常[④]濡，口干善渴，不能劳事。

泄风之状，多汗，汗出泄[⑤]衣上[⑥]，口中干，上渍[⑦]其风，不能劳事，身体尽痛则寒。帝曰：善。

【考注】

①先风一日："先"为"其"之误。"一"，助词，"之"义。即"其风之日"。

②至其风日："至"引为"过"义。"至其风日"，即"过其风日"之义。

③汗：为"寒"之音转。《圣济总录》引作"寒"。

④常：通"裳"。《太素》作"裳"。

⑤泄：《医心方》作“沾”。

⑥上：为“裳”之音转。

⑦上渍：为“伤之”之音转。

【释文】

胃风的病状，头颈多汗，怕风，饮食不下，脘鬲痞塞不通，腹胀满，衣薄则腹胀，饮食寒凉就泄泻，诊见其形体清瘦但腹胀大。

湿风之病状，头面痛，多汗怕风，正当其风胜之时，则病加重，头痛不能外出。过其风胜之时，病会好转。

酒风之病状，多汗，衣服不能单薄，吃饭时多汗，汗出过多则身寒，喘息怕风，衣服被汗水浸湿，口渴干，不能劳累。

泄风之病状，多汗，汗出沾衣裳，口干，因伤之风邪，不能劳事，全身疼痛并恶寒怕冷。黄帝说：讲得好！

痹论篇第四十三

【原文】

黄帝问曰：痹之安生？岐伯对曰：风寒湿三气杂[1]至，合而为痹也。

【考注】

①杂：《甲乙》作“合”。

【释文】

黄帝问道：痹病是怎样产生的？岐伯答道：风寒湿三种邪气合起来共同侵犯人体，成为痹病。

【原文】

帝曰：其有五者何也？岐伯曰：以冬遇此者为骨痹，以春遇此者为筋痹，以夏遇此者为脉痹，以至阴遇此者为肌痹，以秋遇此者为皮痹。

【释文】

黄帝说：痹病为什么分为五种？岐伯说：冬天得病的叫骨痹，春天得病的叫筋痹，夏天得病的叫脉痹，长夏得病的叫肌痹，秋天得病的叫皮痹。

【原文】

帝曰：内舍五脏六腑，何气使然？岐伯曰：五脏皆有合，病久而不去者，内舍于其合也。故骨痹不已，复感于邪，内舍于肾；筋痹不已，复感于邪，内舍于肝；

脉痹不已，复感于邪，内舍于心；肌痹不已，复感于邪，内舍于脾；皮痹不已，复感于邪，内舍于肺。所谓痹者，各以其时，重感于风寒湿之气也。

【释文】

黄帝说：痹病内入五脏六腑，是怎样造成的？岐伯说：五脏与骨筋脉肉皮有应合关系。病邪久而不除，可以内入其合。所以骨痹不愈，重新受邪，就内入于肾；筋痹不愈，重新受邪，内入于肝；脉痹不愈，重新受邪，内入于心；肌痹不愈，重新受邪，内入于脾；皮痹不愈，重新受邪，内入于肺。所说的痹病，就是不同的时节感受风寒湿邪气所致。

【原文】

凡痹之客五脏者，肺痹者，烦满喘而呕；心痹者，脉不通，烦则心下鼓，暴上气而喘，嗌干善噫，厥气上则恐①；肝痹者，夜卧则惊②，多饮数小便，上为引如怀③；肾痹者，善胀，尻以代踵④，脊以代头⑤；脾痹者，四支解墮，发咳⑥呕汁，上为大塞⑦；肠痹者，数饮而出不得，中气喘争⑧，时发飧泄；胞痹者，少腹膀胱，按之内痛，若沃⑨以⑩汤，涩于小便，上⑪为清涕。

【考注】

①恐：为“痛”之音转。《希麟音义》：“恐，惊也”，《文选》李善注：“惊，动也”，《吕览》高诱注：“恫，动”，《说文通训定声》：“痛，假借为恫”。是恐、惊、痛、恫古并通用。

②惊：为“痛”之音转。

③上为引如怀：“上”为“口”之误。“引”为“饮”之音转。“怀”，为“杯”之误。口渴之甚，所以饮水之口大如杯。

④尻以代踵：“尻”，“腰”义。“以”，“之”义。“代”为

"大"之音转。"踵"为"肿"之音转。即腰之大肿之义。腰为肾之府，所以肾痹腰尻部大肿。《痿论》："肾气热，则腰脊不举"，《刺腰痛篇》："足少阴令人腰痛，痛引脊内廉"，《奇病论》："肾为腰痛之病也"。《楚辞·招魂》朱熹注："代，作'世'"，《左传·襄公廿三年》："大叔"，《论语》作"世叔"，是"代"、"大"古通用之。《庄子·庚楚桑》陆德明释文："肿，本亦作踵"。是肿、踵古通用之。

⑤脊以代头："代头"，为"大痛"之音转。即脊之大痛之义。《尔雅·释鸟》陆德明释文："头，字或作投"，《文选·西都赋》刘良注："投，引也"，《广韵·东部》："挏，引也"，《吕览·审分》毕沅校："恫，《玉篇》作挏"，《说文通训定声》："痛，假借为恫"。是头、痛、恫、挏并通。

⑥咳：郭霭春："《全生指迷方》引'咳'作'渴'"。

⑦塞：为"寒"之误。脾痹寒邪之甚，所以说"上为大寒"。

⑧喘争："争"为"鸣"之音转。"喘争"，即"喘鸣"。《大戴礼记》王聘珍注："争，辨也"，《周易略例》邢王寿注："明，辨也"，《文选·运命论》李善注："明与鸣古字通"。是争、鸣、明古并通用之。

⑨沃：为"尿"之音转。

⑩以：为"似"之音转。《易·明夷》释文："以，荀向本作'似'"。是以、似古通用之。

⑪上：为"口"之误。

【释文】

痹邪侵犯五脏症：肺痹之病状，烦闷咳喘、呕吐；心痹的病状，血脉不通，心烦心悸，突然气短喘促，咽干，常嗳气，病气发作则胸痛；肝痹的病状，夜里躺下则痛，喝水多，小便多，口渴大口饮水如杯；肾痹的病状，常肿胀，腰部大肿，腰脊大痛；

脾痹的病状，四肢无力，口渴呕清汁，上部大寒；肠痹的病状，多饮水而尿少，腹中鸣响，时时水泻；胞痹的病状，小腹膀胱处按之疼痛，或尿似汤一样混浊，小便短涩不利，口流清水。

【原文】

阴气[1]者，静则神藏[2]，躁则消亡。饮食自[3]倍，肠胃乃伤。淫气[4]喘息，痹[5]聚在肺；淫气忧思，痹聚在心；淫气遗溺，痹聚在肾；淫气乏竭，痹聚在肝；淫气肌绝，痹聚在脾。

【考注】

①阴气：指五脏之气。五脏在内属阴，所以说是“阴气”。

②藏：引为“静”义。

③自：为“之”之音转。助词。

④淫气：乱气。引指病气。

⑤痹：指病邪。

【释文】

五脏之气，平和则神静，躁动扰乱则神气耗散。饮食过量，肠胃会受伤。病气喘促，病邪聚滞在肺；病气过忧，病邪聚滞在心；病气遗尿，病邪聚滞在肾；病气困乏，病邪聚滞在肝；病气肌肉消瘦，病邪聚滞在脾。

【原文】

诸痹不已，亦益[1]内也。其风气胜者，其人易已也。帝曰：痹，其时有死者，或疼久者，或易已者，其故何也？岐伯曰：其入脏者死，其留连筋骨间者疼久，其留皮肤间者易已。

【考注】

①益：通“溢”，引为“转入”义。

【释文】

各种痹证不愈，可以转入内脏。风气较多的痹证，容易治愈。黄帝说：痹证有的成为死证，有的疼痛经久不愈，有的则容易治愈，这是什么原因？岐伯说：痹邪入脏者有的成为死证，痹邪留滞筋骨之间者疼痛经久不愈，痹邪浅在皮肤之间者容易治愈。

【原文】

帝曰：其客于六腑者何也？岐伯曰：此亦其食饮居处，为其病本也。六腑亦各有俞，风寒湿气中其俞，而食饮应之，循俞而入，各舍其腑也。帝曰：以针治之奈何？岐伯曰：五脏有俞，六腑有合，循脉之分，各有所发，各随[①]其过，则病瘳也。

【考注】

①随：《甲乙》作“治”。

【释文】

黄帝说：痹邪为什么侵犯六腑？岐伯说：这也是由于饮食居处失宜，为其致病基本原因。六腑各有俞穴，风寒湿之气侵犯其俞，循俞而入，可留滞于腑。黄帝说：怎样针刺治疗？岐伯说：五脏有俞穴，六腑有合穴，沿经脉之不同，都可有其发病部位。各治其有病之处，病就会痊愈。

【原文】

帝曰：荣卫之气，亦令人痹乎？岐伯曰：荣者，水谷之精气也，和调于五脏，洒陈于六腑，乃能入于脉也。故循脉上下，贯五脏，络六腑也。卫者，水谷之悍气也，其气慓疾滑利，不能入于脉也，故循皮肤之中，分肉之间，熏于肓膜，散于胸膜，逆其气则病，从其气则愈，不与风寒湿气合，故不为痹。

【释文】

黄帝说：营卫之气，也可以使人得痹证吗？岐伯说：营卫是水谷精微之气，和通五脏，散布六腑，再进入脉中，所以循经脉上下，通五脏，络连六腑，卫气是水谷强劲之气，其气快速滑利，不能进入脉中。循行皮肤之中，肌肉之间，布于内脏隔膜，络于胸腹。卫气逆行则病重，卫气顺行则病易愈。卫气不与风寒湿之气相合，则不成为痹证。

【原文】

帝曰：善。痹或痛，或不痛，或不仁，或寒，或热，或燥，或湿，其故何也？岐伯曰：痛者，寒气多也，有寒故痛也。其不痛不仁者，病久入深，荣卫之行涩，经络时疏，故不通[①]。皮肤不营，故为不仁。其寒者，阳气少，阴气多，与病相益，故寒也。其热者，阳气多，阴气少，病气胜，阳遭[②]阴，故为痹热。其多汗而濡也，此其逢湿甚也，阳气少，阴气盛，两气相感，故汗出而濡也。

【考注】

①通：《甲乙》作“痛”。

②遭：《甲乙》作“乘”。

【释文】

黄帝说：讲得好！痹病有的痛，有的不痛，有的麻木不仁，有的寒，有的热，有的燥，有的湿，这是什么原因？岐伯说：疼痛是寒气多，有寒邪所以疼痛。不痛但麻木不仁，是病久邪深，营卫之气运行迟滞，经络尚通，所以不痛。皮肤失其营气之养，所以麻木不仁。寒证明显，是由于阳气虚，阴气盛，与病相加，所以寒。热证明显，是由于阳气盛，阴气虚，阳乘阴，所以热。汗多湿衣，湿邪太甚，阳气虚，阴气盛，阴与湿邪相感，所以汗出而成湿证。

【原文】

帝曰：夫痹之为病，不痛何也？岐伯曰：痹在于骨则重，在于脉则血凝而不流，在于筋则屈不伸，在于肉则不仁，在于皮则寒。故具此五者则不痛也。凡痹之类，逢寒则虫①，逢热则纵。帝曰：善。

【考注】

①虫：通“疼”。孙诒让：“‘虫’当为‘痋’之借字”。段玉裁：“‘痋’即‘疼’字”。

【释文】

黄帝说：痹病有的不痛是为什么？岐伯说：痹在骨则身重，在脉则血滞而行迟，在筋则不能屈伸，在肉则麻木不仁，在皮则寒凉。此五种情况不以疼痛为主。凡痹病，遇寒则痛加重，遇热则肌肉松弛痛减轻。黄帝说：讲得好！

痿论篇第四十四

【原文】

黄帝问曰：五脏使人痿何也？岐伯对曰：肺主身之皮毛，心主身之血脉，肝主身之筋膜，脾主身之肌肉，肾主身之骨髓。故肺热叶[①]焦，则皮毛虚弱急薄，著[②]则生痿躄[③]也。心气热，则下脉厥而上[④]，上则下脉虚[⑤]，虚则生脉痿，枢析挈，胫纵而不任地也。肝气热，则胆泄口苦筋膜干，筋膜干则筋急而挛，发为筋痿。脾气热，则胃干而渴，肌肉不仁，发为肉痿。肾气热，则腰脊不举，骨枯而髓减，发为骨痿。

【考注】

①叶：为“上”之误。《金匮要略》：“热在上焦者，因咳为肺痿”。

②著：为“甚”之误。

③躄：引为“病”义。

④下脉厥而上：“下”为“血”之音转。“厥”，“病”义。“上”，为“伤”之音转。即血脉病而伤之义。《淮南子·泰族》“崩而下”，《太平御览》作“崩而亡”；《列子·仲尼》殷敬顺注：“亡，一本作止”，《读书杂志·荀子》王念孙按：“正，群书治要作止”；《左传·哀公二年》“邮无恤”，《国语·晋语》作“邮无正”；《说文通训正声》：“血，假借为恤”。是下、血古通用之。《太玄》司马光注：“上，举也”，《楚辞》王逸注：

"扬，举也"。《说文通训定声》："扬，假借又为伤"。是上、伤古通。

⑤上则下脉虚："上"，"伤"音转。"下"，"血"音转。即"伤则血脉虚"。

【释文】

黄帝问道：五脏为什么都能使人发生痿病？岐伯答道：肺主全身的皮毛，心主全身的血脉，肝主全身的筋脉，脾主全身的肌肉，肾主全身的骨及髓。所以肺热在上焦，则皮毛虚而枯燥，甚则成痿病。心气热，血脉病而伤，伤则血脉虚，虚则成脉痿，关节失用，胫软弱松弛不能持地。肝气热，胆气上逆，口苦，筋膜干枯，干则筋拘急，成为筋痿。脾气热，胃干口渴，肌肉麻木，成为肉痿。肾气热，腰脊疼痛不能活动，骨枯髓减，成为骨痿。

【原文】

帝曰：何以得之？岐伯曰：肺者，脏之长也，为心之盖也，有所失亡[①]，所求不得[②]，则发肺鸣，鸣则肺热叶[③]焦，故曰：五脏因肺热叶[③]焦，发为痿躄，此之谓也。悲哀太甚，则胞络绝，胞络绝，则阳气内动，发则心[④]下崩，数溲血也。故《本病》曰：大经空虚，发为肌痹，传为脉痿。思想无穷，所愿不得，意淫于外，入房太甚，宗筋弛纵，发为筋痿[⑤]，及为白淫。故《下经》曰：筋痿者，生于肝使内也。有渐于湿，以水为事，若有所留，居处相[⑥]湿，肌肉濡渍，痹而不仁，发为肉痿。故《下经》曰；肉痿者，得之湿地也。有所远行劳倦，逢大热而渴，渴则阳气内伐[⑦]，内伐则热舍于肾，肾者水脏也。今水不胜火，则骨枯而髓虚，故足不任身，发为骨痿。故《下经》曰：骨痿者，生于大热也。

【考注】

①失亡：为“伤”音之分离。

②所求不得：“所”，“其”义。“求”，为“气”之音转。“不得”，“失和”义。《淮南子·说山》高诱注：“求犹得也”，《孟子正义》：“得与德通”。《庄子集释》：“德者，全生之本”，《管子·小称》尹知章注：“气也者，所以生全其形”。此求、气古通。

③叶：为“上”之误。

④心：为“血”之音转。“心”通“正”（《韩非子集解》：“心，作性”，《列子》张湛注：“正，当为性”），“正”通“恤”、“血”，故“血”可通“心”。

⑤筋痿：“筋”为“阴”之音转。“筋痿”即“阴痿”，与阳痿同义。《灵枢·经筋》：“热则筋弛纵不收，阴痿不用”。

⑥相：为“伤”之音转。《甲乙》作“伤”。

⑦伐：“发”义。《礼记》注：“伐，发也”。

【释文】

黄帝说：痿病是怎样产生的？岐伯说：肺居五脏之本，为心之顶盖，有所伤，其气失和，则成喘鸣之证。喘鸣则肺热于上焦，所以说五脏由于肺热于上焦，发为痿病，即此义。悲伤过甚，则心包络气竭，气竭则阳气动扰，成为血下崩、屡尿血之证。所以《本病》中说：经脉空虚，成为肌痹，发展可成脉痿。嗜欲无止尽，所想所求得不到，神气乱于外，房事过度，众筋松弛，成为阴痿，或为遗精、白带之类病证。所以《下经》说：阴痿由于房事过度所致。感于湿邪，阴水邪盛，或湿邪留滞，居处伤湿，肌肉被湿邪侵渍，痛而麻木，成为肉痿。所以《下经》说：肉痿是由于久居湿地所致。远行劳累，大热口渴，渴则阴虚而阳气内发，内发则热留于肾。肾是水脏，现在阴不胜阳，于是骨枯髓减，足胫不能支持体重，成为骨痿。所以《下经》说：骨痿是由于大热所致。

【原文】

帝曰：何以别之？岐伯曰：肺热者色白而毛败，心热者色赤而络脉溢，肝热者色苍而爪枯，脾热者色黄而肉蠕动，肾热者色黑而齿槁。

【释文】

黄帝说：怎样辨别痿证？岐伯说：肺热的面色白而毛发枯败，心热的面色赤而络脉隆起，肝热的面色青而爪甲枯萎，脾热的面色黄而肌肉搐动，肾热的面色黑而齿枯槁。

【原文】

帝曰：如夫子言可矣，论言治痿者独取阳明，何也？岐伯曰：阳明者，五脏六腑之海，主润宗筋，宗筋主束骨而利机关也。冲脉者，经脉之海也，主渗灌谿谷，与阳明合于宗筋，阴阳①总宗筋之会，会于气街，而阳明为之长，皆属于带脉，而络于督脉。故阳明虚则宗筋纵，带脉不引，故足痿不用也。

【考注】

①阴阳：为“阳明”之误，例始合。

【释文】

黄帝说：如您所说是对的，医书上说治痿证独取阳明，这是什么道理？岐伯说：阳明是五脏六腑水谷精微之源泉，主滋润众筋脉，众筋脉主约束骨肉并滑利关节。冲脉是经脉血液之源泉，能渗灌肌肉，与阳明之脉合于众筋脉，阳明主众筋之会合，会合于气街，而阳明为之主导，又都注于带脉，络于督脉。所以阳明虚则众筋松弛，带脉失用，足于是痿弱失用。

【原文】

帝曰：治之奈何？岐伯曰：各补其荥而通其俞，调其虚实，和其逆顺，筋脉骨肉各以其时受月①，则病已矣。帝曰：善。

【考注】

①各以其时受月："时"，顺序。"月"，为"血"之音转。即各以顺序接受血液营养之义。《五脏生成篇》"足受血而能步，掌受血而能握，指受血而能摄"，与此同义。《论衡·说日》："月者，水也"，《管子·四时》尹知章注："血，亦水之类"。

【释文】

黄帝说：怎样治疗？岐伯说：分别补其荥气，通其俞气，调其虚实，和其逆常，筋脉骨肉依次接受血液之营养，则病即愈。黄帝说：讲得好！

厥论篇第四十五

厥：为“瘚”之音转，“病”义。《广雅·释诂》：“瘚，病也”。“厥”又可通“病”。《五脏生成篇》“咳嗽上气，厥在胸中”，《甲乙》“厥”作“病”。可证。本篇中之“厥”字，又多为“病”义。

【原文】

黄帝问曰：厥之寒热者何也？岐伯对曰：阳气衰于下，则为寒厥。阴气衰于下，则为热厥。帝曰：热厥之为热也，必起于足下者何也？岐伯曰：阳气起于足五指之表。阴脉者集于足下，而聚于足心，故阳气胜则足下热也。帝曰：寒厥之为寒也，必从五指而上于膝者何也？岐伯曰：阴气起于五指之里，集于膝下而聚于膝上，故阴气胜，则从五指至膝上寒，其寒也，不从外，皆从内也。

【释文】

黄帝问道：病之寒热是怎样形成的？岐伯答道：阳气衰退在下部，成为寒病，阴气衰退在下部，成为热病。黄帝说：热病之热，必生于足下是为什么？岐伯说：阳气走足五指的外侧，聚于足心，所以阳气胜，足下就发热。黄帝说：寒病之寒，必从足五指而上至膝这是为什么？岐伯说：阴气走足五指之内侧，上聚于膝，所以阴气胜，其寒从足五指上至膝。其寒不是外邪所致，而是阳虚寒从内生所致。

【原文】

帝曰：寒厥何失[1]而然也？岐伯曰：前阴者，宗筋[2]之所聚，太阴阳明之所合也。春夏阳气多而阴气少，秋冬阴气盛而阳气衰。此人者质[3]壮，以秋冬夺于所用[4]，下气上争[5]不能复，精气溢[6]下，邪气因从之而上[7]也。气因[8]于中，阳气衰，不能渗营其经络，阳气日损，阴气独在，故手足为之寒也。

【考注】

①失：为“如”之音转。

②宗筋：“宗”为“众”之音转。《甲乙·卷七》作“众”。

③质：平素义。

④夺于所用：“夺”，“伤”义。“所用”，指津汗等阴液。“夺于所用”，即伤于津汗等阴液之义。上文“秋冬阴气盛”可佐证。

⑤下气上争：“下”为“血”之音转。“上”为“伤”之音转。“争”，“甚”义。“下气上争”即“血气伤争”，血气伤甚之义。

⑥溢：为“亦”之音转。

⑦上：为“伤”之音转。

⑧因：为“困”之形误。

【释文】

黄帝说：寒病是怎样导致的？岐伯说：前阴是众筋脉所聚集之处，是太阴与足阳明经会合之处。春夏阳气多阴气少，秋冬阴气盛阳气衰。此病人平素体壮，因为秋冬伤于津汗等阴气，血气伤甚不能恢复，精气也随着衰减，邪气因而侵犯伤害人体。寒邪困于中，阳气衰减，不能运行渗透经络，阳气日虚，阴气独盛，所以手足寒。

【原文】

帝曰：热厥何如而然也？岐伯曰：酒入于胃，则络脉满而经脉虚。脾主为胃行其津液者也，阴气虚则阳气入①，阳气入①则胃不和，胃不和则精气②竭，精气竭则不营其四支也。此人必数醉，若饱以入房，气聚脾中不得散，酒气与谷气相薄，热盛于中，故热偏③于身，内热而溺赤也。夫酒气盛而慓悍，肾气有④衰，阳气独胜，故手足为之热也。

【考注】

①入：孙鼎宜："'入'，当作'实'声误"。

②精气："精"为"津"之音转。即"津气"。精、蓨古通，蓨从津音，故精可通津。《太阴阳明论》："不能为胃行其津液"，郭霭春校："赵本、吴本、藏本'津'并作'精'。是精、津通假之"。

③偏：为"遍"之音转。《说文通训定声》："偏，假借为遍"。

④有：《甲乙》作"日"。

【释文】

黄帝说：热病是怎样导致的？岐伯说：酒进入胃中，使络脉充盈，经脉空虚。脾主为胃运行津液，阴气虚则阳气实，阳气实则胃气不和，胃不和则津气竭乏，津气竭乏则不能渗润四肢。此病人必是经常醉酒，饱食后行房，气滞脾中不能散。酒气与谷气相合，热盛于内，所以遍身发热，内热而尿黄赤。酒气性烈而急，肾气日衰，阳气独盛，所以手足发热。

【原文】

帝曰：厥或令人腹[1]满，或令人暴不知人，或至半日远至一日乃知人者何也？岐伯曰：阴气盛于上则下虚，下虚则腹胀满。阳气盛于上，则下气重上，而邪[2]气逆，逆则阳气乱，阳气乱则不知人也。

【考注】

①腹：通"愎"，怒，烦义。《楚辞·天问》旧校："愎，一作腹"。是腹、愎古通。

②邪：为"血"之音转。《热论》："其血气盛，故不知人"，《伤寒总病论》引"血"作"邪"。是血、邪通假。

【释文】

黄帝说：病有的使人烦满，有的使人突然昏迷不醒，有的昏迷半日至一日又可苏醒，这是为什么？岐伯说：阴气盛于上则下虚，下部虚使人腹胀烦闷。阳气盛于上，下部之阴气偏亢，血气上逆，逆则阳气乱，阳气乱所以昏不知人。

【原文】

帝曰：善。愿闻六经脉之厥状病能[1]也。岐伯曰：巨阳之厥，则肿首头重，足不能行，发为眴仆；阳明之厥，则癫疾欲走呼，腹满不得卧，面赤而热，妄见而妄言；少阳之厥，则暴聋颊肿而[2]热，胁痛，骱不可以运；太阴之厥，则腹满䐜胀，后不利，不欲食，食则呕，不得卧；少阴之厥，则口[3]干溺赤，腹满心痛；厥阴之厥，则少腹肿痛，腹胀，泾溲不利，好卧屈膝，阴缩肿[4]，骱内热。盛则泻之，虚则补之，不盛不虚，以经[5]取之。

【考注】

①病能：郭霭春："'病能'二字疑衍"。郭说是。"厥状"

与“病能”义同，不当重复。

②而：为“面”之误。

③口：为“舌”之脱。

④肿：《甲乙》无此字。义合。即云“缩”，不当复言“肿”。

⑤经：为“平”之音转。“以经取之”，即“以平取之”，以平为度之义。

【释文】

黄帝说：讲得好！愿知六经脉的病状是怎样的。岐伯说：太阳病，头沉重，足不能行，可突然晕倒；阳明病，癫狂乱走呼叫，腹满不能卧，面红而热，有的妄见乱说；少阳病，突然耳聋颊肿面热，胁痛，腿腰痛不能动；太阴病，腹胀满，大便不利，不愿饮食，食则呕吐，不能安卧；少阴病，舌干尿赤，腹满心痛；厥阴病，小腹肿痛，腹胀，小便不利，乏力喜卧，腿蜷膝屈，阴囊收缩，腿内发热。邪盛则泻之，体虚则补之，使之不盛不虚，以平为度。

【原文】

太阴厥逆，骱挛急，心痛引腹治主病[①]者；少阴厥逆，虚满呕变，下泄清治主病者；厥阴厥逆，挛，腰痛，虚满前闭，谵言治主病者；三阴俱逆，不得前后，使人手足寒，三日死，太阳厥逆，僵仆，呕血善衄治主病者；少阳厥逆，机关不利，机关不利者，腰不可以行，项不可以顾，发肠痈不可治，惊[②]者死；阳明厥逆，喘咳身热，善惊[③]，衄呕血。

【考注】

①治主病：“治主”，为“之诸”之音转。《诗·无逸》“治民”，《汉石经》作“以民”，《读书杂志·荀子》王念孙按：

“之，本作以”。是治、之古通用之。《战国策·秦策》姚宏注：“主，谓诸候”，此主、诸通假。

②惊：为“痛”之音转。

③善惊：此指惊骇谵语之类的病证。

【释文】

太阴病逆常，表现为小腿拘急挛缩，心痛连及腹部等诸病症；少阴病逆常，表现为腹满、呕逆、下泄清水等诸病症；厥阴病逆常，表现为筋挛，腰痛，小便不通，谵语等诸症。三阴病都逆常，大小便不通，手足寒凉，三日死，太阳病逆常，表现为肌肉强直仆倒，呕血、衄血等诸病症；少阳病逆常，关节不利，关节不利所以腰不能转动，颈项不可回转，出现肠痈者不易治愈，肠痈腹痛者死；阳明病逆常，喘咳，身发热，惊骇谵语，衄血，呕血。

【原文】

手太阴厥逆，虚[1]满而咳，善呕沫治主病者；手心主、少阴厥逆，心痛引喉，身热死，不可治；手太阳厥逆，耳聋泣出，项不可以顾，腰不可以俯仰治主病者；手阳明、少阳厥逆，发喉痹、嗌肿，痓[2]治主病者。

【考注】

①虚：为“胸”之音转。

②痓：《甲乙》作“痛”。

【释文】

手太阴病逆常，表现为胸满咳嗽，痰多等诸病症；手心主、手少阴病逆常，心痛牵引喉痛，身热为死证，不能治疗；手太阳病逆常，表现为耳聋流泪，颈项不能转动，腰痛不能俯仰等诸病症；手阳明、手少阳病逆常，表现为发生喉痹嗌肿，疼痛等诸病症。

病能论篇第四十六

能："能"通"態"，即今之"态"字。"病能"即"病态"，病状之义。《史记·屈原传》"庸態"，《论衡》作"庸能"，是能、态古通。

【原文】

黄帝问曰：人病胃脘痈①者，诊当何如？岐伯对曰：诊此者当候胃脉，其脉当沉细，沉细者气逆，逆者人迎甚盛，甚盛则热。人迎者胃脉也，逆而盛，则热聚于胃口而不行，故胃脘为痈①也。

【考注】

①痈：为"痛"之音转。

【释文】

黄帝问道：有人病胃脘痛，应当怎样诊断？岐伯答道：应当诊察其胃脉，其脉当沉细，沉细为胃气上逆，上逆则人迎脉跳动有力，人迎脉有力则有内热。人迎是胃脉，气逆而盛，热邪聚于胃内不行散，所以胃脘痛。

【原文】

帝曰：善。人有卧而有所不安①者何也？岐伯曰：脏有所伤，及精②有所之寄③则安④，故人不能悬其病⑤也。

【考注】

①不安："安"为"眠"之音转。即"不眠"。

②精：神义。《左传·昭公七年》孔颖达疏："精，亦神也"。

③寄：为"思"之音转。

④安：《甲乙》作"不安"，义合。

⑤悬其病："悬"为"安"之音转。"病"为"卧"之误。"悬其病"，即"安其卧"。《荀子·非相》杨倞注："县，读为悬"，《天对》蒋之翘注："县，一作玄"，《说文》："燕，玄鸟也"，《易·象传》焦循注："宴与燕同"，《说文通训定声》："宴，假借为安"。是悬、安古通。

【释文】

黄帝说：讲得好！有人卧而不能眠这是为什么？岐伯说：内脏有所伤损，以及神有所思则卧不能眠，所以人烦乱不能安其静卧。

【原文】

帝曰：人之不得偃卧者何也？岐伯曰：肺者脏之盖也，肺气盛则脉大，脉大则不得偃卧，论在《奇恒阴阳》中。

【释文】

黄帝说：有人不能仰卧是什么原因？岐伯说：肺为五脏之上如盖，肺气盛则脉充大，脉充大于是不能仰卧。详论在《奇恒阴阳》篇中。

【原文】

帝曰：有病厥[①]者，诊右脉沉而紧，左脉浮而迟，不然[②]病主[③]安在？岐伯曰：冬诊之右脉固当沉紧，此应四时。左脉浮而迟，此逆四时。在左当主病在肾，颇关在肺[④]，当腰痛也。帝曰：何以言之？岐伯曰：少阴脉贯肾络肺，今得肺[5]脉，肾为之病，故肾为腰痛之病也。

【考注】

①厥："寒"义。《伤寒论·三百三十七条》："厥者，手足逆冷者是也"。

②然：《甲乙》作"知"。

③主：为"之"之音转。

④颇关在肺："颇"为"其"之音转。"肺"为"肾"之音转。腰为肾之府，其关在肾，所以下文云"当腰痛"。

⑤肺：为"肾"之音转。

【释文】

黄帝说：有人病寒证，诊其右脉沉紧，左脉浮迟，不知病变在哪里？岐伯说：冬天诊其右脉，本当沉紧，这是应四时。左脉浮迟，这是逆四时之脉象，当主肾病。肾为腰之府，其关在肾，所以应当腰痛。黄帝说：为什么这样说？岐伯说：少阴脉通肾连肺，现在见肾脉，所以为肾病，因此成为腰痛之证。

【原文】

帝曰：善。有病颈痈者，或石之，或针灸治之，皆已。其真[1]安在？岐伯说：此同名异等者也。夫痈气之息[2]者，宜以针开除去之，夫气盛血聚者，宜石而泻之，此所谓同病异治也。

【考注】

①真：为"之"之音转。

②息：为"瘜"之脱。"肿"义。《方言》钱绎疏："瘜、息字异义同"。

【释文】

黄帝说：讲得好！有人病颈部痈肿，有的用砭石治疗，有的用针刺治疗，都能治愈，其治法有何不同？岐伯说：这是病同原因不同。痈肿气聚无脓的，应用针刺写其气。痈肿血聚成脓的，应用砭石泻其血脓。这就是同病异治。

【原文】

帝曰：有病怒狂者，此病安生？岐伯曰：生于阳也。帝曰：阳何以使人狂？岐伯曰：阳气者，因暴折①而难决②，故善怒也，病名曰阳厥。帝曰：何以知之？岐伯曰：阳明者常动，巨阳少阳不动③，不动③而动，大疾，此其候也。帝曰：治之奈何？岐伯曰：夺其食即已。夫食入于阴，长气于阳，故夺其食即已。使之服生铁落为饮，夫生铁落者，下气疾也。

【考注】

①折：引为“郁”义。

②决：“泄”义。

③不动：据杨上善注，此当作“不同”。

【释文】

黄帝说：有怒狂之病，是怎样产生的？岐伯说：产生于阳气过盛。黄帝说：阳气为什么使人狂？岐伯说：阳气由于突然郁滞，难于疏泄，所以常怒狂，病名叫阳厥。黄帝说：怎样知道的？岐伯说：阳明经之人迎脉常动而有力，太阳经的天牕与少阳经之天容脉与之不同，动力较弱。不同的却大动有力，为大病。这是其征象。黄帝说：怎样治疗？岐伯说：减少其饮食，就能治愈。因为饮食入胃，助长阳气，所以减少食物即愈。同时可服生铁落饮。生铁落有降气镇惊的功效。

【原文】

帝曰：善。有病身热解堕，汗出如浴，恶风少气，此为何病？岐伯曰：病名酒风。帝曰：治之奈何？岐伯曰：以泽泻、术各十分，麋衔五分，合，以三指撮，为后饭。

【释文】

黄帝说：讲得好！有病身热，四肢无力，汗出如洗浴，怕风，气短，这是什么病？岐伯说：病名叫酒风。黄帝说：怎样治疗？岐伯说：用泽泻、白术各十份，麋衔五份，共为末，每次服三指撮之量，饭前服。

【原文】

所谓深之细者，其中手如针也，摩之切之，聚者坚也，博者大也。《上经》者，言气之通天也；《下经》者，言病之变化也；《金匮》者，决死生也；《揆度》者，切度①之也；《奇恒》者，言奇②病也。所谓奇者，使奇病不得以四时死③也；恒者，得以四时死③也。所谓揆者，方④切求之也。言切求其脉理也。度者，得其病处，以四时度之也。

【考注】

①切度：指诊脉。

②奇：为“疾”之音转。

③死：引为“病”义。《广雅·释诂》：“死，穷也”，《荀子·富国》注：“穷，困”。困可引为病义。《中华大字典》解“困”云：“疾甚也”。

④方：为“平”之误。音读如“品”，细细辨别脉象，叫“平脉”。

【释文】

所说的沉细脉，其应手象针一样细。推之，按之，其脉气仍有力，是气聚所致之坚脉。脉宽有力，是大脉。《上经》是讲人与自然相通的；《下经》是讲疾病变化的；《金匮》，是讲诊病治病，辨别死生的；《揆度》，是讲诊脉的；《奇恒》，是讲疾病异常的。所谓奇，是疾病逆四时之常的病变，恒，是顺从四时之常的病变。所谓揆，是细细辨别诊察脉象，研究其脉理。度，是察其病位并结合四时逆顺的。

奇病论篇第四十七

奇病："奇"为"疾"之音转。"奇病"即"疾病"。《生气通天论》："唯圣人从之，故身无奇病"，《缪刺论》："今邪客于皮毛……而生奇病也"。"奇"，均"疾"之音转。是《素问》中，"奇"每作"疾"用。《集韵》："奇，或作倚"，《楚辞》王逸注："倚，辟也"，《战国策》鲍彪注："疾，犹癖"，《礼记》郑玄注："疾，犹非也"，《淮南子》高诱注："非常曰奇"。是奇、疾古通用。

【原文】

黄帝问曰：人有重身①，九月而喑，此为何也？岐伯对曰：胞之络脉绝也。帝曰：何以言之？岐伯曰：胞络者系于肾，少阴之脉，贯肾系舌本，故不能言。帝曰：治之奈何？岐伯曰：无治也，当十月复。《刺法》曰：无损不足，益有余，以成其疹②。然后调之③。所谓无损不足者，身羸瘦，无用镵石也；无益其有余者，腹中有形④而泄⑤之，泄⑤之则精出而病独擅中，故曰疹成也。

【考注】

①重身：当作"身重"。怀孕之义。《诗·大明》毛传："身重，重谓怀孕也"。

②疹：引为"病"义。《文选·思玄赋》张铣注："疹，病也"。

③然后调之：《甲乙》无此四字。

④有形："形"为"邪"之音转。

⑤泄：孙鼎宜："'泄'，当作'补'"。

【释文】

黄帝问道：妇人怀孕，九个月时说话无音，这是什么病？岐伯答道：这是因为胞宫中的络脉阻塞所致。黄帝说：怎么讲？岐伯说：胞宫之络脉，连于肾。少阴肾脉通肾连舌根，所以说话无音。黄帝说：怎样治疗？岐伯说：不需治疗，到十月分娩后自然恢复。《刺法》上说：不要泻虚证，不要补实证，以加重其病。所谓不泻虚证，身消瘦，不用针石治疗。不补其实证，腹中有邪而补之，补之则精泻而病独居中，所以说病盛也。

【原文】

帝曰：病胁下满气逆①，二三岁不已，是为何病？岐伯曰：病名曰息积②。此不妨于食，不可灸刺积③，为导引服药，药不能独治也。

【考注】

①气逆：指哮喘症。

②息积：《甲乙》作"息贲"，是。"息贲"亦指哮喘症。气急上奔，所以叫息贲。

③积：为"者"之音转。《庄子·逍遥遊》成玄英疏："积，聚也，"《管子·水地》尹知章注："都，聚也"。《经义述闻》："诸、都古字通"，《尔雅·释鱼》郝懿行疏："诸与者同"。是积、都、诸、者古并通用之。

【释文】

黄帝说：有人病胸胁胀满，哮喘，二三年不愈，这是什么病？岐伯说：病名叫息贲。此病不影响吃饭，不宜灸刺，可用导引、药物等方法治疗，不能单用药物治疗。

【原文】

帝曰：人有身体髀股胻皆肿，环脐而痛，是为何病？岐伯曰：病名曰伏梁。此风根也。其气溢于大肠，而著于肓，肓之原在脐下，故环脐而痛也。不可动之，动之为水溺涩之病也。

【释文】

黄帝说：有人身体的髀、大腿、小腿都肿，绕脐疼痛，这是什么病？岐伯说：病名叫伏梁。这主要是风邪为病因。水气布于大肠之外，留于肓膜，而肓膜的系带在脐下，所以绕脐而痛。不可攻之，攻之则导致小便短涩不利之病。

【原文】

帝曰：人有尺脉数甚①，筋见而急，此为何病？岐伯曰：此所谓疹筋②，是人腹必急③，白色黑色见④，则病甚。

【考注】

①尺脉数甚："脉"为"肤"之误；"数"为"涩"之音转。"尺肤涩甚"，指尺肤皮肤枯干明显。《周礼·春官》郑玄注："数，当为缩"，《广韵·屋韵》："缩，敛也"，《管子·国蓄》尹知章注："啬，敛也"，《说文》："涩，不滑也"。是数、缩、涩古通用。

②疹筋："疹"，"病"义。"疹筋"即病筋之义。

③急：引为"痛"义。《急就篇》王应麟注："急，疾也"，《公羊传·庄公四年》何休注："疾，痛也"。

④白色黑色见：因疼痛导致面色深浅变化不定。

【释文】

黄帝说：有人尺部皮肤枯燥干甚，青筋明显，这是什么病？岐伯说：这就是所说的病筋。其人腹必痛，面色忽深忽浅不定，是病重的表现。

【原文】

帝曰：人有病头痛以数岁不已，此安得之？名为何病？岐伯曰：当有所犯大寒，内至骨髓，髓者以脑为主，脑逆故令头痛，齿亦痛，病名曰厥逆。帝曰：善。

【释文】

黄帝说：有人头痛数年不愈，是怎样得的？叫什么病名？岐伯说：此人应感受过大寒之邪，深入骨髓，髓以脑为主，寒邪上犯脑，所以使人头痛，同时牙齿也痛，病名叫厥逆。黄帝说：讲得好！

【原文】

帝曰：有病口甘[①]者，病名为何！何以得之？岐伯曰：此五气[②]之溢[③]也，名曰脾瘅，夫五味入口，藏于胃，脾为之行其精气[④]，津液在[⑤]脾，故令人口甘[①]也。此肥美之所发也，此人必数食甘美而多肥也。肥者令人内热，甘者令人中满，故其气上溢[⑥]，转为消渴。治之以兰，除陈气[⑦]也。

【考注】

①甘：为“干”之音转。此论述消渴病，故当为“干”。“口甘”即“口干”。《齐民要术》：“甘蔗……或为芊蔗，或为干蔗”。此甘、干古通。

②五气：指饮食五味。下文“五味入口”，可证。

③溢：过食之义。

④精气："精"为"津"之音转。"精气"即"津气"，指津液。

⑤在：引为"滞"义。

⑥溢：引为"盛"义。

⑦除陈气："除陈"，为"出津"之音转。"出津气"，即产生津液。消渴病阴虚津亏，所以兰草清热生津。《国语·晋语》韦昭注："除，去也"，《荀子·大略》杨倞注："出，去也"。《礼记》孔颖达疏："出，即除服也"。是除、出古通用之。《说文》段玉裁注："秦水，即溱水也"，《释名·释州国》："秦，津也"。《灵枢·决气》："汗出溱溱，是渭津"。

【释文】

黄帝说：有人病口干，叫什么病名？怎样得的？岐伯说：这是饮食五味过食所致，病名叫脾瘅。饮食五味入口，进入胃，脾为其运行津液，现在津液滞阻于脾，不能上运，所以使人口干。这是多食甘肥之人易患的病。病人平素常多食肥美甘之食物。食物肥，使人生内热，食物甜，使人易中满。所以热气上盛，成为消渴病。治疗用兰草，清热生津液。

【原文】

帝曰：有病口苦，取阳陵泉，口苦者病名为何？何以得之？岐伯曰：病名曰胆瘅。夫肝者，中之将也，取决于胆，咽为之使。此人者，数谋虑不决[1]，故胆虚气上溢，而口为之苦。治之以胆募，俞治在阴阳十二官相使[2]中。

【考注】

①谋虑不决："谋虑"，"思"义。引为"滞"义。"决"，

“泄”义。“谋虑不决”，即胆汁滞而不泄。

②治之以胆募，俞治在阴阳十二官相使：“胆募”，穴名；“俞治”之“治”，为“之”之音转。“阴阳”，指胸背之间。背为阳，胸为阴。此指侧胁腋下处；“十二官”，为“臂”之分离致误；“使”，为“挟”之误。胆募穴在腋下三寸，第四肋间隙处（侧卧举臂，在渊腋穴前一寸）。此指胆募穴的位置所在，故云“阴阳臂相挟中”。

【释文】

黄帝说：有的病口苦针刺阳陵泉穴治疗，这是什么病？怎样得的？岐伯说：病名叫胆瘅。肝脏为内脏中之最大者，取泄于胆，咽喉受它支配。这样的病人，因胆汁屡次滞而不按正常之道疏泄，所以胆气失常，胆汁上逆至咽，所以口苦。治疗用胆募穴，该穴在侧胁腋下处，臂胁相挟之中。

【原文】

帝曰：有癃者，一日数十溲，此不足也。身热如炭，颈膺如格[①]，人迎躁盛，喘息气逆，此有余也。太阴脉微细如发者，此不足也。其病安在？名为何病？岐伯曰：病在太阴，其盛[②]在胃，颇在肺，病名曰厥[③]，死不治。此所谓得五有余二不足[④]也。帝曰：何谓五有余二不足？岐伯曰：所谓五有余者，五病之气有余也。二不足者，亦病气之不足也。今外得五有余，内得二不足，此其身不表不里，亦正死明矣。

【考注】

①格：为“烙”之音转。烫热义。《晋书音义》：“烙，一作格”。是格、烙古通用。

②盛：为“乘”之音转。《墨子·明鬼》孙诒让注：“胜者，

盛也”，《吕览·权动》高诱注：“乘，犹胜也”。

③厥：“厥”后，拟脱“逆”字。《素问》中，多种病证均称为“厥逆”。本篇前文即有“脑逆故令头痛，齿亦痛，病名曰厥逆”。

④五有余二不足：“五”、“二”，均为“其”之脱误。下文凡“五”、“二”，均同此。

【释文】

黄帝说：有病，一天尿数十次。这多是不足之证。病人身热如炭火，颈胸如火烙，人迎脉躁盛有力，气粗喘息，为有余之证。太阴寸口脉微细如发的，为不足之证。这是哪里的病？病名叫什么？岐伯说：其病在太阴经，乘犯于胃，病状甚在肺，病名叫厥逆。为不治之死证。这就是所说的其有其余不足病之甚者。黄帝说：什么是其有余其不足？岐伯说：所谓其有余，其病气有余。其不足，也是病气不足。现在外见其有余，内见其不足，此病人身上之邪气不表不里，所以其死证明显可见。

【原文】

帝曰：人[①]生而有病癫疾者，病名曰何？安所得之？岐伯曰：病名为胎病。此得之在母腹中时，其母有所大惊，气上而不下，精气并居，故令子发为癫疾也。

【考注】

①人：指小儿。

【释文】

黄帝说：小儿生下来就有得癫痫病的，病名叫什么？怎样得的？岐伯说：病名叫胎病。这是由于胎儿在母亲腹中时，其母亲受到大惊恐，气逆上而不下，惊气聚滞，影响胎儿，所以使小儿生下来就病癫痫。

【原文】

帝曰：有病痝然肿，如有水状，切其脉大紧，身无痛者，形不瘦，不能食，食少，名为何病？岐伯曰：病生在肾，名为肾风。肾风而不能食，善惊①，惊已②，心气痿者死。帝曰：善。

【考注】

①善惊："惊"为"肿"之音转。"善惊"，即"善肿"，经常水肿之义。《文选·羽猎赋》李善注："惊，动也"，《释名·释律吕》："钟，动也"，《释名·释疾病》："肿，钟也"。是惊、肿古通用。

②惊已：《甲乙》作"不已"。义合。

【释文】

黄帝说：有人突然而肿，象水在皮肤下，诊其脉大紧，身不痛，形体不消瘦，不能吃，或吃得很少，这是什么病？岐伯说：这种病病因在肾，叫做肾风。肾风病不能吃饭，经常水肿，不愈，则心脏软弱无力而死。黄帝说：讲得好！

大奇论篇第四十八

奇：为“疾”之音转。“病”义。

【原文】

肝满[1]肾满肺满皆实，即为肿。肺之雍[2]，喘而两胠满；肝雍，两胠满，卧则惊[3]，不得小便；肾雍，脚下至少腹满，胫有大小[4]，髀骱大跛，易偏枯。

【考注】

①满：“满”前拟脱“脉”字。下文“心脉满大”，可证。王冰：“满，谓脉之满实也”。下文“肾满”、“肺满”义同。

②雍：水肿义。《列子·黄帝》释文：“雍，河水决出复还入也”。

③惊：为“痛”之音转。

④小：为“水”之误。

【释文】

肝脉满大肾脉满大肺脉满大并且都实，就是水肿之证。肺之水肿，气喘两胁满；肝水肿，两胁胀满，躺下则痛，小便不利；肾水肿，脚至小腹肿，胫肿更明显，走路沉重不稳，易发展为偏枯证。

【原文】

心脉满大，痫瘛筋挛；肝脉小急，痫瘛筋挛；肝脉骛暴[1]，有所惊骇，脉不[2]至若喑[3]，不治自已。

【考注】

①骜暴：突然浮大。王冰：“骜，言其迅急”。

②不：为“之”之音转。

③喑：为“安”之音转。“喑”古有“安”音而音转为“安”。

【释文】

心脉满而大，会出现癫痫筋脉挛缩之证；肝脉小而急，也会出现癫痫筋脉挛缩之证；肝脉突然浮大，为惊骇之证；脉至如安和，不治自愈。

【原文】

肾脉小急，肝脉小急，心脉小急，不[①]鼓皆为瘕。肾脉并[②]沉为石水，并浮为风水，并虚为死，并小弦欲惊。肾脉大急沉，肝脉大急沉，皆为疝[③]。心脉搏滑急为心疝，肺脉沉搏为肺疝。三阳急为瘕，三阴急为疝；二阴急为痫厥，二阳急为惊[④]。

【考注】

①不：“而”义。

②并：“甚”义。

③疝：寒义。王冰：“疝者，寒气结聚之所为也”。

④惊：为“痉”之音转。筋脉拘急。

【释文】

肾、肝、心等脉小急而有力者，为瘕病。肝肾脉甚沉为石水病，甚浮为风水病，甚虚为死证，甚小弦为惊骇证。肾脉大急沉，肝脉大急沉，都是寒证。心脉滑急有力为心寒证，肺脉沉而有力为肺寒证。三阳脉急为瘕证，三阴脉急为寒证。心肾二阴脉急，为癫痫病。胃、大肠二阳脉急，为筋脉拘挛之证。

【原文】

脾脉外[1]鼓，沉为肠澼，久自已[2]。肝脉小缓为肠澼，易治[3]。肾脉小搏沉，为肠澼下血，血温[4]身热者死。心肝澼[5]亦下血，二脏同病者可治[6]，其脉小沉涩为肠澼，其身热者死，热见[7]，七日死。

【考注】

①外：为“小”之误。下文“肝脉小缓为肠澼”、“肾脉小搏沉为肠澼下血”，均言“小”。可证。

②久自已：“自已”为“汁”音之分离。“久汁”，指久泄白脓沫。

③易治：“治”为“汁”之音转。指脓及白沫粘液之类大便排泄物。

④温：尤怡：“‘温’，当作‘溢’”。

⑤心肝澼：“澼”前，拟脱“肠”字。指心肝脉同时见病象之肠澼证。

⑥可治：可同时治疗。

⑦见：《甲乙》作“甚”。

【释文】

脾脉小有力而沉，是肠澼病，久泄脓沫。肝脉小缓，是肠澼病，容易泄脓沫。肾脉小沉有力，是肠澼泻血之证，血出多，身热者死。心脉肝脉都见病象，是肠澼泻血之证，二脏同病，可二脏同时治疗。肠澼脉小沉湿，身发热者死。或热甚者，七日死。

【原文】

胃脉沉鼓涩，胃外[1]鼓大，心脉小坚急，皆鬲[2]偏枯。男子发[3]左，女子发[3]右，不喑舌转，可治，三十日起。其从[4]者，喑，三岁起[5]。年不满二十者，三岁死。

【考注】

①外：为“脉”之音转。《史记·扁鹊仓公列传》“阴阳外变”，《素问·玉版论要》作“阴阳脉变”。是“外”、“脉”通假之证。

②鬲：为“可”之音转。

③发：为“废”之音转。《外台秘要》引此正作“废”。

④从：为“纵”之音转。弛纵义，即偏瘫。《论语》集解：“‘从’，读曰‘纵’”。是从、纵古通用之。

⑤起：为“死”之音转。

【释文】

胃脉沉涩有力，胃脉鼓大，心脉小坚急，都可是偏枯之脉象。男子废左侧，女子废右侧。不能说话但舌可转动者，可治，三十日愈。其半身肌肉弛纵瘫痪的，不能说话，三年死。年不满二十岁患病的，三年死。

【原文】

脉至而搏，血衄身热者死，脉来悬钩浮为常脉。脉至如喘，名曰暴厥。暴厥者，不知与人言①。脉至如数，使人暴惊②，三四日自已。

【考注】

①不知与人言：“与”，衍文。“言”，为“焉”之音转。即“不知人焉”。暴厥昏迷，故不知人。

②惊：为“厥”之音转。“病”义。

【释文】

脉来有力，衄血身热的，为死证。脉来浮大空者，为衄血者常见之脉。

脉跳暴急，是突然之病。突然病昏倒的，人事不知。脉至疾速，使人暴病，三四日后有的自愈。

【原文】

脉至浮合①，浮合如②数，一息十至以上，是经气予③不足也，微见，九十日死；脉见如火薪然，是心精之予④夺也，草干而死；脉至如散叶，是肝气予虚也，木叶落而死；脉至如省客⑤，省客者，脉塞而鼓⑥，是肾气予不足也，悬去枣华而死；脉至如丸泥，是胃精予不足也，榆荚落而死；脉至如横格，是胆气予不足也，禾熟而死；脉至如弦缕，是胞精予不足也，病善言，下霜而死，不言，可治；脉至如交漆⑦，交漆者，左右傍⑧至也，微见三十日死；脉至如涌泉，浮鼓肌中，太阳气予不足也，少气味，韭英而死；脉至如颓土之状，按之不得，是肌气予不足也，五色⑨先见，黑白壘⑩发死；脉至如悬雍，悬雍者，浮揣切之益大，是十二俞之予⑪不足也，水凝而死；脉至如偃刀，偃刀者，浮之小急，按之坚大急，五脏菀熟，寒热独并于肾也，如此其人不得坐，立春而死；脉至如丸滑不直⑫手，不直手者，按之不可得也，是大肠气予不足也，枣叶生而死；脉至如华⑬者，令人善怒，不欲坐卧，行立常听⑭，是小肠气予不足也，季秋而死。

【考注】

①合："羽"之误。"浮合"，即"浮羽"，脉浮如羽毛之轻浮。

②如：为"而"之音转。《荀子·儒效》注："'如'，读为'而'"。是"如"、"而"古通用之。

③予：为"之"之音转。助词。下同。

④之予：《甲乙》无"之"字。

⑤省客：为“雀容”之误。指脉点涩不齐。

⑥脉塞而鼓：“塞”为“涩”之音转。“鼓”，有力义。

⑦交漆：“漆”为“膝”之音转。“交膝”，指两膝上下交合。为常见坐姿之一。此喻脉之左右互至。

⑧傍：“互”义。

⑨五色：“五”为“土”之误。“五色”，即“土色”。

⑩黑白壘：“壘”为“櫐”之误。即藤。“黑白櫐”即“黑白藤”义。《尔雅》注：“今江东呼櫐为藤”。

⑪之予：《甲乙》“之”后有“气”字。

⑫直：《甲乙》作“著”。

⑬华：《甲乙》作“春”。上下不齐。

⑭听：为“惊”之音转。

【释文】

脉至浮如羽毛，浮羽而且疾数，一息十次以上，是人体正气不足，其见，九十日死；脉如火燃烧之疾速，是心气之伤，秋天草干时而死；脉跳散乱，是肝气虚，冬季树叶落而死；脉至如雀容点涩不齐，雀容，是脉涩而有力，是肾气不足，枣树花落时死亡；脉跳如丸泥坚滑，是胃气不足，榆荚落时死；脉来如横木之坚涩，是肝气不足，禾谷熟时死；脉来如弦缕之细，是胞气不足，病者多言语，下霜时死，病人少言，可治；脉来如左右腿交膝，交膝是指脉左右互至，其见，三十日死；脉来如泉水一样，浮动脉中，是太阳经气不足，韭菜盛长时死；脉来如土地之沉于下，按之不见，是脾气不足，土色先见，黑白藤生发时死；脉来如悬肿一般，悬肿就是浮取脉大，是十二经俞之气不足，水结冰时死；脉来如按刀，按刀者，浮取小急，按之坚急，这是五脏蕴热，热盛于肾，病人多烦躁不安，不能安生，立春时死；脉来如丸滑不著手，不著手就是按之不得，是大肠气不足，枣叶生时死；脉来如春，上下不齐，使人善恐，不能坐卧，行走站立常惊恐不宁，是小肠气不足，深秋而死。

脉解篇第四十九

【原文】

太阳所谓肿腰脽痛者，正月太阳寅，寅太阳也。正月阳气出①在上，而阴气盛，阳未得自②次也，故肿腰脽痛也。病偏虚③为跛者，正月阳气冻解地气而出也。所谓偏虚者，冬寒颇有不足者，故偏虚为跛也。所谓强上④引背者，阳气大上而争，故强上也。所谓耳鸣者，阳气万物盛上而跃，故耳鸣也。所谓甚则狂颠疾者，阳尽在上，而阴气从下，下虚上实，故狂颠疾也。所谓浮为聋者，皆在气也。所谓入中为喑者，阳盛已衰，故为喑也。内夺而厥，则为喑俳，此肾虚也。少阴不至者，厥也。

【考注】

①出：为“初”之音转。

②自：为“其”之误。

③偏虚：“虚”为“墟”之脱，“废”义。“偏墟”，即“偏废”之义。

④强上：头仰喘状。

【释文】

太阳经腰肿臀部疼痛，是因为正月建寅，属太阳。正月阳气初升在上，而阴气尚盛，阳气不能到达其位，所以腰肿臀痛。病偏废跛行，因为阳气从冻解之地气初出，冬寒之气尚盛，阳气不能遍身畅行而偏废一侧，为跛行之症。所说的气上哮喘，牵引背部，是阳气逆上偏争，所以哮喘气逆。所说的耳鸣，是阳气上跃脑窍，所以耳鸣。所说的狂癫之病，阳气偏上，阴气在下，下虚上实，所以为狂癫之病。所说的脉浮为聋，都是气逆所致。所说的入内为音哑不语，阳气若衰，则为音哑失语之证。所说的内夺精气病成失音肢体软弱之喑痱病。这是因为肾虚，少阴经气不通所致。少阴不通，则成为厥逆之病。

【原文】

少阳所谓心胁痛者，言少阳盛①也，盛者心之所表②也。九月阳气尽而阴气盛，故心胁痛也。所谓不可反侧者，阴气藏物也，物藏则不动，故不可反侧也。所谓甚则跃③者，九月万物尽衰，草木毕落而堕，则气去阳而之阴，气盛④而阳之下长⑤，故谓跃③。

【考注】

①盛：《太素》作“戌”。下文同，例合。

②表：发义。

③跃：为“夭”之音转。衰竭义。《尔雅·释训》郭璞注：“跃跃，皆盛疾之貌”，《诗·凯风》毛传：“夭夭，盛貌”。是跃、夭古通用。

④气盛：“气”前脱“阴”字。义始合。

⑤下长：为“消”音之分离。

【释文】

少阳经所说的心胁痛病症，是因为少阳属九月，月建在戌，戌是少阳之脉。九月阳气将尽，阴气始盛，所以心胁痛。所说的腰胁痛不能转侧的，犹如阴气盛藏物之不动，阳气衰不能运行，所以不能转侧。所说的甚则阳气夭亡的，九月草木尽衰枯，草枯叶落堕地，阳气衰而渐入阴，阴气盛而阳气消，所以叫做“夭”。

【原文】

阳明所谓洒洒振寒者，阳明者午也，五月盛阳之阴也，阳盛而阴气加之，故洒洒振寒也。所谓胫肿而股不收者，是五月盛阳之阴也。阳者衰[1]于五月，而一阴气上，与阳始争。故胫肿而股不收也。所谓上喘而为水者，阴气下而复上，上则邪客于脏腑之间，故为水也。所谓胸痛少气者，水气在脏腑也。水者阴气也，阴气在中，故胸痛少气也。所谓甚则厥[2]，恶人与火[3]，闻木音[4]则惕然而惊者，阳气与阴气相薄，水火相恶，故惕然而惊也。所谓欲独闭户牖而处者，阴阳相薄也，阳尽而阴盛，故欲独闭户牖而居。所谓病至则欲乘高而歌，弃衣而走者，阴阳复争，而外并于阳，故使之弃衣而走也。所谓客孙脉则头痛鼻鼽腹肿者，阳明并于上，上者则其孙络太阴也，故头痛鼻鼽腹肿也。

【考注】

①衰：为“盛”之音转。前文云“五月盛阳之阴也”。此不当言“衰”。

②厥：“寒”义。

③恶人与火：“人”为“水”之误；“与”为“欲”之音转。“恶水欲火”，即怕冷喜温之义。

④木音：“木”为“诸”之音转。“木音”，即“诸音”。

【释文】

阳经所说的洒洒振寒之症，是因为阳明经月建在午，五月属阳明。五月盛阳之气遇阴，阳盛而阴气合之，所以洒洒振寒。所说的胫肿股不能屈伸症，是因为五月盛阳遇阴，阳气盛于五月，但此时阴气已初上，与阳开始争搏，阴阳失和，所以胫肿股不能屈伸。所说的喘而水肿之证，因阴气以下逆上，侵犯脏腑之间，所以成为水肿之证。所说的胸痛少气，是水气停滞脏腑所致。水为阴邪，阴邪在中，所以胸痛少气。所说的甚则为寒，怕水欲近火，听到各种声音易突然惊恐，是由于阴阳相争，水火相反，所以突然而惊。所说的愿意关闭门窗独居，是因为阴阳搏争，阳退而阴盛，所以愿意闭门窗独居。所说的病来则登高乱歌，赤身乱走，是由于阴阳争搏，阳盛于外，所以赤身乱走。所说的邪犯孙络头痛流涕小腹肿，是因为阳明经邪气盛于上，侵犯孙络太阴之脉，所以头痛流涕小腹肿。

【原文】

太阴所谓病胀者，太阴子也。十一月万物气皆藏于中，故曰病胀。所谓上走心为噫者，阴盛而上走于阳明，阳明络属心，故曰上走心为噫也。所谓食则呕者，物盛满而上溢，故呕也。所谓得后与气则快然如衰者，十二月①阴气下衰，而阳气且出，故曰得后与气则快然如衰也。

【考注】

①十二月：郭霭春："胡本、读本、赵本、吴本、朝本、藏本、熊本、守校本'二'，并作'一'"。

【释文】

太阴经所说的腹胀症，是由于太阴经旺于十一月，月建在子。十一月万物收藏于内，邪气入中，所以腹胀。所说的气上走心为噫，是阴盛上犯阳明，阳明经络注心，所以上走心为噫。所说的食则呕，是因为食满不化，气上逆，所以呕。所说的大便排气后则腹减舒适的，是因为十一月阴气在下，阳气开始运行，所以排便排气后腹减轻松。

【原文】

少阴所谓腰痛者，少阴者肾[①]也，十[②]月万物阳气皆伤，故腰痛也。所谓呕咳上气喘者，阴气在下，阳气在上，诸阳气浮，无所依从，故呕咳上气喘气。所谓色色[③]不能久立久坐，起则目𥆨𥆨无所见者，万物阴阳不定未有主也，秋气始至，微霜始下，而方杀万物，阴阳内夺，故目𥆨𥆨无所见也。所谓少气善怒者，阳气不治，阳气不治，则阳气不得出，肝气当治而未得，故善怒，善怒者，名为煎厥[④]，所谓恐如人将捕之者，秋气万物未有毕去[⑤]，阴气少，阳气入，阴阳相薄，故恐也。所谓恶闻食臭者，胃无气，故恶闻食臭也。所谓面黑如地色者，秋气内夺，故变于色也。所谓咳则有血者，阳[⑥]脉伤也。阳气未盛于上而脉满，满则咳，故血见于鼻也。

【考注】

①肾：为“申”之音转。例始合。

②十：《太素》作“七”。

③色色：为“瑟瑟”之音转。颤抖状。《尔雅·释训》：“瑟，慄也”。《公羊传·哀六年》何休注：“色然，惊骇貌”，《集韵》：“洒然，惊貌”；《文选·赠从弟》吕向注：“瑟瑟，风声”，杜甫《雨》仇兆鳌注：“淅淅，风细声”，《集韵》：“洒，洒也”。是色、瑟古通用之。

④煎厥：“煎”为“胆”之音转。“煎厥”，即“胆厥”。

⑤未有毕去：“未”，为“末”误，指根；“毕”，“花”之

误。"末有花去"，即根存花去之义。

⑥阳：为"络"之误。

【释文】

少阴经所说的腰痛证，因为少阴月建在申，七月人体阳气与万物一样开始衰退，所以腰痛。所说的呕吐气逆而喘，是由于阴气在下，阳气在上，阳浮于上，不能依附于阴，所以呕吐气逆喘咳。所说的瑟瑟颤抖，不能久立久坐，起则目昏花看不清东西，是因为阴阳不静，没有主气之时，秋凉之气至，寒霜始下，而正收敛万物，阴阳内伤，所以目昏不可见物。所说的短气善怒，是阳气不旺，不旺则阳气不行，肝气当正常疏泄而不能，气滞所以多怒，多怒，叫做胆厥。所说的惊恐如人追捕一般，如秋天万物根存花叶落去一样，阴气少生，阳气渐内入，阴阳相争，所以善惊恐。所说的怕闻食物气味，是因为胃中虚，无气，所以怕闻食物气味。所说的面黑如地色，秋凉之气内伤，所以面变色。所说的咳痰带血，是络脉损伤所致。阳气不盛，阴气上满，满则咳，络脉伤所以出血见于鼻。

【原文】

厥阴所谓癞疝，妇人少腹肿者，厥阴者辰也，三月阳中之阴，邪在中，故曰癞疝少腹肿也。所谓腰脊痛不可以俯仰者，三月一①振荣华，万物一①俯②而不仰②也。所谓癞癃疝肤胀者，曰阴亦盛而脉胀不通，故曰癞癃疝也。所谓甚则嗌干热中者，阴阳相薄而热，故嗌干也。

【考注】

①一：为"者"之误。助词。

②俯、仰：二字互易，义始合。三月阳生不当言万物之"俯"。

【释文】

厥阴经所说的下阴部㿗疝之证，妇女小腹肿，是因为厥阴月建在辰，三月生阳，阳遇阴，邪在中，所以成㿗疝小腹肿之证。所说的腰背痛不能俯仰，三月阳气生发万物之荣华，腰痛不能动如万物之生仰而不降俯一样。所说的㿗疝癃淋肤胀证，是厥阴盛，脉胀不通所致，所以出现㿗疝癃淋等证。所说的甚则咽干内热，阴阳相争而热，热所以咽干。

刺要论篇第五十

【原文】

黄帝问曰：愿闻刺要。岐伯对曰：病有浮沉，刺有浅深，各至其理，无过其道。过之则内伤，不及则生外壅[①]，壅则邪从之。浅深不得，反为大[②]贼。内动五脏，后生大病。故曰：病有在毫毛腠理者，有在皮肤者，有在肌肉者，有在脉者，有在筋者，有在骨者，有在髓者。

【考注】

①壅：肿义。

②大：为“其”之误。

【释文】

黄帝说：愿知针刺要点。岐伯说：病有轻重，刺有浅深，各至其适度位置，不能超过，超过则内伤，不及则生外肿。肿则邪气乘机侵犯。浅深不当，反为其伤，内害五脏，产生大病。所以说病位不同：有的在毫毛腠理，有的在皮肤，有的在肌肉，有的在脉，有的在筋，有的在骨，有的在髓。

【原文】

是故刺毫毛腠理无伤皮，皮伤则内动肺，肺动则秋病温疟，泝泝[①]然寒栗；刺皮无伤肉，肉伤则内动脾，脾动则七十二日四季之月，病腹胀烦，不嗜食；刺肉无伤脉，脉伤则内动心，心动则夏病心痛；刺脉无伤筋，筋伤则内动肝，肝动则春病热而筋弛；刺筋无伤骨，骨伤则内动肾，肾动则冬病胀、腰痛；刺骨无伤髓，髓伤则销铄胻酸，体解㑊然不去矣。

【考注】

①泝泝：《甲乙》作“淅淅”。恶寒状。

【释文】

刺毫皮腠理不要损伤皮肤，皮伤则内及肺，肺受影响则秋天病热疟，淅淅恶寒发热；刺皮不要损伤肌肉，肌肉伤则内及脾，脾受影响则每季末十八日，腹胀烦闷，不想吃饭；刺肌肉不要损伤脉，脉伤则及心，心受影响则夏天病心痛；刺脉不要损伤筋，筋伤则内及肝，肝受影响则春天病热证并且筋弛无力；刺筋不要损伤骨，骨伤则内及肾，肾受影响则冬天病肿胀、腰痛等症；刺骨不要损伤髓，髓伤髓液消枯，腿酸无力，身体无力，筋骨软弱，不能行走。

刺齐论篇第五十一

齐：为“忌”之音转。篇中所论，正为针刺禁忌之内容。《史记·楚世家》“费无忌”，《左传》作“费无极”，《楚辞·远逝》王逸注：“极，中也”，《左传·文公十八年》杜预注：“齐，中也”。是齐、忌古通用。

【原文】

黄帝问曰：愿闻刺浅深之分。岐伯对曰：刺骨者无伤筋，刺筋者无伤肉，刺肉者无伤脉，刺脉者无伤皮。刺皮者无伤肉，刺肉者无伤筋，刺筋者无伤骨。

【释文】

黄帝问道：愿知针刺深浅之区分。岐伯答道：深刺时刺骨不要伤筋，刺筋不要伤肉，刺肉不要伤脉，刺脉不要伤皮。浅刺时刺皮不要伤肉，刺肉不要伤筋，刺筋不要伤骨。

【原文】

帝曰：余未知其所谓，愿闻其解。岐伯曰：刺骨无伤筋者，针至筋而去，不及骨也；刺筋无伤肉者，至肉而去，不及筋也；刺肉无伤脉者，至脉而去，不及肉也；刺脉无伤皮者，至皮而去，不及脉也。

【释文】

黄帝说：我不知其意，愿知其理。岐伯说：所说的刺骨不要伤筋，针刺至筋的位置而止，不达骨的深度；刺筋不伤肉，针至肉即止，不达筋的深度；刺肉不伤脉，针至脉而止，不达肉的深度；刺脉不伤皮，针至皮而止，不达脉的深度。

【原文】

所谓刺皮无伤肉者，病在皮中，针入皮中，无伤肉也；刺肉无伤筋者，过肉中筋也；刺筋无伤骨者，过筋中骨也。此之谓反也。

【释文】

所说的刺皮不伤肉，病在皮肤，针刺入皮中即可，不要深至肌肉而伤肉；刺肉不伤筋，刺肉病不能深刺过肉而伤筋；刺筋不伤骨，刺筋病不能深刺过筋而伤骨。这是所谓针刺之逆。

刺禁论篇第五十二

【原文】

黄帝问曰：愿闻禁数①。岐伯对曰：脏有要害，不可不察。肝生于左，肺藏于右，心部于表②，肾治于里，脾为③之使，胃为之市④，鬲肓之上，中有父母⑤，七节之傍，中有小心⑥，从之有福，逆之有咎。

【考注】

①数：为“术”之音转。《荀子·劝学》杨倞注：“数，术也”，《淮南子·本经》高诱注：“术，数也”。

②表：圭表。引指“中”义。

③为：为“谓”之音转。下文“胃为”之“为”，同。《战国策·西周策》吴师道：“为，谓通借”。

④市：喻容纳水谷义。

⑤父母：指阴阳脏器。张志聪：“中有父母者，谓心为阳脏而居膈之上，肾为阴脏而居肓之上”。

⑥中有小心：“小”为“之”之误。“中有之心”，指心包络。马莳：“心之下有心包络，其形有黄脂裹心者，属手厥阴经，自五椎之下而推之，则包络当垂至第七节而止，故曰七节之旁，中有小心”。《甲乙》“小”作“志”。“志”通“之”。《墨子·天志》孙诒让注：“古志字只作之”。可佐证。

【释文】

黄帝问道：愿知针刺禁律。岐伯答道：五脏有要害之处，不可不察辨。肝生在左，肺位于右，心居于中，肾位于里。脾叫做役使，胃叫做市。鬲肓之上，有重要的阴阳脏器。七椎之旁，内有心包络。顺其解剖位置针刺，则病愈有效，反伤内脏则有害。

【原文】

刺中心，一日死，其动为噫；刺中肝，五日死，其动为语①；刺中肾，六日死，其动为嚏；刺中肺，三日死，其动为咳；刺中脾，十日死，其动为吞②；刺中胆，一日半死，其动为呕。

【考注】

①语：《甲乙》作“欠”。

②吞：为“吐”之音转。

【释文】

针刺中心，一日死，其表现为嗳气；刺中肝，五日死，其再现为打哈欠；刺中肾，六日死，其表现为打喷嚏；刺中肺，三日死，其表现为咳；刺中脾，十日死，其表现为吐；刺中胆，一日半死，其表现为呕。

【原文】

刺跗上，中大脉，血出不止死。刺面①，中溜脉②，不幸③为盲。刺头，中脑户，入脑立死。刺舌下，中脉太过，血出不止为喑。刺足下布络中脉，血不出为肿。刺郄中大脉，令人仆脱色。刺气街中脉，血不出，为肿鼠仆④。刺脊间中髓，为伛。刺乳上，中乳房，为肿根蚀。刺缺盆中内陷，气泄，令人喘咳逆。刺手鱼腹内陷，为肿。

【考注】

①面：为“目”之误。

②溜脉："溜"通"流"。"流"有"大"义。"流脉"，即"大脉"之义。与前文之"大脉"例合。《国语·晋语》注："流，大也"。《山海经·西山经》"长留"，《颜氏家训》作"长流"；《战国策·韩策》"石溜"，《文选·左思魏都赋》作"石留"。是流、留、溜古通用。

③不幸："不"为"失"之误。"幸"为"明"之音转。"不幸"，即"失明"。《应玄音义》注："幸，冀望也"，《国语·鲁语》韦昭注："冀，望也"，《广雅》："望，视也"，《春秋繁露》："视曰明"。

④鼠仆：《新校正》："别本'仆'作'鼷'"。指鼠鼷穴。

【释文】

刺足背伤大血脉，血出不止死。刺目，中大血脉，失明为盲。刺头入脑中立死。刺舌下血脉太深，血出不止成为失音证。刺足下散络，伤脉为血肿。刺委中太深伤大血脉，使人晕仆，面色苍白。刺气街穴处伤血脉，鼠鼷穴处肿胀。刺脊椎伤脊髓，成为曲背之证。刺乳房伤损乳房，红肿，甚则底部溃烂。刺天突穴处太深，使气泄而使人喘咳气逆。刺手鱼际处太深，成为血肿。

【原文】

无刺大醉，令人气乱。无刺大怒，令人气逆，无刺大劳人，无刺新①饱人，无刺大饥人，无刺大渴人，无刺大惊人。

【考注】

①新：为"甚"之音转。《广雅·释草》王念孙疏："新与辛同"，《逸周书》孔晁注："辛苦，穷也"，《助字辨略》："甚犹极也"，《吕览·论人》高诱注："极，穷也"。是新、甚古通用。

【释文】

不要刺大醉之人，否则使人脉气更乱。不要刺大怒之人，否则使人气逆更甚。不要刺过于劳累之人，不要刺甚饱之人，不要刺大饥饿之人，不要刺大渴之人，不要刺过度惊恐之人。

【原文】

刺阴股中大脉，血出不止死。刺客主人内陷中脉，为内[1]漏，为聋。刺膝髌出液，为跛。刺臂太阴脉，出血多立死。刺足少阴脉，重虚出血，为舌难以言。刺膺中陷，中肺，为喘逆仰息。刺肘中内陷，气归[2]之，为不屈伸。刺阴股下三寸内陷，令人遗溺。刺腋下肋间内陷，令人咳。刺少腹，中膀胱，溺出，令人少腹满。刺腨肠内陷，为肿。刺匡上陷骨中脉，为漏为盲。刺关节中液出，不得屈伸。

【考注】

①内：为“耳”之误。“内漏”即“耳漏”，耳流水之症。

②归：为“溃”之音转。坏义。《荀子·王制》杨倞注：“归，读为馈”，《诗·抑》马瑞辰笺：“溃与馈同”，《战国策·赵策》是师道注：“溃，坏也”。

【释文】

刺大腿内侧伤大血脉，血不止死。刺客主人穴过深伤脉，成为耳流水、耳聋之证。刺膝关节出液体，成为跛足。刺臂内侧动脉，出血多立死。刺足少阴经脉，反复出血，成为舌硬说话困难之证。刺胸前肋间太深，伤肺，成为喘咳气急之证。刺肘部太深，气溃散，使肘关节不能屈伸。刺大腿内侧下三寸之处太深，使人遗尿。刺腋下肋间太深，使人咳嗽。刺小腹，伤膀胱，使人流尿，小腹胀满。现小腿肚太深，为血肿。刺目眶骨过深伤血脉，成为流泪不止，或目失明之证。刺关节深，使关节液流出，使关节不能屈伸。

刺志论篇第五十三

【原文】

黄帝问曰：愿闻虚实之要。岐伯对曰：气实形实，气虚形虚，此其常也。反此者病。谷盛气盛，谷虚气虚，此其常也。反此者病。脉实血实，脉虚气虚，此其常也。反此者病。

【释文】

黄帝问道：愿知虚实之要点。岐伯答道：气实形体盛，气虚形体虚，这是正常表现。反此为病态。吃饭多形体盛，吃饭少体虚，这是正常情况。反此为病态。脉实血气充盛，脉虚血气亏少，这是正常情况。反此为病态。

【原文】

帝曰：如何[①]而反？岐伯曰：气盛身寒，气虚身热[②]，此谓反也。谷入多而气少，此谓反也。谷不入而气多，此谓反也。脉盛血少，此谓反也。脉少血多，此谓反也。

【考注】

①如何：当作“何如”。

②气虚身热：“气”前，《甲乙》有“气盛身寒”四字。

【释文】

黄帝说：什么是反常？岐伯说：形体盛，身反怕冷；形体虚，身反躁热，此是反常。吃饭多而气反虚，此是反常。不能吃气反盛，此是反常。脉实盛血气反虚，这是反常。脉小血气反盛，这是反常。

【原文】

气盛身寒，得之伤寒。气虚身热，得之伤暑。谷入多而气少者，得之有所脱血，湿居下也。谷入少而气多者，邪在胃及与肺也。脉小血多者，饮[①]中热也。脉大血少者，脉有风气，水浆不入，此之谓也。

【考注】

①饮："因"之音转。

【释文】

形体盛而身寒冷，是因为伤于寒邪。形体虚而身发热，是伤于暑邪。吃得多而气虚少，是有失血或伤于湿邪的原因。吃得少而气盛，是邪气在胃和肺。脉小而血实，是由于内热。脉大而血虚，是脉中有风邪，所以汤水不进。

【原文】

夫实者，气入也；虚者，气出也。气实者，热也；气虚者，寒也。入[①]实者，左手开针空也；入[①]虚者，左手闭针空也。

【考注】

①入：引为"刺"义。

【原文】

实证是邪气侵入所致，虚证是正气耗散丧失所致。气实为热证，气虚为寒证。刺实证，左手开针孔以泻邪气；刺虚证，左手闭针孔以补正气。

针解篇第五十四

【原文】

黄帝问曰：愿闻《九针》之解，虚实之道。岐伯对曰：刺虚则实之者，针下热也，气实乃热也；满而泄之者，针下寒也，气虚乃寒也。菀陈则除之者，出恶血也。邪胜则虚之者，出针勿按；徐而疾则实者，徐出针而疾按之；疾而徐则虚者，疾出针而徐按之。言实与虚者，寒温气多少也。若无若有者，疾不可知也。察后与先者，知病先后也。为虚与实者，工勿失其法。若得若失者，离其法也。虚实之要，九针最妙者，为其各有所宜也。补泻之时者，与气开阖相合也。九针之名，各不同形者，针穷其所当补泻也。

【释文】

黄帝问道：愿知《九针》之解，虚实之理。岐伯答道：刺虚用补法，指针下有热感，气至所以热。刺实证用泻法，指针下有凉感，气泄所以凉。除瘀积，指泻出瘀血。邪胜应用泻法，出针不按针孔。先慢后快为补，指慢出针快按针孔。先快后慢为泻，指快出针而慢按针孔。说实与虚，指针感寒热的多少。如果寒热之针感似有似无，则病症的虚实难以断定。察后与先，指辨别先病后病。用补与泻，医生应守法治疗，不能违背。补泻不明，就是离其法则了。补泻的关键，主要体现在九针的灵活应用上，九针各有其相应的适应症。补泻适时，是说应与人体气的开合相适应。九针形状各不相同，针当尽其所用而进行补泻之法。

【原文】

刺实须其虚者，留针阴气隆至，乃去针也；刺虚须其实者，阳气隆至，针下热乃去针也；经气已至，慎守勿失者，勿变更也；深浅在志者，知病之内外也；近远如一者，深浅其候等也；如临深渊者，不敢堕也；手如握虎者[①]，欲其壮也；神无营于众物者，静志观病人；无左右视也；义无邪下者，欲端以正也；必正其神者，欲瞻病人目制[②]其神，令气易行也；所谓三里者，下膝三寸也；所谓跗之[③]者，举膝分易见[④]也；巨虚者，跻足䯒独陷者；下廉者，陷下者也。

【考注】

①手如握虎：为“手动若舞”之音转。指针法灵活热练。

②制：为“知”之音转。

③跗之：《新校正》：“‘跗之’，疑作‘跗上’”。

④举膝分易见：“举膝”，为“其脉”之误。即其脉显而易见义。

【释文】

刺实证要用泻法，留针待凉气至，然后去针；刺虚证要用补法，等待阳气至，针下有热感，然后去针；针感已至，应保持原针刺手法，不要改变手法。针刺的深浅应根据病证内外的不同而定，要心中有数；远近穴位一样，是说其针刺深浅等手法是相同的；如临深渊，是说不要怠慢大意；手动若舞，是说针法灵活正确；神不外视，是要求专心治病，不左右视看；针不斜下，是说针应端直；必知其神，是说观病人之眼神以知其神态的变化，使针感之气易行；所说的三里穴在膝下三寸；所说的跗上脉，其脉在足背显而易见；巨虚上廉穴，举足在胫骨外侧陷下处；巨虚下廉穴，在陷中的下部。

【原文】

帝曰：余闻九针，上应天地四时阴阳，愿闻其方，令可传于后世以为常也。岐伯曰：夫一天、二地、三人、四时、五音、六律、七星、八风、九野，身形亦应之。针各有所宜，故曰九针。人皮应天，人肉应地，人脉应人，人筋应时，人声应音，人阴阳合[①]气应律，人齿面目应星，人出入气应风，人九窍三百六十五络应野[②]。故一针皮，二针肉，三针脉，四针筋，五针骨，六针调阴阳，七针益精，八针除风，九针通九窍，除三百六十五节气，此之谓各有所主也。人心意[③]应八风，人气应天，人发齿耳目五声应五音六律，人阴阳脉血气应地，人肝目[④]应之九[⑤]。

【考注】

①合：为“之”之音转。

②野：当作“九野”。

③心意：“意”疑“肺”之误。

④目：当为“肾”之脱误。

⑤九：“九”后，当脱“野”字。

【释文】

黄帝说：我知道九针，上应天地四时阴阳，愿知其法，使可传于后世，以长久不衰。岐伯说：一天、二地、三人、四时、五音、六律、七星、八风、九野，人的形体与之相应合，针也是这样，所以相应合为九针。人的皮肤应天，人的肌肉应地，人的脉应人，人的筋应四时，人的声音应五音，人体阴阳之气应律，人牙齿面目应星，人出入口鼻之气应风，人的九窍三百六十五络脉应九野。所以第一种针刺皮，第二种针刺肉，第三种针刺脉，第四种针刺筋，第五种针刺骨，第六种针调阴阳，第七种针补精气，第八种针除风邪，第九种针通九窍，出三百六十五关节之气。这就是所说的九针各有其适应症。人心肺应八风，人气应天，人发齿耳目五声应五音六律，人阴阳经脉血气应地，人肝肾应九野。

长刺节论篇第五十五

【原文】

刺家不①诊，听病者言，在头，头疾痛，为脏②，针之，刺至骨，病已上③，无伤骨肉及皮，皮者道也。

【考注】

①不：为“之”之音转。

②为脏：“脏”，“脉”义。“为脏”，即诊脉之义。

③上：郭霭春：“朝本、明抄本‘上’并作‘止’”。

【释文】

针刺医生诊病，先听病人自诉。病在头，头痛甚，诊其脉，然后针刺，深刺至骨，病愈，去针。不要损伤骨肉和皮。皮是针出入之路径。

【原文】

阴①刺，入一②傍四处，治寒热。深专③者，刺大脏④。迫脏⑤刺背，背俞也。刺之迫脏，脏会⑥，腹中寒热去而止。与⑦刺之要，发针而浅出血。

【考注】

①阴：《太素》作“阳”。

②一：为“脊”之音转。《庄子·徐无鬼》陆德明释文：“一，身也”，《广雅·释亲》：“体，身也”，《礼经释例》：“中体谓之脊”。是一、脊古通。

③深专：“专”为“抟”之音转。“聚”义。“深抟”，病深聚之义。

④大脏：“脏”，“脉”义。“大脏”，即“大脉”之义。

⑤迫脏：“迫”，“僻”之音转。病邪义。“脏”，“脉”义。《文选》“驱迫”、“忧逼”，五臣本作“驱逼”、“忧偪”，《斩曲几文》蒋之翘注：“偪，一作僻”。是迫、僻古通用之。《诗·板》陆德明释文：“僻，邪也”。

⑥会：为“俞”之误。

⑦与：“其”义。

【释文】

阳刺，指刺脊柱旁四处，治疗恶寒发热之证。病深聚的，刺大脉，病脉刺背俞。刺之病脉，为脏之俞穴。腹中寒热气去，病止。其刺之要点，出针时少出点血。

【原文】

治腐[①]肿者刺腐[①]上，视痈小大深浅刺，刺大者多血，小者深之，必端内针为故止。

病在少腹有积，刺皮髓[②]以下，至少腹而止，刺侠脊两傍四椎间，刺两髂髎季胁肋间，导腹中气热下，已。

病在少腹，腹痛不得大小便，名曰疝，得之寒，刺少腹两股间，刺腰髁骨间，刺而多[③]之，尽炅病已。

【考注】

①腐：《甲乙》作“痈”。

②皮髓：为“脐”之别名。

③多：郭霭春：“疑当作‘灸’”。

【释文】

治痈肿，针刺其痈上，根据痈的大小浅深刺其出脓血，大的多出，小的少出，以端直进针法为准。

治疗小腹积聚病，刺脐以下至小腹而止，再刺第四腰椎两旁孔穴及髂骨两侧居髎穴、季肋间等穴，使腹中热气至，病已。

病在小腹，腹痛不能大小便，病名叫做疝。是因为伤于寒邪。刺小腹两股间，刺腰与髁骨之间，刺后再灸，等小腹全热，病即愈。

【原文】

病在筋，筋挛节痛，不可以行，名曰筋痹。刺筋上为故①，刺分肉间，不可中骨也。病起筋炅，病已，止。

病在肌肤，肌肤尽痛，名曰肌痹，伤于寒湿。刺大分、小分，多发针而深之，以热为故。无伤筋骨，伤筋骨，痈发若变②。诸分尽热，病已，止。

病在骨，骨重不可举，骨髓酸痛，寒气至，名曰骨痹。深者刺，无伤脉肉为故。其道大分小分，骨热病已，止。

【考注】

①故：为“度”之音转。“准则”义。下同。《战国策·赵策》吴师道注：“固、故通”，《礼记·祭仪》朱彬训：“固亦倨也”，《尔雅·释畜》陆德明释文：“倨，本作居”，《方言》钱绎笺：“度，作居”。是故、度古通用之。

②痈发若变：“痈”，《甲乙》作“寒”，“若”，为“苦”之误。

【释文】

病在筋，筋拘挛，关节痛，不能行走，叫做筋痹。以刺筋上为准则，刺筋与肌肉之间，不可刺至骨。病好转则筋发热，病愈，止针。

病在肌肤，肌肤疼痛，叫做肌痹，是受寒湿所致，刺大小肌肉之处，多针几穴并深刺，以肌肤发热为度。不要过深伤筋骨，伤筋骨则寒邪复发苦变它症。待诸肉分处尽热，病愈，止针。

病在骨，骨重难举动，骨髓酸痛，寒气甚，叫做骨痹。宜深刺，以不伤脉及肌肉为度。经大小分肉之间刺至骨，骨热病愈，止针。

【原文】

病在诸阳脉，且寒且热，诸分且寒且热，名曰狂。刺之虚①脉，视分尽热，病已，止。病初发，岁一发，不治，月一发，不治，月四五发，名曰癫病。刺诸分诸脉，其无寒者以针调之，病止。

【考注】

①虚：为“血”之音转。《刺志论》：“虚者，气出也”，《庄子·齐物论》陆德明释文：“吐气为嘘”，《礼记·效特性》孔颖达疏：“血，气也”。

【释文】

病在阳经，大小分肉或寒或热，叫做狂病。刺其血脉，至分肉有热感，病已，止针。病开始一年犯一次，不治则一月犯一次，不治则每月发作四五次，叫做癫痫病。应刺相应的大小分肉，无恶寒之症者，只以针调治痫病，病可止。

【原文】

病风且寒且热，炅汗出，一日数过①，先刺诸分理络脉，汗出且寒且热，三日一刺，百日而已。

病大风，骨节重，须眉堕，名曰大风，刺肌肉为故，汗出百日，刺骨髓，汗出百日。凡二百日，须眉生而止针。

【考注】

①过：病义。

【释文】

病时寒时热，热汗出，一天病数次发作，先刺分肉皮肤络脉。仍然汗出时寒时热的，三天一刺，治疗一百天即愈。

病疠风，骨节沉重，须眉脱落，叫做疠风病。针刺以肌肉为度，使之汗出。百日后再深刺骨髓，使之汗出，再刺一百天。前后共二百天，至其须眉复生，停止针刺。

皮部论篇第五十六

【原文】

黄帝问曰：余闻皮有分部，脉有经纪，筋有结络，骨有度量。其所生病各异，则其分部，左右上下，阴阳所在，病之始终，愿闻其道。岐伯对曰：欲知皮部以经脉为纪①者，诸经皆然。阳明之阳②，名曰害蜚，上下同法。视其部中有浮络者，皆阳明之络也。其色多青则痛，多黑则痹，黄赤则热，多白则寒。五色皆见，则寒热也。络盛则入客于经，阳主外，阴主内。

【考注】

①纪：为“记”之音转。标志义。《释名·释言语》王先谦疏：“纪、记二字古通”，《吕览·任数》高诱注：“记，识也”。

②阳：外义。《礼记·表记》郑玄注：“阳为外”。

【释文】

黄帝问道：我听说皮肤上有十二经脉的分属部位，脉有横纵，筋有结络，骨有长短大小之测量。它们所生的病各不相同。区别其皮肤分部，左右上下，内外前后所在，可知病的始终变化，愿知其说。岐伯答道：要想知道皮部之划分，是以经脉循行路线部位为标记的，各条经脉皮部划分都是这样。阳明经的外侧皮部，叫做害蜚，上下手足经相同。见其皮部中有浮络的，都是阳明经之络脉。其色多青为痛证，多黑为痹证，多黄赤为热证，多白为寒证。五色互见，为寒热之证。络中邪气盛，就会侵入其经脉。阳络主外，阴经主内。

【原文】

少阳之阳，名曰枢持，上下同法。视其部中有浮络者，皆少阳之络也。络盛则入客于经。故在阳者主内，在阴者主出①，以渗于内，诸经皆然。

太阳之阳，名曰关枢，上下同法。视其部中有浮络者，皆太阳之络也。络盛则入客于经。

【考注】

①在阳者主内，在阴者主出："主"，为"之"之音转。少阳经在阳之内，阴之外，所以言此。

【释文】

少阳经的外侧皮肤，叫做枢持。手足上下经相同。见其皮部中有浮络的，都是少阳经的络脉。络脉邪盛则入侵于该经脉。少阳经在阳之内，阴之外而居中。邪可从少阳经侵于内。邪气由外及内侵犯，各经脉大致相同。

太阳经的外侧皮部，叫做关枢。手足上下经相同。见其皮部中有浮络的，都是太阳经的络脉。络脉邪气盛，则入侵于经。

【原文】

少阴之阴，名曰枢儒，上下同法。视其部中有浮络的，皆少阴之络也。络盛则入客于经。其入经也，从阳部注于经，其出者，从阴内注于骨。

心主之阴，名曰害肩，上下同法。视其部中有浮络者，皆心主之络也。络盛则入客于经。太阴之阴，名曰关蛰，上下同法。视其部中有浮络者，皆太阴之络也。络盛则入客于经。凡十二经络之脉者，皮之部也。

【释文】

少阴经的内侧皮部，叫做枢儒，手足上下经相同。见其皮部中有浮络的，都是少阴经的络脉。络脉邪盛则入侵于该经。邪之入深，从络部注于经，邪之出泄，先从阴经走于骨。

厥阴经的内侧皮部，叫做害肩，手足上下经相同。见其皮部中有浮络的，都是厥阴经的络脉。络脉邪盛则入侵于该经。

太阴经的内侧皮部，叫做关蛰。手足上下经相同。见其皮部中有络脉的，都是太阴经的络脉。络脉邪盛则入侵于该经。凡此十二经脉，都有其相应的皮部。

【原文】

是故百病之始生也，必先于皮毛，邪中之则腠理开，开则入客于络脉。留而不去，传入于经，留而不去，传入于腑，廪于肠胃。邪之始入于皮也，泝[1]然起毫毛，开腠理。其入于络也，则络脉盛色变。其入客于经也，则感虚[2]乃陷下。其留于筋骨之间，寒多则筋挛骨痛，热多则筋弛骨消，肉烁䐃破，毛直而败。

【考注】

①泝：《甲乙》作“淅”。

②虚：为“邪”之音转。《诗·北风》陆德明释文：“虚，作徐”，《尔雅·释训》邢昺疏：“徐，作邪”。是虚、邪古通用之。

【释文】

百病之初起，必先产生于皮毛之表，邪中皮使腠理开，开则邪侵入络脉，滞留不去，可传入经脉，留经不去，可传于腑之肠胃。邪气始侵入皮肤，使人淅然恶寒，毫毛竖起，腠理张开。邪气侵入络脉，络脉就充盈而色改变。邪气由络侵入经脉，则感受邪气而陷下。邪气留于筋骨之间，若寒气多则筋拘挛，骨髂疼痛；若热多，则筋弛纵而骨弱无力，肌肉消瘦，皮毛枯败。

【原文】

帝曰：夫子言皮之十二部，其生病皆何如？岐伯曰：皮者脉之部也，邪客于皮则腠理开，开则邪入客于络脉，络脉满则注于经脉，经脉满则入舍于腑脏也。故皮者有分部，不与①，而生大病也。帝曰：善。

【考注】

①不与：《甲乙》作“不愈”。

【释文】

黄帝说：您所说的十二皮部，其生病是怎样的？岐伯说：皮肤是络脉分布的区域，邪气侵入皮肤则腠理张开，开则邪气入侵于络脉，络脉邪气盛则侵注于经脉，经脉邪气盛则入侵留滞于腑脏。所以病在皮之分部，不愈，会进一步深入发展成为重病。黄帝说：讲得好！

经络论第五十七

【原文】

黄帝问曰：夫络脉之见也，其五色各异，青黄赤白黑不同，其故何也？岐伯对曰：经有常色而络无①常变也。帝曰：经之常色何如？岐伯曰：心赤、肺白、肝青、脾黄、肾黑，皆亦应其经脉之色也。

【考注】

①无：为“之”之音转。《尔雅·释言》邵晋涵正义：“亡与无古通用”，《读书杂志·逸周书》王引之注：“之，疑当作亡”。是无、之、亡古并通。

【释文】

黄帝问道：络脉之见于外，五色各不相同，青黄赤白黑不一样，这是为什么？岐伯答道：经脉的颜色多不变而络脉的颜色常变。黄帝说：经脉的常色是怎样的？岐伯说：心赤、肺白、肝青、脾黄、肾黑，其经脉的主色都与其相应。

【原文】

帝曰：络之阴阳，亦应其经乎？岐伯曰：阴络之色应其经，阳络之色变无常，随四时而行也。寒多则凝泣，凝泣则青黑；热多则淖泽，淖泽则黄赤。此皆常色，谓之无病。五色具见者，谓之寒热。帝曰：善。

【释文】

黄帝说：阴络阳络之色，是否应合经脉之色。岐伯说：阴络的颜色与其经脉相应，阳络的颜色变化无常，常随四时季节而变化。寒冷甚则血凝泣，血凝泣则色变青黑；炎热甚则血流畅色润泽，润泽则色成黄赤。这都是正常之色，叫做无病。五色互见的，叫做寒热之病。黄帝说：讲得好！

气穴论篇第五十八

【原文】

黄帝问曰：余闻气穴三百六十五，以应一岁，未知其所，愿卒闻之。岐伯稽首再拜对曰：窘乎哉问也！其非圣帝，孰能穷其道焉！因请①溢意尽言其处。帝捧手逡巡而却曰：夫子之开余道也，目未见其处，耳未闻其数②，而目以明，耳以聪矣。岐伯曰：此所谓圣人易语，良马易御也。帝曰：余非圣人之易语也，世言真数②开人意③，今余所访问④者真数，发蒙解惑，未⑤足以论也。然余愿闻夫子溢志尽言其处，令解其意。请藏之金匮，不敢复出。

【考注】

①请：为"臣"之音转。岐伯自称。

②数：为"术"之音转。《孟子》赵岐注："数，技也"，《集韵》："术，一曰技也"。是数、术古通用。下文"真数"，即"真术"。

③意：为"疑"之音转。《读书杂志·墨子》王念孙按："意，度也"，《类篇》："疑，度也"。是意、疑古通用。

④访问：同义复词，"问"义。《后汉书·皇甫规传》注："访，问也"。

⑤未：为"亦"之形误。作"未"，义难通。

【释文】

黄帝问道：我知道人身三百六十五个孔穴，以应一年之天数，但不知道其位置，愿尽知之。岐伯叩头再拜答道：这是个难题，若不是圣明之帝，谁能尽究其理？臣愿详尽讲述。黄帝拱手让步谦逊地说：您启发于我啊，眼虽未见穴处，耳虽未听其方术，却能目明耳聪。岐伯说：这叫做圣人易于领悟，良马容易驾御。黄帝说：我算不上圣人易领悟。世俗说真才实术能够开解人疑，我现在问的是医道至术，可使人发蒙解惑，也足以立论著说。所以我愿听您详尽之解，使知其本义，遂将其藏于金匮，不敢失掉。

【原文】

岐伯再拜而起曰：臣请言之。背与心相控而痛，所治天突与十椎及上纪①，上纪者，胃脘也。下纪者，关元也。背胸邪系阴阳左右，如此其病前后痛涩，胸胁痛而不得息，不得卧，上气短气偏②痛，脉满起，斜出尻脉，络胸胁，支心贯鬲，上肩加天突，斜下肩交十椎下。

【考注】

①纪：为“脐”之音转。“上脐”，即“脐上”之处。《淮南子·原道》高诱注：“纪，通也”，《书》孔颖达疏：“齐训通也”，《说文通训定声》：“齐，假借又为脐”。是纪、脐古通用。

②偏：《新校正》：“别本‘偏’，一作‘满’”。

【释文】

岐伯再拜说：臣尽言述。如果胸背相引而痛，针刺治疗取天突穴和背部十椎处的中枢穴，以及脐上的中脘穴、脐下的关元穴。胸背阴阳左右相连，所以病发作时前后都痛闷。胸胁痛甚时不能呼息，不能躺卧，气短，胸部满痛，该脉满大，斜走尻脉，络胸，走心通鬲，上至天突穴，再斜下肩至第十椎之下。

【原文】

脏俞五十穴，腑俞七十二穴，热俞五十九穴，水俞五十七穴。头上五行行五，五五二十五穴，中　傍各五，凡十穴；大椎上[①]两傍各一，凡二穴；目瞳子浮白二穴，两髀厌分中二穴，犊鼻二穴，耳中多所闻二穴，眉本二穴，完骨二穴，顶[②]中央一穴，枕骨二穴，上关二穴，大迎二穴，下关二穴，天柱二穴，巨虚上下廉四穴，曲牙二穴，天突一穴，天府二穴，天牖二穴，扶突二穴，天窗二穴，肩解二穴，关元一穴，委阳二穴，肩贞二穴，喑门一穴，脐一穴，胸俞十二穴，背俞二穴，膺俞十二穴，分肉二穴，踝上横二穴，阴阳跻四穴，水俞在诸分，热俞在气穴，寒热俞在两骸厌中二穴，大禁二十五[③]，在天府下五寸，凡三百六十五穴，针之所由行也。

【考注】

①上：郭霭春："'上'，疑是'下'之误"。

②顶：《太素》作"项"。

③二十五："二十"为"之"之分离致误。"五"为"俞"之音转。"大禁二十五"，即"大禁之俞"。此指大禁穴的位置，故下文云"在天府下五寸"。

【释文】

脏俞有五十个穴位，府俞有七十二个穴位，治热病的俞穴有五十九个，治水肿病的俞穴有五十七个。头上五行，每行五穴，共二十五穴。脊骨两旁各有五穴，共十穴。大椎下两旁二穴，目瞳子浮白各二穴，两侧髀枢中环跳二穴，犊鼻二穴，听宫二穴，攒竹二穴，完骨二穴，项中风府一穴，窍阴二穴，上关二穴，大迎二穴，下关二穴，天柱二穴，上下巨虚四穴，地仓二穴，天突一穴，天府二穴，天牖二穴，扶突二穴，天窗二穴，肩井二穴，关元一穴，委阳二穴，肩贞二穴，哑门一穴，神阙一穴，胸俞十二穴，膈俞二穴，膺俞十二穴，分肉二穴，踝上横骨内踝上之交信穴，外踝上之附阳穴，左右共四穴，阴跻阳跻四穴。治水肿病的俞穴是其相应的五十七穴等处，治热病是其相应的五十九穴等处。寒热俞在两骸厌中处，大禁之穴，在天府下五寸处。凡三百六十五穴，是针刺操作运行之处。

【原文】

帝曰：余已知气穴之处，游针之居，愿闻孙络谿谷，亦有所应乎？岐伯曰：孙络三百六十五穴会①，亦以应一岁，以溢②奇邪，以通荣卫。荣卫稽留，卫散荣溢，气竭血著，外为发热，内为少气，疾泻无怠，以通荣卫，见而泻之，无问所会③。

【考注】

①会：为“俞”之误。形近致误。

②溢：为“御”之音转。“抵抗”义。《读书杂志·荀子》王念孙按：“溢，满也”，《广雅·释诂》：“凴，满也”，《文选·杂诗》李善注：“御，犹凭也”，《管子集校》：“御、禦古通”，《小尔雅·广言》：“禦，抗也”。

③会：为“讳”之音转。忌讳。《书·禹贡》“东会”，《汉书·地理志》作“东至”，《周礼·考工记》郑玄注：“达犹至也”，《文选》“违事”，五臣本作“达事”，《诸子平议》俞樾按：“讳读为违”。是会、讳古通。

【释文】

黄帝说：我已知气穴所在，行针之处。愿知孙络谿谷，也有所应合吗？岐伯说：孙络三百六十五穴俞，也应一岁。孙络有抵抗病邪，疏通营卫的作用。营卫之气滞阻，则卫散营失，气浊血滞，外成为发热，内成为短气之证。邪实之证，应速泻邪，不要怠慢，以使营卫畅通。见邪实即泻，无问其忌讳。

【原文】

帝曰：善。愿闻谿谷之会也。岐伯说：肉之大会为谷，肉之小会为谿，肉分之间，谿谷之会，以行荣卫，以会[①]大气，邪溢气壅，脉热肉败，荣卫不行，必将为脓，内销骨髓，外破大䐃，留于节腠，必将为败。积寒留舍，荣卫不居，卷肉缩筋，肋[②]肘不得伸，内为骨痹，外为不仁，命曰不足。大寒留于谿谷也。谿谷三百六十五穴会，亦应一岁。其小[③]痹淫溢，循脉往来，微针所及，与法相同。

【考注】

①会：《甲乙》作“舍”。

②肋：为“膝”之误。肋不能伸屈。“膝肘不得伸”，理合。

③小：疑“久”之误。

【释文】

黄帝说：讲得好！愿知谿谷之会。岐伯说：肌肉之大会合叫谷，小会合叫谿。肌肉纹理之间，谿谷大小肌肉交合之处，可以行营卫之气，留滞病邪。如果邪盛气实，血热肉败，营卫之气滞阻不行，必将成肿成脓。热邪内消骨髓，外败大䐃肉。邪气留于关节肉腠，必将成为败证。久寒留滞，营卫不行，肌肉筋脉拘挛，膝肘不能屈伸，内成为骨痹，外成为不仁之证，这叫做不足，是大寒之气留滞谿谷所致。谿谷三百六十五穴俞，也应一岁。久痹邪盛，循脉传播发展，微针可治，其刺法与一般刺法相同。

【原文】

帝乃辟左右而起，再拜曰：今日发蒙解惑，藏之金匮，不敢复出，乃藏之金兰之室，署曰气穴所在。岐伯曰：孙络之别经者，其血盛而当泻者，亦三百六十五脉，并注于络，传注十二络①脉，非独②十四络脉也。内解泻于中者十脉。

【考注】

①络：指经。《素问》中“络”、“经”每有互用。《缪刺论》“邪客于足阳明之经”与“邪客于手阳明之络”、“邪客于足少阳之络”等并列互用。杨上善直以“足少阴直脉”注解“邪客于足少阴之络”等。

②非独：“非”为“其”误。“独”为“注”之音转。“非独”，即“其注”，其流注之义。

【释文】

黄帝退去左右随从再拜说：今天受您启发，解除了疑惑之处。其论将藏于金柜，不敢散失，藏于金兰之室，题名叫《气穴所在》。岐伯说：孙络之病与经脉之病不同，孙络血盛应泻出。三百六十五孙脉，气血同时流注络脉。络脉之气血或病邪，均可转注十二经脉，及至十四经脉。孙络之气血或病邪，也可内走注泻于五脏之脉。

气府论篇第五十九

【原文】

足太阳脉气所发者七十八穴：两眉头各一，入发至项[①]三寸半，傍五，相去三寸，其浮气在皮中者凡五行，行五，五五二十五，项中大筋两傍各一，风府两傍各一，侠背[②]以下至尻尾二十一节，十五[③]间各一，五脏之俞各五，六腑之俞各六，委中以下至足小指旁各六俞。

【考注】

①项：《新校正》：“‘项’，当作‘顶’”。

②背：《太素》作“脊”。

③十五：王冰：“《中诰孔穴图经》所存者十三穴，左右共二十六穴”。

【释文】

足太阳经脉之气发生七十八个穴位：两眉陷中各一穴，眉头上至前顶长三寸半，为居中之行，其两侧相距三寸处，左右各两行穴位，共五行。每行五个穴位，五五二十五穴。项中大筋两侧各一穴（天柱穴），风府穴两侧各一穴（风池穴）。脊两旁大椎至尾骶共二十一节，十三个椎间左右各一穴。五脏之俞左右各五，六腑之俞左右各六，委中至足小指左右各六穴。

【原文】

足少阳脉气所发者六十二穴：两角上各二，直目上发际内各五，耳前角上各一，耳前角下各一，锐发下各一，客主人各一，耳后陷中各一，下关各一，耳下牙车之后各一，缺盆各一，腋下三寸，胁下至胠，八间各一，髀枢中傍各一，膝以下至足小指次指各六俞。

【释文】

足少阳经脉气发生六十二穴：两头角各一穴，自目直上发际内各有五穴（临泣、目窗、正营、承灵、脑空），耳前角上各一穴（颔厌），耳前角下各一穴（悬厘），锐发下各一穴（和髎），客主人穴左右各一，耳后陷中各一穴（翳风），下关穴各一，耳下牙车之后各一穴（颊车），缺盆各一，腋下三寸三穴（渊掖、辄筋、天池），胁下至胠之间隙各一（日月、章门、带脉、五里、维道、居髎），髀枢中一穴（环跳），膝至足小指次指六穴（阳陵泉、阳辅、邱墟、临泣、侠谿、窍阴）。

【原文】

足阳明脉气所发者六十八穴：额颅发际傍各三，面鼽骨空各一，大迎之骨空各一，人迎各一，缺盆外骨空各一，膺中骨间各一，侠鸠尾之外，当乳下三寸，侠胃脘各五，侠脐广三寸各三，下脐二寸侠之各三，气街动脉各一，伏兔上各一，三里以下至足中指各八俞，分之所在穴空。

【释文】

足阳明经脉之气发生六十八穴：额颅发际旁各三穴（悬颅、阳白、头维），颧骨孔中间各一穴（四白），大迎穴各一，缺盆外骨孔陷中各一穴（天髎），胸骨间隙各一穴（气户、库房、屋翳、膺窗、乳中、乳根），鸠尾穴外，正乳下三寸，胃脘左右各五穴（不容、承满、梁门、关门、太一），侠脐横开三寸左右各三穴（滑肉门、天枢、外陵），脐下二寸，左右各三穴（大巨、水道、归来），气街穴在脉动处左右各一，伏兔穴上各一（髀关），三里以下至足中趾各八穴（三里、上廉、下廉、解谿、冲阳、陷骨、内庭、历兑），它们分布在趾间孔窍处。

【原文】

手太阳脉气所发者三十六穴：目内眦各一，目外各一，鼽骨下各一，耳郭上各一，耳中各一，巨骨穴各一，曲掖上骨穴各一，柱骨上陷者各一，上天窗四寸各一，肩解各一，肩解下三寸各一，肘以下至手小指本各六俞。

【释文】

手太阳经脉之气发生三十六穴：目内眦各一穴（睛明），目外眦各一穴（瞳子髎），颧骨下颧髎各一穴，耳廓上各一穴（角孙），耳中各一穴（听宫），巨骨穴各一，曲掖上各一穴（臑俞），柱骨上陷中各一穴（肩井），天窗上四寸处各一穴（窍阴），肩隙各一穴（秉风），肩隙下三寸各一穴（天宗），肘至小指端共六穴（小海、阳谷、腕骨、后谿、前谷、少泽）。

【原文】

手阳明脉气所发者二十二穴：鼻空外廉、项上各二，大迎骨空各一，柱骨之会各一，髃骨之会各一，肘以下至手大指次指本各六俞。

【释文】

手阳明经脉之气发生二十二穴：鼻孔外侧、项上各二穴（迎香、扶突），大迎穴在骨孔中各一穴，项骨与肩交会处各一穴（天鼎），肩臂交会处各一穴（肩髃），肘以下至大指次指间共六穴（曲池、阳谿、合谷、三间、二间、商阳）。

【原文】

手少阳脉气所发者三十二穴：鼽骨下各一，眉后各一，角上各一，下完骨后各一，项中足太阳之前各一，侠扶突各一，肩贞各一，肩贞下三寸分间各一，肘以下至手小指次指本各六俞。

【释文】

手少阳经脉之气发生三十二穴：颧骨下各一穴（颧髎），眉后各一穴（丝竹空），角上各一穴（颔厌），下完骨后各一穴（天牖），项中足太阳经之前各一穴（风池），扶突穴各一，肩贞穴各一，肩贞穴下三寸肉分间各一（肩髎，臑会，消泺），肘以下至小指端各六穴（天井、支沟、阳池、中诸、液门、关冲）。

【原文】

督脉气所发者二十八穴：项中央二，发际后中八，面中三，大椎以下至尻尾及傍十五穴，至骶下凡二十一节，脊椎法也。

【释文】

督脉经气所发生二十八穴：项中央二穴（风府、哑门），发际正中向后八穴（神庭、上星、囟会、前顶、百会、后顶、强间、脑户），面正中三穴（素髎、水沟、兑端），大椎下至尻尾及旁十五穴（大椎、陶道、身柱、神道、灵台、至阳、筋缩、中枢、脊中、悬枢、命门、阳关、腰俞、长强、会阳）。大椎至尾骶共二十一节，这是依脊椎定穴之处的方法。

【原文】

任脉之气所发者二十八穴：喉中央二，膺中骨陷中各一，鸠尾下三寸，胃脘五寸，胃脘以下至横骨六寸半一[1]，腹脉法也。下阴别一，目下各一，下唇一，龂交一。

【考注】

①一：顾观光：“‘一’上当脱‘寸’字，‘寸一’，谓每寸一穴也”。

【释文】

任脉经气所发生二十八穴：喉中央二穴（廉泉、天突），胸中骨陷中各一穴（璇玑、华盖、紫宫、玉堂、膻中、中庭），鸠尾下三寸之上脘穴至脐中五寸，脐中至横骨毛际六寸半，每寸各有一穴（鸠尾、巨阙、上脘、中脘、建里、下脘、水分、阴交、气海、石门、关元、中极、曲骨）。这是腹部取穴法。下阴正中有会阴穴，目下各一穴（承泣），唇下一穴（承浆），龂交一穴。

【原文】

冲脉气所发者二十二穴：侠鸠尾外各半寸至脐寸一，侠脐下傍各五分至横骨寸一，腹脉法也。

【释文】

冲脉经气所发生二十二穴：侠鸠尾外两旁横开寸半到脐部共六穴（幽门、通谷、阴都、石关、商曲、肓俞），每穴相距一寸。脐旁横开五分至横骨处共五穴（中柱、四满、气穴、大赫、横骨），每穴相距一寸。这也是腹部取穴的方法。

【原文】

足少阴舌下，厥阴毛中急脉各一，手少阴各一，阴阳跻各一，手足诸鱼际脉气所发者[1]，凡三百六十五穴也。

【考注】

①者：孙鼎宜：“‘者下’脱‘各一’二字”。

【释文】

足少阴经脉之气发生在舌下二穴（任脉廉泉穴及肾经廉泉穴），厥阴经在毛际中各有一个急脉穴，手少阴经各一穴（阴郄），阴跻穴、阳跻穴各一。手鱼际穴（手鱼际）足鱼际穴（大都）各一。上共三百六十五穴。

骨空论篇第六十

骨空："空"通"孔"。"骨空"，即"骨孔"。《诗·七月》疏"隙孔"，《续汉书·五行志注》作"隙空"。是其"空"、"孔"古通用。

【原文】

黄帝问曰：余闻风者百病之始也，以针治之奈何？岐伯对曰：风从外入，令人振寒，汗出头痛，身重恶寒，治在风府，调其阴阳，不足则补，有余则泻。

大①风颈项痛，刺风府，风府在上椎。大①风汗出，灸譩譆，譩譆在背下侠脊傍三寸所，厌之，令病者呼譩譆，譩譆应手。

从②风憎风，刺眉头。失枕，在肩上横骨间折③，使揄臂齐肘④，正灸脊中。

【考注】

①大：为"头"之误。"头风颈项痛"，义始合。

②从：为"中"之音转。"伤"义。"中风"，即"伤于风邪"之义。《庄子·则阳》成玄英疏："从，任也"，《广韵·东韵》："中，任也"，《汉书·王商传》颜师古注："中，伤也"。

③折：为"者"之音转。助词。

④使揄臂齐肘；《广雅·释诂》："揄，引也"，《庄子·渔父》释文："揄，谓手垂衣内而行也"。由此，"揄"为"弯曲"

之义。“揄臂齐肘”，指臂肘呈伏案状，此姿势有利于低头灸脊背。

【释文】

黄帝问道：我听说风邪为百病之起因，用针刺怎样治疗？岐伯答道：风邪从外侵入，使人寒战，汗出，头痛，体重怕风寒。治疗取风府穴，调和阴阳，不足用补法，有余用泻法。

头风颈项痛，刺风府穴。风府在第一颈椎之上。头风多汗，灸譩譆穴。譩譆穴在背部六椎旁天三寸处，用手压其穴，使病人感到酸痛而发出“譩譆”之声，其声音之颤动可感应到医者的手指上。

伤于风邪，怕风，刺眉头（攒竹穴）。落枕颈项痛，在肩上横骨间针刺，并使病人臂肘呈伏案状，灸其脊正中处（大椎穴）。

【原文】

眇①络季胁引少腹而痛胀，刺譩譆。

腰痛不可以转摇，急引阴卵，刺八髎与痛上。八髎在腰尻分②间。

鼠瘘③，寒热还④，刺寒府。寒府在附膝外解营⑤，取膝上外者使之拜，取足心⑥者使之跪。

【考注】

①眇：王冰：“眇谓侠脊两旁空软处也”。

②尻分：“尻”为“脊”之音转。“分”，疑为“凹”之误。八髎穴在腰脊骶骨两侧之凹陷之间。

③鼠瘘：今之淋巴结核一类病证。张景岳：“鼠瘘，瘰疬也”。

④寒热还：郭霭春：“‘还’上疑脱‘往’字”。“寒热往

还”，即“寒热往来”之义。

⑤寒府在附膝外解营：此指寒府穴有二：一在足背骨之外侧（“附”为“趺”之音转）。当指申脉穴。申脉穴在足外踝正下方凹陷中，可治头目项背以及癫痫等病证；一指膝阳关穴，该穴在膝上外侧股骨外踝上方凹陷中。

⑥足心：为“趺”字之分离致误。此指趺部之寒府穴。

【释文】

眇及季胁痛胀牵引小腹的，刺譩譆穴。

腰痛不能转动，牵引阴卵疼痛，刺八髎穴及腰痛处。八髎穴在腰脊骶骨两侧凹陷中。

鼠瘘瘰疬之病，寒热往来，刺寒府穴。寒府穴有二，一在趺部足背之外侧凹陷中（申脉穴），一在膝上外侧之凹隙中（膝阳关穴）。取膝上外侧穴时使病人呈拜姿易于取穴，取足背外侧穴时使病人呈跪姿易于取穴。

【原文】

任脉者，起于中极之下，以上毛际，循腹里上关元，至咽喉，上颐循面入目。冲脉者，起于气街，并少阴①之经，侠脐上行，至胸中而散。任脉为病，男子内结七疝，女子带下瘕聚。冲脉为病，逆气里急。

【考注】

①少阴：《甲乙》作“阳明”。

【释文】

任脉起于腹部正中下端的中极穴下而，上行至毛际，沿腹正中上至关元穴，直上到咽喉，再上颐，循面进入目之承泣穴。冲脉起于气街穴，与阳明经相并，侠脐上行至胸中分散开。任脉的病变，男子为七疝之病，女子为带下瘕聚之病。冲脉的病变，可气逆上冲，腹中急痛。

【原文】

督脉为病，脊强反折。督脉者，起于少腹以下骨中央，女子入系廷孔。其孔，溺孔之端也。其络循阴器合篡[①]间，绕篡后，别绕臀，至少阴与巨阳中络者，合少阴上股内后廉，贯脊属肾，与太阳起于目内眦，上额交巅，上入络脑，还出别下项，循肩髆，内侠脊抵腰中，入循膂络肾。其男子循茎下至篡，与女子等。其少腹直上者，贯脐中央，上贯心入喉，上颐还唇，上系两目之下中央。此生病者，从少腹上冲心而痛，不得前后，为冲[②]疝。其女子不孕，癃痔遗溺嗌干。督脉生[③]病治督脉，治在骨上，甚者在脐[④]下营。

【考注】

①篡：《甲乙》作"纂"。

②冲：为"痛"之音转。"冲疝"，即"痛疝"。《方言》："冲，动也"，《吕览·审分》高诱注："恫，动"，《说文》："恫，痛也"，《说文通训定声》："痛，假借为恫"。是冲、痛古通用。

③生：为"之"之误。

④齐：为"脊"之音转。《公羊传·庄公二十年》陆德明释文："瘠，本或作瘠"。

【释文】

督脉之病，脊柱强直反张。督脉起于小腹正中下端两骨中间，女子连接阴孔。阴孔是尿道的外端。其脉络循两阴之间，绕肛之外侧，再绕臀部至少阴，与太阳经之络相合。少阴经从股内后侧上行，通脊注走肾，与足太阳经起于目内眦，上额，交于头顶，入脑络，再出脑下颈项，循肩髆，内侠脊至腰中，循膂而络于肾，男子则循阴茎下至会阴，与女子相同。再从会阴处沿小腹直上，达脐中央，上通心入喉，上颐，绕唇，再至于两目下。督脉之病，从小腹上正冲心而痛，不能大小便，或为痛疝。在女子则为不孕、淋、痔、遗尿、咽干等病证。督脉之病治督脉，治疗多在脊骨之穴上治疗，甚者可治脊下凹处。

【原文】

其上气有音者，治其喉中央，在缺盆中者。其病上冲喉者治其渐[①]，渐者，上侠颐也。

【考注】

①渐：为“楗”之音转。指颈侧人迎穴处的肌楗，即胸锁乳突肌肌腱。胸锁乳突肌在人迎穴后斜上至颐后侧，所以后文云“侠颐”。人迎穴主治气喘、咽喉肿痛等证，与文中所云病证气上冲喉相合。《说文》：“楗，限门也”，《庄子·楚桑庚》注：“楗，关楗也”，《老子·释文》：“楗，距（拒）门也”，《后汉·冯衍传》注：“楗，立也”，《后汉·张衡传》注：“楗，坚也”。从肌腱伸缩运动的角度来说，其义犹如关门之“楗”。从肌楗之坚韧状态来说，其义如“立”、“坚”等义。

【释文】

病上气哮喘的，治取喉下中央处的天突穴，其穴在骨缺盆之正中。病逆气上冲喉部的，治取颈侧肌腱前的人迎穴，该肌斜上至颐后。

【原文】

蹇[①]，膝伸不屈，治其楗[②]。坐而膝痛，治其机。立而暑[③]解，治其骸关[④]。膝痛，痛及拇指[⑤]，治其腘。坐而膝痛如物隐[⑥]者，治其关。膝痛不可屈伸，治其背[⑦]

内，连骱若折，治阳明中俞髎若⑨，别治巨阳少阴荥。淫泺胫痠，不能久立，治少阳之维⑩，在外⑪上五寸。

【考注】

①蹇：行走困难状。《汉书·贾谊传》集注："蹇，跛也"，《楚辞·怨思》注："蹇，难也"。

②楗：指膝部之肌腱。

③暑：为"骨"之音转。

④骸关：指膝关节隙之犊鼻穴和膝眼穴。下文"膝解为骸关"。可证。

⑤拇指：指足拇趾。

⑥隐：为"引"之音转。"牵引"义。

⑦背：为"骨"之误。指膝关节骨内。

⑧中俞髎：高士宗："足中指间，陷谷穴也"。

⑨若：为"者"之音转。助词。《集韵·药韵》："若，语词"，《集韵·姥韵》："者，语词"。

⑩维：为"络"之误。《新校正》："按《甲乙经》外踝上五寸，乃足少阳之络。此云'维'者，字之误也"。

⑪外：《太素》作"外踝"。

【释文】

行走困难，膝关节伸而不能屈，治其膝部之肌腱。坐时膝关节痛，治其膝关节内。站立而骨软弱如懈散一样，治其膝关节隙之犊鼻和膝眼穴。膝痛，痛连母指，治其腘部。坐时膝痛如物牵引的，治膝关节腘上之部位。膝痛不能屈伸，治膝关节骨内。膝痛牵连胫骨，疼痛如折，治取阳明经的陷谷穴，另可取太阳少阴经的荥穴。膝酸痛无力，不能久立，治取少阳之络，穴在外踝上五寸处。

【原文】

辅骨[①]上，横骨[②]下为楗[③]，侠髋为机[④]，膝解为骸关，侠膝之骨为连骸[⑤]。骸下为辅，辅上为腘，腘上为关[⑥]，头横骨为枕[⑦]。

【考注】

①辅骨：指腓骨。下文“辅上为腘”，正指腓骨。腓骨之上正是膝后腘处。

②横骨：指股骨下端宽厚之处（含内外髁在内）。因其粗大，所以叫横骨。注家解作前阴横骨、腰横骨等，义失。此节细讲膝关节之解剖结构，与腰无涉。

③楗：指连接膝关节之肌腱及韧带。

④侠髋为机：“侠髋”为“狭宽”之音转。指膝关节内狭宽不等。“机”，指膝关节之内。

⑤连骸：髌骨之别称。《医宗金鉴》：“膝盖骨即连骸，亦名髌骨”。

⑥关：指膝关节之后部。

⑦头横骨为枕：“头”为“其”之误。此论膝关节，与头无涉。“枕”为“节”之误。膝关节之横骨叫做“节”，所以说“横骨为节”。

【释文】

腓骨上，膝关节横骨下叫做楗，膝关节内狭宽不等，叫做机。膝前覆盖之骨叫连骸，连骸之下是腓骨，腓骨之后上是腘，腘之上是膝关节之后，叫做关。膝关节的横骨叫做节。

【原文】

水俞五十七穴者，尻上五行，行五；伏兔上两行，行五，左右各一行，行五；踝上各一行，行六穴，髓空在脑后三分，在颅际锐骨之下，一在断基下，一在项后中复[①]骨下，一在脊骨上空在风府上；脊骨下空，在尻骨下空，数髓空在面侠鼻，或骨空在口下当两肩；两髆骨空，在髆中之阳，臂骨空在臂阳，去踝上四寸两骨空之间；股骨上空在股阳，出上膝四寸；骭骨空在辅骨之上端，股际骨空在毛中动下；尻[②]骨空在髀骨之后，相去四寸。扁骨有渗理凑[③]，无髓孔，易髓无孔。

【考注】

①复：张景岳："'复'，当作'伏'"。

②尻：为"脊"之音转。

③凑：《太素》无此字。

【释文】

治水肿病的俞穴有五十七个：尻骨上有五行，每行五穴；伏兔上有两行，每行五穴，另左右各一行，每行五穴；足内踝上各一行，每行六穴。髓孔在脑后三分，颅骨边际锐骨之下，其一孔在龈基下，一孔在项后伏骨下，一孔在脊骨上孔的风府穴上面；脊骨下端之孔，在脊骨下面。面部鼻两旁有数处髓孔。或骨孔在口颊下对两肩之处。肩的髆骨孔在肩髆外侧；臂骨孔在臂外侧，离手踝四寸处两骨间；股骨上孔在股外侧至膝四寸之处；骭骨孔在辅骨上端；股际骨孔在阴毛中动脉上面；脊骨孔在髀骨后面约四寸处。扁骨只有渗灌气血的纹理，骨无孔，髓也无孔。

【原文】

灸寒热之法，先灸项大椎，以年为壮数。次灸橛骨[①]，以年为壮数。视背俞陷者灸之，举臂肩上陷者灸之，两季胁之间灸之，外踝上绝骨之端灸之，足小指次指间灸之，腨下陷脉灸之，外踝后灸之，缺盆骨上切之坚痛如筋者灸之，膺中陷骨间灸之，掌束骨下灸之，齐下关元三寸灸之，毛际动脉灸之，膝下三寸分间灸之，足阳明跗上动脉灸之，巅上一灸之。犬所啮之处灸之三壮，即以犬伤病法灸之。凡当灸二十九处。伤食灸之，不已者，必视其经之过于阳[2]者，数刺其俞而药[3]之。

【考注】

①橛骨："橛"为"橛"之假字。《说文》："橛，臀骨也"。"厥"音有"尽头"之义。《素问·阴阳离合论》"厥阴根起于大敦"，王冰注："厥，尽也"。此橛骨，指脊骨之尽头骶尾骨之处长强穴。

②阳："盛"义。《水热穴论》："所谓盛经者，阳脉也"。

③药：为"疗"之音转。《诗·板》"不可救药"，《韩诗外传》作"不可救疗"。是其证。

【释文】

灸寒热证的方法：先灸项后的大椎穴，以病人不同年龄而分别灸以不同的壮数。次灸骶尾骨处的长强穴，以年龄决定所灸壮数。见背中凹陷处灸之，臂肩上凹陷处灸之，季胁间京门灸之，足外踝上绝骨端阳辅穴灸之，足小指次指间的侠谿穴灸，小腿肚下凹陷处承山穴灸，外踝后昆仑穴灸，缺盆骨上按如坚痛的如筋硬者灸其处，胸部陷骨间的天突穴用灸法，掌横骨下的阳池穴用灸法，脐下三寸的关元穴用灸法，毛际边缘脉跳动处的气冲穴用灸法，膝下三寸之足三里穴用灸法，足阳明经足背动脉处的冲阳穴用灸法，头顶百会穴灸其处。如果被犬咬伤，伤口处灸三壮，再按犬伤病法灸法。以上当灸之处共二十九处。伤于饮食用灸法，不愈者，必视其经络之过于盛盈者，数刺其俞穴出其血而疗之。

水热穴论篇第六十一

【原文】

黄帝问曰：少阴何以主肾？肾何以主水？岐伯对曰：肾者，至阴也。至阴水，盛水也。肺者，太阴也。少阴者，冬脉也，故其本在肾，其末在肺，皆积水也。帝曰：肾何以能聚水而生病？岐伯曰：肾者，胃①之关也，关门不利，故聚水而从其类②也。上下溢于皮肤，故为胕肿，胕肿者，聚水而生病也。

【考注】

①胃：通“谓”。《气厥论》“谓之食亦”，《太素》“谓”作“胃”。是其通假之证。

②类：为“益”之误。形近致误。“益”又为“溢”之转。与下文“上下溢于皮肤”理合。

【释文】

黄帝问道：少阴为什么主肾？肾为什么主水？岐伯答道：肾是极阴之脏，极阴之脏可盛纳水液。肺属太阴之脏。少阴肾，与冬季主水相类。肾在下犹如本，肺在上犹如末，二脏皆可积水为病。黄帝说：肾为什么能积水而生病？岐伯说：肾叫做水关，关门不利，所以积水而溢出，水上下都溢于皮肤，因此成水肿之病。水肿病就是积水溢出导致的病证。

【原文】

帝曰：诸水皆生①于肾乎？岐伯曰：肾者，牝脏也。

地气上者属于肾，而生水液也，故曰至阴。勇而劳甚则肾[2]汗出，肾[2]汗出逢于风，内不得入于脏腑，外不得越于皮肤，客于玄府，行于皮里，传为胕肿，本之于肾，名曰风水。所谓玄府者，汗空也。

【考注】

①生：《甲乙》作“主”。

②肾：为“身”之音转。“肾”、“身”古韵同，故可通转。

【释文】

黄帝说：所有的水病都是肾脏导致的吗？岐伯说：肾是阴脏。阴气属肾而生水液，叫做极阴。壮者劳甚则身汗出，身汗出遇风，使汗孔闭，汗液内不能回脏腑，外不能越泄皮肤，留于玄府，滞于皮内，成为水肿之证。因肾为主水之本，所以叫做风水。所说的玄府，就是汗孔。

【原文】

帝曰：水俞五十七处者，是何主也？岐伯曰：肾俞五十七穴，积[1]阴之所聚也，水所从出入也。尻上五行行五者，此肾俞，故水病下为胕[2]肿大腹，上为喘呼不得卧者，标本俱病。故肺为喘呼，肾为水肿。肺为逆不得卧，分为相输俱受者[3]，水气之所留也。伏兔上各二行行五者，此肾之街[4]也。三阴之所交结于脚也。踝上各一行行六者，此肾脉之下行也，名曰太冲。凡五十七穴者，皆脏之阴络，水之所客也。

【考注】

①积：为“其”之音转。

②胕：为“趺”之音转。指足胫。

③分为相输俱受者：“分”，为“水”之误；“输”，通“注”。《调经论》“络之与孙脉俱输于经”，《甲乙》“输”作“注”，是其证。“受”为“著”之误。“为”，“之”义。“水为相注俱著”，即水之流通受阻义。

④街：为“穴”之音转。

【释文】

黄帝说：水病五十七穴，是何脏所主？岐伯说：肾俞五十七穴，是阴气所聚之处。水可以从这里流行出入。尻上五行，每行五穴，这都是肾水之穴。水病下为足胫肿、腹肿大，上为气喘不能卧，这是标本俱病，所以说肺之水病为喘，肾之水病为水肿。肺气上逆所以不能躺卧，水流行俱受阻滞，则水气留滞成水肿病。伏兔上各二行，每行五穴，这也是肾水之穴位。三阴经交结于足，踝上各一行，每行六穴，这是肾经脉气下行之穴，叫做太冲。所有水病五十七穴，都属脏之阴络，水液所停留之处。

【原文】

帝曰：春取络脉分肉何也？岐伯曰：春者木始治，肝气始生，肝气急，其风疾，经脉常深，其气少，不能深入，故取络脉分肉间。

帝曰：夏取盛经分腠何也？岐伯曰：夏者火始治，心气始长，脉瘦气弱①，阳气留②溢，热熏分腠，内至于经，故取盛经分腠。绝③肤而病去者，邪居浅也。所谓盛经者，阳脉也。

帝曰：秋取经俞何也？岐伯曰：秋者金始治，肺得收杀④，金将胜火，阳气在合，阴气初胜，湿气及体，阴气未盛，未能深入，故取俞以泻阴邪，取合以虚阳邪。阳气始衰，故取于合。

帝曰：冬取井荥何也？岐伯曰：冬者水始治，肾方闭[⑤]，阳气衰少，阴气坚盛，巨阳伏沈，阳脉乃去，故取井以下阴逆，取荥以实阳气，故曰冬取井荥，春不鼽衄[⑥]，此之谓也。

【考注】

①脉瘦气弱："瘦"为"盛"之音转；"弱"为"灼"之音转。"脉瘦气弱"，即"脉盛气热"。义理与夏始合。《左传》"齐国弱"，《公羊传》"弱"作"酌"，《易》陈奂传疏："酌与勺同"，《说文通训定声》："勺，犹灼也"。《玉篇》："灼，热也"。此弱、灼古通用之。

②留：为"流"之音转。《甲乙》作"流"。

③绝：为"截"之音转。"治"义。《管子·法禁》戴望校："绝，截之借字"。《诗·长发》陈奂传疏："截，治也"。

④收杀：同义复词。"收敛"之义。

⑤方闭："方"为"藏"之音转。"方闭"，即"藏闭"。肾与冬同类而主封藏。

⑥鼽衄：指感冒流涕之类病证。"鼽"为感冒时打喷嚏时"阿求"之"求"音；"衄"为"流"之音转。

【释文】

黄帝说：春天针刺为什么要取络脉分肉？岐伯说：春为木气所主，肝气生发。肝气急，象风之迅速，经脉之气尚深未盛于表，阳气少，不能充盛于经脉，所以刺取络脉分肉。

黄帝说：夏天针刺为什么取盛经分腠？岐伯说：夏为火气所主，心气始旺，脉盛气热，阳气流溢，热湿分腠，内盛于经脉，所以刺取盛经分腠。治皮肤能去病，是因为病邪浅。所说的盛经，就是阳气充盛之脉。

黄帝说：秋天针刺为什么取经俞？岐伯说：秋为金气所主，

肺气将收敛，金旺反胜火，阳气在经脉的合穴。阴气初旺，湿气未尽仍可伤体。阴气未盛，不能深入人体，所以取俞穴泻阴邪，取合穴泻阳邪。因为阳气初衰气在合，所以取合穴。

黄帝说：冬天针刺为什么取井荥？岐伯说：冬为水气所主，肾气藏闭，阳气虚，阴气盛，太阳之气沉伏，阳气渐去，所以取井穴以降阴盛之逆，取荥穴以实阳气之衰，所以说：冬取井荥，春不病感冒流涕之证。就是这个道理。

【原文】

帝曰：夫子言治热病五十九俞，余论[1]其意，未能领[2]别其处，愿闻其处，因闻其意。岐伯曰：头上五行行五者，以越诸阳之热逆也；大杼、膺俞、缺盆、背俞，此八者，以泻胸中之热也；气街、三里、巨虚上下廉，此八者，以泻胃中之热也；云门、髃骨、委中、髓空，此八者，以泻四支之热也；五脏俞傍五，此十者，以泻五脏之热也。凡此五十九穴者，皆热之左右也。

【考注】

①论："知"义。《淮南子·说山》高诱注："论，知也"。

②领：衍文。《太素》无此字。

【释文】

黄帝说：您说治疗热病的五十九个穴位，我知其意，但未能知其俞穴部位，愿知其穴位的位置所在，以知其用。岐伯说：头上五行，每行五穴，所以泻阳经上逆的热邪；大杼、膺俞、缺盆、背俞等八穴，可以泻胸中的热邪；气街、三里、上巨虚、下巨虚等八穴，可以泻胃中的热邪；云门、髃骨、委中、髓空等八穴，可以泻四肢的热邪；五脏的背部俞穴在脊旁左右共十个，可以泻五脏之热邪。以上五十九个穴位，都是治疗热病离不开的俞穴。

【原文】

帝曰：人伤于寒而传为热，何也？岐伯曰：夫寒盛则生热也。

【释文】

黄帝说：人感受寒邪为什么会转化为发热之证？岐伯说：寒邪太甚，使阳气闭阻，郁积而生热证。

调经论篇第六十二

【原文】

黄帝问曰：余闻刺法言，有余泻之，不足补之，何谓有余？何谓不足？岐伯对曰：有余有五，不足亦有五，帝欲何问？帝曰：愿尽闻之。岐伯曰：神有余有不足，气有余有不足，血有余有不足，形有余有不足，志有余有不足。凡此十者，其气不等也。

【释文】

黄帝问道：我听刺法上说，病有余用泻法，病不足用补法，什么是有余，什么是不足呢？岐伯说：有余证有五种，不足证也有五种，不知帝要问哪一种？黄帝说：愿尽知之。岐伯说：神有有余和不足之证，气有有余和不足之证，血有有余和不足之证，形有有余和不足之证，志有有余和不足之证。凡此十种，其病状不同。

【原文】

帝曰：人有精气津液、四支、九窍、五脏、十六部[①]，三百六十五节，乃生百病。百病之生，皆有虚实。今夫子乃言有余有五，不足亦有五，何以生之乎？岐伯曰：皆生于五脏也。夫心藏神，肺藏气，肝藏血，脾藏肉，肾藏志，而此成形。志意[②]通，内[③]连骨髓，而成身形五脏。五脏之道，皆出于经隧，以行血气。血气不和，百病乃变化而生，是故守经隧焉。

【考注】

①十六部："十"字衍。"部"为"府"之音转。"六部"，即"六腑"。"六腑"与前文之"五脏"，例合。

②志意：概指神气。王冰："志意者，通言五神之大凡也"。

③内：为"肉"之误。指肌肉。

【释文】

黄帝说：人有精气津液、四肢、九窍、五脏、六腑、三百六十五骨节，能够产生百病。百病都可有虚实之分。现在你说有余证有五种，不足证也有五种，这是怎样产生的？岐伯说：都因五脏而发生。心藏神，肺藏气，肝藏血，脾藏肉，肾藏志，而成五脏之形。神气通，肌肉附连骨髓，而成身形五脏。五脏之通道，都出自经脉，所以运行气血。如果气血失和，则各种病证因此产生。所以诊治疾病，要本于经脉。

【原文】

帝曰：神有余不足何如？岐伯曰：神有余则笑不休，神不足则悲①。血气未并②，五脏安定。邪客于形，洒淅起于毫毛，未入于经络也，故命曰神③之微。帝曰：补泻奈何？岐伯曰：神有余，则写其小络之血，出血勿之深斥④，无中其大经，神气乃平。神不足者，视其虚⑤络，按而致之，刺而利⑥之，无出其血，无泄其气，以通其经，神气乃平。帝曰：刺微奈何？岐伯曰：按摩勿释⑦，著针勿斥⑧，移⑨气于不足，神气乃得复。

【考注】

①悲：《甲乙》作"忧"。

②血气未并："未"为"和"之脱误；"并"为"平"之音

转。“血气和平”，与下文“五脏安定”理义始合。

③神：“气”义。《左传·庄公三十二年》孔颖达疏：“神者，气也”。

④斥：为“刺”之音转。《书·禹贡》孙星衍注：“斥，一作泽”，《说文通训定声》：“泽，假借为择”，《墨子·尚同》孙诒让注：“择，当依篇读为措”，《淮南子·缪称》高诱注：“措，刺也”。

⑤虚：为“血”之音转。“虚络”，即“血络”。

⑥利：《甲乙》作“和”。

⑦勿释：“勿”为“而”之误。“释”，引为放松之义。

⑧勿斥：“勿”为“而”误。“斥”为“刺”之音转。

⑨移：为“栘”之音转。“补”义。《广雅·释诂》王念孙疏：“移与栘同义”。《广雅·释诂》：“栘，加也”。

【释文】

黄帝说：神有余和不足证是怎样的？岐伯说：神有余则笑不止，神不足则忧郁。血气和平，五脏安定不乱。邪气侵犯形体，出现恶寒症，是邪气初在肌表毫毛，没有侵入经络，所以叫气之微。黄帝说：怎样补泻？岐伯说：神有余，刺其小络脉出血，出血后不要深刺，不要刺伤大经脉，神气可平。神不足，视其血络，按切使气至，刺而和其气血，不要刺出其血，不泄其气，仅通其经气即可，神气可平复。黄帝说：怎样刺轻证？岐伯说：按摩放松皮肤，留针而刺，补气于不足，神气才可恢复。

【原文】

帝曰：善。有[①]余不足奈何？岐伯曰：气有余则喘咳上气，不足则息利[②]少气。血气未并，五脏安定。皮肤微病，命曰白气微泄。帝曰：补泻奈何？岐伯曰：气有余，则泻其经隧，无伤其经，无[③]出其血，无[③]泄其气。

不足，则补其经隧，无出其气。帝曰：刺微奈何？岐伯曰：按摩勿释，出针视之，曰我将深之，适人必革，精气自伏，邪气散乱，无所休息，气泄腠理，真气乃相得。

【考注】

①有：《太素》作“气有”。

②息利：郭霭春：“‘息’下脱‘不’字”。

③无：为“以”之音转。“无出其血，无泄其气”，即“以出其血，以泄其气”，与气实证之治疗始合。《易·归妹》陆德明释文：“不，本亦作无”，《太素·卷二十二》“精气不分”，《灵枢》作“精气之分”，《读书杂志·荀子》王念孙按：“之，本作以”。是无、以、不、之古并通。

【释文】

黄帝说：讲得好！气有余和不足是怎样的？岐伯说：气有余就会喘咳气逆，不足就会呼息不接续、短气。血气和平，五脏之气安定不乱。如果邪感皮肤微病，叫做肺气微泄。黄帝说：怎样补泻？岐伯说：气有余，则泻其经脉之气，但不要伤其经脉，以出其血，以泄其气。气不足，则补其经气，不要泄其气。黄帝说：怎样刺轻证？岐伯说：按摩放松皮肤，出针时看着病人说：我要深刺了，病人必神色变得紧张，正气自收缩而不从针孔外泄。邪气散，无所休止。邪气从腠理泄出，正气得以保存。

【原文】

帝曰：善！血有余不足奈何？岐伯曰：血有余则怒，不足则恐。血气未并，五脏安定。孙络水[①]溢，则经有留血。帝曰：补泻奈何？岐伯曰：血有余，则泻其盛经出其血；不足，则视[②]其虚经内针其脉中，久留而视[③]。

脉大，疾出其针，无令血泄。帝曰：刺留血奈何？岐伯曰：视其血络，刺出其血，无令恶血得入于经，以成其疾。

【考注】

①水：为“血”之误。“水溢”，即“血溢”。

②视：《太素》作“补”。

③视：为“止”之音转。“愈”义。

【释文】

黄帝说：讲得好！血有余和不足是怎样的？岐伯说：血有余易怒，血不足易恐。血气和平，则五脏之气安定不乱。若孙络血溢出，则经脉会有瘀血。黄帝说：怎样补泻？岐伯说：血有余应泻其充盛的经脉，使其出血；血不足，则补其虚损的经脉，进针后久留而愈。脉洪大的，应快速出针，以使血泄出一些。黄帝说：怎样刺瘀血之证？岐伯说：见其盛血之络，刺出其血，不使瘀血入于经脉而成病。

【原文】

帝曰：善！形有余不足奈何？岐伯曰：形有余则腹胀，泾溲不利，不足则四支不用。血气未并，五脏安定。肌肉蠕动，命曰微风。帝曰：补泻奈何？岐伯曰：形有余则泻其阳经，不足则补其阳络[①]。帝曰：刺微奈何？岐伯曰：取分肉间，无中其经，无伤其络，卫气得复，邪气乃索[②]。

【考注】

①络：此“络”与前文之“经”，互文同义，均指经脉。《素问》中，“络”、“脉”两字每互用。

②索：“尽”义。王冰：“索，散尽也”。

【释文】

黄帝说：讲得好！形有余和不足是怎样的？岐伯说：形有余则腹部胀满，小便不利；形不足，则四肢软弱无力。血气和平，则五脏之气安定不乱。若见肌肉轻微搐动，叫做微风。黄帝说：怎样补泻？岐伯说：形有余，泻其盛阳之经；形不足，补其虚损之阳脉。黄帝说：怎样刺轻证？岐伯说：刺分肉间，不要刺中其经，不要伤其络。卫气得以恢复，邪气才能散尽。

【原文】

帝曰：善！志有余不足奈何？岐伯曰：志有余则腹胀飧泄，不足则厥①。血气未并，五脏安定，骨节有动②。帝曰：补泻奈何？岐伯曰：志有余则泻然筋③血者，不足则补其复溜。帝曰：刺未并奈何？岐伯曰：即取之，无中其经，邪所乃能立虚④。

【考注】

①厥："寒"义。杨上善："足厥冷也"。

②骨节有动："有"为"不"之音转；"动"为"伤"之误。《甲乙》作"伤"。"骨节不伤"，与前文"五脏安定"理合。《经词衍释》："有，古读为以"，《谷梁传·昭五年》："以者，不以者也"。是有、不古通用之。

③然筋：《新校正》："'前'字误作'筋'字"。此即"筋"为"前"之误。"然前"，指然骨之前。

④邪所乃能立虚：《甲乙》作"以去其邪"。

【释文】

黄帝说：讲得好！志有余和不足是怎样的？岐伯说：志有余则腹胀水泻，志不足常手足冷。血气和平，五脏之气安定不乱，骨节不伤。黄帝说：怎样补泻？岐伯说：志有余应泻然骨前之血络，志不足则补复溜穴。黄帝说：怎样刺未盛之证？岐伯说：立刻刺之，不要伤其经，以去除其邪气。

【原文】

帝曰：善！余已闻虚实之形，不知其何以生？岐伯曰：气血以并[①]，阴阳相倾，气乱于卫，血逆于经，血气离居，一实一虚。血并[②]于阴，气并于阳，故为惊狂；血并于阳，气并于阴，乃为炅中；血并于上，气并于下，心烦惋善怒；血并于下，气并于上，乱而喜忘[③]。帝曰：血并于阴，气并于阳，如是血气离居，何者为实？何者为虚？岐伯曰：血气者，喜温而恶寒，寒则泣不能流，温则消而去之。是故气之所并为血虚，血之所并为气虚。

【考注】

①气血以并："以"为"不"之音转；"并"为"平"之音转。"气血不平"，与下文"阴阳相倾"对举成文。《太素》"精气不分"，《灵枢》作"精气之分"，《读书杂志》王念孙按："之，本作以"。是以、不古通用之。《说文通训定声》："平，假借为姘"，《说文·女部》段玉裁注："姘，又以并为之"。是并、平古通用之。

②并："盛"义。

③志：为"狂"之音转。

【释文】

黄帝说：讲得好！我已知虚实之病状，但不知其怎样产生的？岐伯说：气血不平，阴阳相倾偏，气乱于卫分，血乱于经脉，血气失常，或实或虚。血盛于阴，气盛于阳，所以成为惊狂之证；血盛于阳，气盛于阴，成为热中之证；血盛于上，气盛于下，多成心烦善怒之证；血盛于下，气盛于上，气乱上逆而成狂证。黄帝说：血盛于阴，气盛于阳，如此就会血气失常。那什么是实？什么是虚？岐伯说：血气好比水，喜温暖而怕寒冷。寒则泣滞不能畅流，温则血畅而流行顺利。所以气之所盛为血虚，血之所盛为气虚。

【原文】

帝曰：人之所有者，血与气耳。今夫子言血并为虚，气并为虚，是无实乎？岐伯曰：有者为实，无者为虚。故气并则无血，血并则无气。今血与气相失，故为虚焉。络之与孙脉俱输①于经，血与气并，则为实焉。血之与气并走于上，则为大厥②，厥②则暴死。气复反则生，不反则死。

【考注】

①输：《甲乙》作“注”。

②厥：为“疾”之音转。“病”义。

【释文】

黄帝说：人体所有的生命活动，都离不开血与气。现在您说血盛为气虚，气盛为血虚，难道没有实证吗？岐伯说：有为实，没有为虚。所以气盛则血少，血盛则气少。现在血和气相互减少，所以成为虚证。络和孙脉之气血都流注于经脉，血和气盛，所以成为实证。若血与气同逆走于上，则成大病，病则突然昏死。如气能复返则可活，如气不能复返则死。

【原文】

帝曰：实者何道从来？虚者何道从去？虚实之要，愿闻其故。岐伯曰：夫阴与阳，皆有俞会，阳注于阴，阴满之外①，阴阳匀平，以充其形。九候若一，命曰平人。夫邪之生也，或生于阴，或生于阳。其生于阳者，得之风雨寒暑；其生于阴者，得之饮食居处，阴阳喜怒。

【考注】

①阴满之外：“阴”，指阴血。“外”，为“脉”之音转。

【释文】

黄帝说：实从什么地方来？虚从什么地方去？虚实要领，愿知其机理。岐伯说：阴经与阳经，都有俞合之穴。阳气注入阴血，阴血充满经脉。阴阳气血均平，可以充实人的形体。九部之脉上下相同，叫做正常人。邪气导致的病变，有的因于内，有的因于外。因于外的，是感受风雨寒暑等邪气所致；因于内的，是饮食不节，起居失调，情欲情志过度等所致。

【原文】

帝曰：风雨之伤人奈何？岐伯曰：风雨之伤人也，先客于皮肤，传入于孙脉，孙脉满则传入于络脉，络脉满则输①于大经脉。血气与邪并客于分腠之间，其脉坚大，故曰实。实者外坚充满，不可按之，按之则痛。帝曰：寒湿之伤人奈何？岐伯曰：寒湿之中人也，皮肤不②收，肌肉坚紧，荣血泣，卫气去，故曰虚。虚者聂辟③，气不足，按之则气足以温之，故快然而不痛。

【考注】

①输：《甲乙》作“注”。

②不：为“之”之音转。“不收”，即“之收”。与下文“肌肉坚紧”，义合。

③聂辟：“聂”，《太素》作“慑”。恐惧之状。“辟”为“慴”之音转。《尔雅·释诂》：“慴，惧也”。

【释文】

黄帝说：风雨是怎样伤人的？岐伯说：风雨伤人，先侵犯皮肤，再传入孙脉，孙脉邪盛，再传入络脉，络脉邪盛，传注于大经脉。血气和邪气共同在分腠之间，于是络脉坚大，这叫做实。实证络脉坚大充满，不能按，按之则疼痛。黄帝说：寒湿怎样伤人？岐伯说：寒湿之邪伤人，皮肤收，肌肉坚紧，营血滞，卫气消，所以叫做虚。虚者多恐惧害怕，气虚不足而喜按。按之气至而感到温热，所以舒适而不疼痛了。

【原文】

帝曰：善！阴①之生实奈何？岐伯曰：喜怒不节，则阴气上逆，上逆则下虚，下虚则阳气走之，故曰实矣。帝曰：阴①之生虚奈何？岐伯曰：喜②则气下；悲则气消，消则脉虚空，因寒饮食，寒气熏满，则血泣气去，故曰虚矣。

【考注】

①阴：为"人"之音转。《春秋繁露》"臣为阴"、"子为阴"，《群经平义·毛诗》俞樾按："人者，臣也"，《汉书·武帝纪》颜师古注："子者，人之嘉称"，《列子·仲尼》张湛注："人，谓凡人、小人也"，《太玄·进》范望注："阴，小人也"。是阴、人古通用之。

②喜：郭霭春："'喜'字误，似应作'恐'。《举痛论》：'恐则气下'"。

【释文】

黄帝曰：讲得好！人的实证是怎样产生的？岐伯说：喜怒不节制，阴气就会上逆，阴气上逆，下部就会虚，下部虚，阳气逆走于上，所以叫做实证。黄帝说：人的虚证是怎样产生的？岐伯说：过恐则气下散，过悲则气消，气消则使血脉空虚。再加上寒饮食，寒气伤脉，血滞气损，所以叫做虚证。

【原文】

帝曰：经言阳虚则外寒，阴虚则内热，阳盛则外热，阴盛则内寒。余已闻之矣，不知其所由然也。岐伯曰：阳受[①]气于上焦，以温皮肤分肉之间，令[②]寒气在外，则上焦不通，上焦不通，则寒气独留于外，故寒栗。帝曰：阴虚生内热奈何？岐伯曰：有所劳倦，形气衰少，谷气不盛，上焦不行，下脘不通，胃气热，热气熏胸中，故内热。帝曰：阳盛生外热奈何？岐伯曰：上焦不通利，则皮肤致密，腠理闭塞，玄府不通，卫气不得泄越，故外热。帝曰：阴盛生内寒奈何？岐伯曰：厥[③]气上逆，寒气积于胸中而不写，不写则温气去，寒独留，则血凝泣，凝则脉不通，其脉盛[④]大以泣，故中寒。

【考注】

①受：为“走”之音转。

②为“今”之误。

③厥：“寒”义。

④盛：疑“紧”之误。寒邪盛当为紧脉。

【释文】

黄帝说：医书上说阳虚则外寒，阴虚则内热，阳盛则外热，阴盛则内寒，我已知道了，但不知其所以然。岐伯说：阳走气于上焦，以温暖皮肤肌肉。现在寒气在表，上焦不能通利，上焦不通，寒邪滞留肌表不散，所以寒栗而外寒。黄帝说：阴虚是怎样产生内热的？岐伯说：劳累过度，形气虚损，食少，上焦气不行，下脘气不通，胃气蕴热，热气充满胸内，所以内热。黄帝说：阳盛是怎样产生外热的？岐伯说：阳邪壅滞上焦，上焦不通利，皮肤紧，腠理闭，汗孔不通，卫气不能宣泄于皮肤，所以蕴积而成外热之证。黄帝说：阴盛是怎样产生内寒的？岐伯说：寒气上逆，寒气积滞胸中不能消去，不去则温气削减，寒气独留，于是血凝泣，脉不通畅，其脉象紧大而涩，所以成内寒之证。

【原文】

帝曰：阴与阳并①，血气以并②，病形以成③，刺之奈何？岐伯曰：刺此者，取之经隧，取血于营，取气于卫，用形④哉，因四时多少高下。帝曰：血气以并②，病形以成③，阴阳相倾，补泻奈何？岐伯曰：泻实者气盛乃内针，针与气俱内⑥，以开其门，如⑤利其户⑦。针与气俱出，精气不伤，邪气乃下。外门不闭，以出其疾。摇大其道，如⑤利其路，是谓大泻，必切⑧而出，大⑨气乃屈。帝曰：补虚奈何？岐伯曰：持针勿置，以定其意，候呼内针，气出针入，针空四塞，精无从去，方实⑩而疾出针，气入⑪针出，热不得还⑫，闭塞其门，邪气布散，精气乃得存。动气候时，近气⑬不失，远气⑭乃来，是谓追之。

【考注】

①并：偏盛。

②血气以并："以并"，"以"为"不"之音转。"并"为"平"之音转。

③成：为"盛"之音转。

④用形：即"施针"之义。吴崑："施针法也"。

⑤如："以"义。

⑥内：为"急"之误。"针与气俱急"，指针刺应与邪气一

样急速。

⑦户：为“路”之音转。

⑧切：为“血”之音转。“必切而出”，即“必血而出”。

⑨大：为“其”之误。

⑩实：此指热感。

⑪入：“至”义。

⑫还：为“散”之音转。

⑬近气：指已至之正气。

⑭远气：指未至之正气。

【释文】

黄帝说：阴与阳偏盛，血气不平，病证而盛，怎样针刺？岐伯说：刺这样的病证，取经脉刺之，刺脉中的营血，又刺脉外的卫气，并根据四时气候之不同和人体胖瘦高低的不同而具体用针。黄帝说：血气不平，病证而盛，阴阳偏失，怎样补泻？岐伯说：泻实证邪气盛时进针，其针法应与邪气一样急速。以开其针孔，以利其通路，使出针时针与邪气同出，而正气不伤，邪气可除去。针孔不闭，以出其邪，摇大针孔，以通利其出路，这叫做大泻。必使血泄出，其邪气才能屈伏。黄帝说：怎样补虚？岐伯说：持针先不入刺，安定其神气，待呼气时进针，气呼针入，使针孔四边塞闭，正气不能出，待其有热感时急出针，气至针出，热气不能散泄。闭按针孔，邪气消散，正气得以保存。得气察时，使已至之正气不散失，使未至之正气引来，这叫做补法。

【原文】

帝曰：夫子言虚实者有十①生于五脏，五脏五②脉耳。夫十二经脉皆生其③病，今夫子独言五脏。夫十二经脉者，皆络三百六十五节，节有病，必被经脉。经脉之病，皆有虚实，何以合④之？岐伯曰：五脏者，故⑤得六腑与为表里，经络支节，各生虚实。其病所居，随而调之。病在脉，调之血；病在血，调之络；病在气，调之卫；病在肉，调之分肉；病在筋，调之筋；病在骨，调之骨。燔针劫[6]刺其下及与急者。病在骨，焠针药熨；病不知所痛，两跻为[7]上；身形有痛，九候莫病，则缪刺之；痛[8]在于左而右脉病者，巨[9]刺之。必谨察其九候，针道备[10]矣。

【考注】

①十：为“之”之音转。助词。无义。

②五：为“之”之误。

③其：《甲乙》作“百”。

④合：为“知”之误。义始合。

⑤故：为“固”之音转。“本来”义。

⑥劫：为“急”之音转。“劫刺”，即“急刺”。《诗·终风》陆德明释文：“劫，本又作跲”，《说文通训定声》：“跲，假借又为给”，《荀子》杨倞注：“给，急也”。《淮南子·精神》高诱注：“劫，迫也”，《书·洪范》蔡沈传：“急，迫也”。是劫、急古通。

⑦为：为“之”之音转。

⑧痛：《甲乙》作“病”。

⑨巨：为“互”之误。“巨刺”即“互刺”，左右互刺之义。

⑩备：《甲乙》作“毕”。

【释文】

黄帝说：您说虚实之证有生于五脏的，是指五脏之脉。十二经脉可生百病，您独言五脏之脉。十二脉都可与三百六十五节联络，骨节有病必波及经脉。经脉之病，又都有虚实，怎样知之？岐伯说：五脏本来与六腑为表里。经络肢节，各可生虚实之证。视其病所在之处，随其病而调治之。病在脉，可调治血；病在血，可调治络脉；病在气，可调治卫分；病在肉，可调治肌肉；病在筋，可调治筋；病在骨，可调治骨。用火针急刺其病处及急痛处。病在骨，可用火针加药熨；病说不清痛处，刺阴跻阳跻脉上之络脉；身体疼痛，但九候脉象无病象，则采用左右互刺的方法治疗；病在左侧而右侧见病脉的，用左右互刺的方法治疗。必须用心察辨九候的脉象。针术就算完备了。

缪刺论篇第六十三

【原文】

黄帝问曰：余闻缪刺①，未得其意，何谓缪刺？岐伯对曰：夫邪之客于形也，必先舍于皮毛，留而不去入舍于孙脉，留而不去入舍于络脉，留而不去入舍于经脉，内连五脏，散于肠胃。阴阳俱感，五脏乃伤。此邪之从皮毛而入，极于五脏之次也。如此则治其经焉。今邪客于皮毛，入舍于孙络，留而不去，闭塞不通，不②得入于经，流溢于大络，而生奇③病也。夫邪客大络者，左注右，右注左，上下左右，与经相干，而布于四末。其气无常处，不入于经俞，命曰缪刺。

【考注】

①缪刺：张景岳："左病刺右，右病刺左。刺异其处，故曰缪刺"。

②不：为"之"之音转。"其"义。

③奇：为"疾"之音转。"奇病"，即"疾病"。

【释文】

黄帝问道：我听说缪刺，不知其意，什么是缪刺？岐伯答道：邪气侵犯人体，必先犯皮毛，留滞不去则邪入孙脉，留滞不去则邪入络脉，留滞不去则邪入经脉，内及五脏，散布肠胃。阴阳经脉俱受邪，五脏即受伤害。这是邪从皮毛侵入，最后至于五脏的次序。这样则需治其经脉。现在邪侵犯皮毛，侵入孙络，留滞不去，孙络闭塞不畅，邪得入于经脉，流溢于大经，而生疾病。邪侵入大经脉，从左进入右，从右进入左，上下与经气相干，流布于四肢。邪气流窜无固定之处，不能固定于经俞，所以治疗要用缪刺法。

【原文】

帝曰：愿闻缪刺以左取右以右取左奈何？其与巨刺①何以别之？岐伯曰：邪客于经，左盛则右病，右盛则左病，亦有移易者，左痛未已而右脉先病，如此者，必巨刺①之，必中其经，非络脉也。故络病者，其病与经脉缪处，故命曰缪刺。

【考注】

①巨刺："巨"为"互"之误。"巨刺"，即"互刺"。指左右互刺之法。

【释文】

黄帝说：愿知缪刺法以左取右以右取左是怎样的？它与互刺法有什么区别？岐伯说：邪气侵犯经脉，左侧邪盛则右脉发病，右侧邪盛则左脉发病。也有改变不一样的，左痛还没有好而右脉已开始发病。这样的情况，必须用互刺的方法，互刺与缪刺的不同处是，互刺必须刺中经脉，而不是刺络脉。络脉病所致的疼痛与经脉所致的疼痛不在一处，所以叫做缪刺。

【原文】

帝曰：愿闻缪刺奈何？取之如何？岐伯曰：邪客于足少阳之络，令人卒心痛，暴胀，胸胁支满，无①积者，刺然骨之前出血，如食倾而已。不已，左取右，右取左。病新发者，取五日，已。

邪客于手少阳之络，令人喉痹舌卷，口干心烦，臂外廉痛，手不及头，刺手中指次指爪甲上，去端如韭叶各一痏，壮者立已，老者有顷已。左取右，右取左。此新病数日已。

邪客于足厥阴之络，令人卒疝暴痛，刺足大指爪甲上，与肉交者各一痏，男子立已，女子有顷已，左取右，右取左。

邪客于足太阳之络，令人头项肩痛，刺足小指爪甲上，与肉交者各一痏，立已。不已，刺外踝下三痏，左取右，右取左，如食顷已。

【考注】

①无：为“如”之音转。

【释文】

黄帝说：愿知怎样缪刺，刺法怎样？岐伯说：邪气侵入足少阴络脉，使人突然心痛，腹胀，胸胁撑满，如果有积血，刺然谷穴出血，约一顿饭功夫即愈。不愈，用左病刺右，右病刺左的方法。新发之病，五日可愈。

邪气侵入手少阳络脉，使人喉痛肿，舌卷，口干，心烦，臂外侧痛，不能抬举至头。刺中指小指爪甲上旁开韭叶宽之处各一次。年壮者立愈。老年人一会儿即愈。病在左刺右，病右刺左。新发之病，数日即愈。

邪气侵入足厥阴络脉，使人突然患疝气暴痛，刺足大指爪甲旁与肉相交处的大敦穴一次。男子立愈，女子一会儿即愈。左病刺右，右病刺左。

邪气侵入足太阳络脉，使人头项痛，肩痛，刺足小指爪甲上与肉交之处的至阴穴各一次，立愈。不愈，刺外踝下金门穴三次，左病刺右，右痛刺左，约一顿饭功夫可愈。

【原文】

邪客于手阳明之络，令人气满胸中，喘息而支胠，胸中热，刺手大①指、次指爪甲上，去端如韭叶各一痏。左取右，右取左②。如食顷已。

邪客于臂掌之间，不可得屈，刺其踝后，先以指按之痛，乃刺之，以月死生为数，月生一日一痏，二日二痏，十五日十五痏，十六日十四痏。

邪客于足阳跻之脉，令人目痛从内眦始，刺外踝之下半寸所各二痏，左刺右，右刺左，如行十里顷而已。

【考注】

①大：为“之”之误。

②左取右，右取左：六字在此当衍。因喘病无左右之分。

【释文】

邪气侵入手阳明经络脉，使人胸中胀满，喘逆胁胀，胸内热，刺手次指爪甲旁开韭叶宽处的商阳穴各一次，约一顿饭时间病可愈。

邪气侵入臂掌间的络脉，手腕不能屈伸，刺腕关节之后侧。先用手指按痛处，然后刺之。以月的圆缺决定针刺数，即初一针一针，初二针二针……十五针十五针，十六日针十四针，依次渐减。

邪气侵入阳跻脉，使人目痛，其痛先从目内角开始。刺外踝下半寸处的申脉穴各二次。左病刺右，右病刺左。约行走十里路的时间可愈。

【原文】

人有所堕坠，恶血留内，腹中胀满，不得前后，先饮利药，此上伤厥阴之脉，下伤少阴之络，刺足内踝之下，然骨之前血脉出血。刺足跗上动脉，不已，刺三毛上各一痏，见血立已。左刺右，右刺左。善悲惊不乐，刺如右方。

【释文】

人跌扑损伤，瘀血留内，腹胀满，不能大小便，先服泻瘀血药。这是上伤厥阴之脉络，下伤少阴之脉络。刺足内踝下然骨前的络脉出血。同时刺足背动脉处的冲阳穴。不愈，刺足大趾三处的大敦穴各一次，出血立愈。左病刺右，右病刺左。多悲痛不乐，刺法与上述相同。

【原文】

邪客于手阳明之络，令人耳聋，时不闻音，刺大①指次指爪甲上去端如韭叶各一痏，立闻。不已，刺中指爪甲上与肉交者，立闻。其不时②闻者，不可刺也。耳中生风者，亦刺之如此数③，左刺右，右刺左。

【考注】

①大：为“之”之误。

②不时：“时”为“得”之音转。“不时”，即“不得”。

③数：为“术”之音转。

【释文】

邪气侵入手阳明经络脉，使人耳聋，常听不见声音；刺手之次指爪甲旁开韭叶宽的商阳穴，各一次，立刻听见。不愈，刺中指爪甲肉交处的中冲穴，立刻听见。其不能听到的，是经络气不能通，不可再刺。耳鸣之证，刺法同此术。左病右刺，右病刺左。

【原文】

凡痹往来行无常处者，在分肉间痛而刺之，以月死生为数。用针者随气盛衰，以为痏数。针过其日数则脱气，不及日数则气不泻。左刺右，右刺左，病已，止。不已，复刺之如法。月生一日一痏，二日二痏，渐多之。十五日十五痏，十六日十四痏，渐少之。

【释文】

痹证疼痛无常处，刺分肉间痛处。以月亏盈作为针刺次数。用针以人气之盛衰随月亏盈变化而为刺数。针过其日数会伤气，不及日数邪气不去。左病刺右，右病刺左。病愈，止刺。不愈，重新如法针刺。初一刺一针，初二刺二针，渐多之。十五刺十五针。十六日刺十四针，依次渐少之。

【原文】

邪客于足阳明之经，令人鼽衄[①]上齿[②]寒，刺足中[③]指次指爪甲上与内交者各一痏，左刺右，右刺左。

邪客于足少阳之络，令人胁痛不得息，咳而汗出，刺足小次指[④]爪甲上，与肉交者各一痏，不得息立已，汗出立止。咳者温衣饮食，一日已。左刺右，右刺左，病立已。不已，复刺如法。

邪客于足少阴之络，令人嗌痛，不可内食，无故善怒，气上走贲上，刺足下中央之脉各三痏，凡六刺，立已。左刺右，右刺左。

嗌中肿，不能内唾，时不能出唾者，刺然骨之前，出血立已。左刺右，右刺左。

【考注】

①鼽衄：指感冒流涕之证。

②上齿：为“淅”音之分离。“淅寒”，即“淅淅恶寒”之状。

③中：为“之”之音转。

④次指：《甲乙》无此二字。

【释文】

邪气侵犯足阳明经络，使人感冒流涕，淅淅恶寒。刺足次指爪甲与肉交合之处的厉兑穴各一次。左病刺右，右病刺左。

邪气侵犯足少阳经络，使人胁痛不能呼吸，咳嗽出汗，刺足小趾爪甲上肉交处的窍阴穴各一次。不能呼吸症立愈，汗出立止。咳嗽的要温饮食，穿暖和衣服，一天即愈。左病刺右，右病刺左，病立愈。不愈，重新刺如前法。

邪气侵入足少阴经络，使人咽痛，不能进食，无故多怒，气上喘逆，刺足下正中之涌泉穴，各三次，共六刺，立愈。左病刺右，右病刺左。

咽喉肿，不能咽唾液，或不能吐痰涎，刺然骨穴出血，立愈。左病刺右，右病刺左。

【原文】

邪客于足太阴之络，令人腰痛，引少腹控眇，不可以仰息，刺腰尻[①]之解，两胂之上，是腰俞，以月死生为数。发针立已。左刺右，右刺左。

邪客于足太阳之络，令人拘挛背急，引胁而痛，刺之从项始，数脊椎侠背，疾按之应手如痛，刺之傍三痏，立已。

邪客于足少阳之络，令人留于枢中痛，髀不可举，刺枢中以毫针，寒则久留针，以月死生为数，立已。

治诸经刺之，所过者不[②]病，则缪刺之。

耳聋，刺手阳明，不已，刺其通脉[3]出耳前者。

齿龋，刺手阳明，不已，刺其脉入齿中，立已。

【考注】

①尻：为“脊”之音转。

②不：为“之”之音转。

③通脉：《甲乙》作“过脉”。

【释文】

邪气侵入足太阴经络，使人腰痛，痛引小腹季胁，不能仰胸呼吸，刺腰脊之隙，两髁胂上的下髎穴，以月亏盈决定针刺次数，发针立愈。左病刺右，右病刺左。

邪气侵入足太阳经络，使人筋脉拘挛，背强硬，引胁疼痛，刺从项后脊椎开始，循次向下按脊椎两旁，病人感觉痛时，即刺其痛处旁三次，立愈。

邪气侵入足少阳经络，使人环跳处疼痛，大腿不能抬，刺环跳穴用毫针，寒气多则久留针。以月亏盈为针刺数，立愈。

治各经络之病，用针刺法，经络循行所经过之处的病变，用缪刺法针刺。

耳聋，刺手阳明的商阳穴，不愈，刺其经脉过耳前的听宫穴。

龋齿，刺手阳明的商阳穴，不愈，刺其入齿中之脉，立愈。

【原文】

邪客于五脏之间，其病也，脉引[1]而痛，时来时止，视其病，缪刺之于手足爪甲上，视其脉，出其血，间日一刺，一刺不已，五刺已。

缪[2]传引上齿，齿唇寒痛，视其手背脉血者去之，足[3]阳明中指爪甲上一痏，手大指次指爪甲上各一痏，立已。左取右，右取左。

【考注】

①引：为“络”之误。

②缪：引为“病”义。

③足：《甲乙》“足”上有“刺”字。

【释文】

邪气侵犯五脏之间，其病脉络疼痛，时发时止，视其病处，用缪刺法刺手足爪甲旁的俞穴，并使其病处脉络出血。隔日一次。一刺不愈，五刺愈。

病传至上齿，齿唇寒痛，视病者手背的络脉，针刺出血，并刺足阳明经中指爪甲上的内庭穴和手次指爪甲旁的商阳穴各一次，立愈。左病刺右，右病刺左。

【原文】

邪客于手足少阴太阴足阳明之络，此五络，皆会于耳中，上络左角，五络俱竭，令人身脉皆动，而形无知也，其状若尸，或曰尸厥，刺其足大指内侧爪甲上，去端如韭叶，后刺足心，后刺足中指[①]爪甲上各一痏，后刺手大指内侧去端如韭叶。后[②]刺手心主，少阴锐骨之端各一痏，立已。不已，以竹管吹其两耳，鬄其左角之发方一寸，燔治，饮以美酒一杯，不能饮者灌之，立已。

【考注】

①中指：郭霭春：“‘中指’，应作‘大指次指’。《医心方·卷二》：‘厉兑在足大趾次趾之端，主暴厥欲死，脉动如故，其形无知’”。

②后：《太素》无“后”后五字。

【释文】

邪气侵入手足少阴经、手足太阴经、足阳明等经的络脉，此五经之络脉都络于耳中，上络左额角。五络衰竭，会使人体的脉虽然跳动，但形体神志却失去知觉，犹如死尸，也可以叫做尸厥。应刺足大趾爪甲内侧旁开一韭叶处的隐白穴，再刺足心的涌泉穴，接着刺足次趾的厉兑穴各一次。然后再刺手大指爪甲内侧旁开一韭叶处的少商穴和掌后锐骨端少阴经的神门穴各一次。立愈。不愈，用竹管吹病人两耳，剃左头角之头发一寸见方，用火烧成炭存性，研末，用好酒一杯送服。病人不能饮用，将酒灌入其口中，立即可愈。

【原文】

凡刺之数①，先视其经脉，切而从②之，审其虚实而调之。不调者，经③刺之。有痛而经不④病者缪刺之。因视其皮部有血络者尽取之，此缪刺之数①也。

【考注】

①数：为“术”之音转。“方法”义。

②从：《甲乙》作“循”。“按”义。

③经：“经”有“常”义。“经刺”，即正常之刺法针刺之义。

④不：为“之”之音转。

【释文】

凡针刺之法，先察病人的经脉，用手按摩审察它的虚实而调其气血。如果气血失调，用正常的针刺方法治疗。如果有疼痛之处而经络有病变的，用缪刺法治疗。应见其皮部血络充盛之处，全部刺其出血。这就是缪刺的方法。

四时刺逆从论篇第六十四

【原文】

厥阴有余，病阴痹；不足，病生热痹。滑则病狐疝风[①]，涩则病少腹积气。

少阴有余，病皮痹隐轸；不足，病肺痹。滑则病肺风疝[②]，涩则病积[③]溲血。

太阴有余，病肉痹寒中[④]；不足，病脾痹。滑则病脾风疝，涩则病积心腹时满。

阳明有余，病脉痹，身时热；不足，病心痹。滑则病心风疝，涩则病积时善惊。

太阳有余，病骨痹身重；不足，病肾痹。滑则病肾风疝，涩则病积善时巅疾。

少阳有余，病筋痹胁满；不足，病肝痹。滑则病肝风疝，涩则病积时筋急目痛。

【考注】

①狐疝风：张景岳：“疝者，前阴少腹之痛，男女五脏皆有之。狐之昼伏夜出，阴兽也。疝在厥阴，其出入上下不常，与狐相类，故曰狐疝风”。

②肺风疝：此“疝”为“病”义。“肺风疝”，即“肺风病”之义。《平人气象论》：“脉滑曰风”。此滑脉当指风证，与疝之下阴之病无关。《广雅·释诂》：“疝，病也”。是“疝”有“病”义。下文“脾风疝”、“心风疝”等例同此。

③病积："积"为"疾"之音转。"病疾"，即"疾病"义。"病疾"同义复词，在此作动词用。下文之"病积心腹痛"、"病积时善惊"等同此。

④寒中："寒中"与下文"脾痺"互易，义理始合。

【释文】

厥阴经气盛，病寒痹，气不足，病热痹。脉滑病下阴小腹时痛时止的狐风疝病，脉涩病小腹胀气。

少阴经气盛，病皮痹、皮肤疹病，气不足，病肺痹。脉滑病肺风病，脉涩病尿血症。

太阴经气盛，病肌肉痹证、脾瘅，气不足，病寒中。脉滑病脾风病，脉涩病心腹时胀满。

阳明经气盛，病脉痹，身常发热，气不足，病心痹。脉滑病心风病，脉涩病常惊恐。

太阳经气盛，病骨痹身重，气不足，病肾痹。脉滑病肾风病，脉涩病头部之疾。

少阳经气盛，病筋痹、胁胀满，气不足，病肝痹。脉滑病肝风病，脉涩病筋拘挛、目疼痛。

【原文】

是故春气在经脉，夏气在孙络，长夏气在肌肉，秋气在皮肤，冬气在骨髓中。帝曰：余愿闻其故。岐伯曰：春者，天气始开，地气始泄，冻解冰释，水行经通，故人气在脉；夏者，经满气溢，入[①]孙络受血，皮肤充实；长夏者，经络皆盛，内溢肌中；秋者，天气始收，腠理闭塞，皮肤引急；冬者盖藏，血气在中，内著骨髓，通[②]于五脏。是故邪气者，常随四时之气血而入客也，至其变化，不可为度。然必从其经气，辟除其邪，除其邪，则乱气不生。

【考注】

①入：为“人”之误。

②通：为“藏”之误。冬天血气内藏五脏，不当言“通”。

【释文】

春天人气在经脉，夏天人气在孙络，长夏人气在肌肉，秋天人气在皮肤，冬天人气在骨髓。黄帝说：愿知其道理。岐伯说：春季天气开始升发，地气开始发泄，冻解冰化，水畅流，经川通，所以人气在脉；夏季经脉充满气盛，人孙络受血充盈，所以皮肤充实；长夏经脉络脉都充盛，气血注溢肌肉之中，所以人气在肌肉；秋季天气开始收敛，腠理闭，皮肤收缩，所以人气在皮肤；冬季主闭藏，血气在内，内留骨髓，藏于五脏，所以人气在骨髓。所以邪气常随四时失常之气而入侵人体，至于其变化，则没有规律，但治疗时必须顺其经气，排除病邪。祛除病邪，则乱气不产生。

【原文】

帝曰：逆四时而生乱气奈何？岐伯曰：春刺络脉，血气外溢，令人少气；春刺肌肉，血气环[①]逆，令人上气；春刺筋骨，血[②]气内著，令人腹胀。夏刺经脉，血气乃竭，令人解㑊；夏刺肌肉，血气内却，令人善恐；夏刺筋骨，血气上逆，令人善怒。秋刺经脉，血气上逆，令人善忘；秋刺络脉，气不[③]外行，令人卧不欲动；秋刺筋骨，血气内散，令人寒栗。冬刺经脉，血气皆脱，令人目不明；冬刺络脉，内[④]气外泄，留为大痹；冬刺肌肉，阳气竭绝，令人善忘。凡此四时刺者，大逆[⑤]之病，不可不从也。反之，则生乱气相淫病焉。故刺不知四时之经，病之所生，以从为逆，正气内乱，与精[6]相薄。必审九候，正气不乱，精气不转[7]。帝曰：善。

【考注】

①环：为“坏”之误。

②血：为“邪”之音转。“血气内著”，即“邪气内著”。《诊要经终论》：“春刺冬分，邪气著脏”。可证。《热论》“其血气盛，故不知人”，《伤寒总病论》“血”作“邪”，是血、邪通假之证。

③不：为“之”之音转。

④内：郭霭春：“‘内’是‘血’字之误。《诊要经终论》林校引本文作‘血’”。

⑤大逆：《新校正》：“按全元起本作‘六经之病’”。

⑥精：为“病”之音转。《尔释·释诂》郝懿行疏：“病，又与炳通”，《战国策·魏策》鲍彪注：“精，犹明”，《太玄·玄测》司马光集注：“炳，亦明也”。是精、病、炳古并通。

⑦转：为“散”之音转。

【释文】

黄帝说：违逆四时之气是怎样产生气血逆乱之气的？岐伯说：春天误刺络脉，血气外散，使人短气；春天误刺肌肉，血气坏逆，使人喘逆上气；春天误刺筋骨，邪气内留，使人腹胀。夏天误刺经脉，血气伤竭，使人肌肉无力；夏天误刺肌肉，血气内闭，使人善恐；夏天误刺筋骨，血气逆上，使人多怒。秋天误刺经脉，气血逆上，使人善忘；秋天误刺络脉，经气外行，使人嗜睡不想动；秋天误刺筋骨，血气内散，使人寒战发冷。冬天误刺经脉，血气虚脱，使人目昏不明；冬天误刺络脉，血气外泄，成为久痹；冬天误刺肌肉，阳气衰竭，使人善忘。凡是四时针刺六经之病，不可不从四时之气。反之，就会产生气血逆乱而使疾病加重。所以说刺不知四时气之常，生病的具体情况，以顺为逆，就会使正气内乱，其病加重。治病必须审察九候之脉，正确治疗，使正气不失，精气不散。黄帝说：讲得好！

【原文】

刺五脏，中心一日死，其动为噫；中肝五日死，其动为语①；中肺三日死，其动为咳；中肾六日死，其动为嚏欠②；中脾十日死，其动为吞。刺伤人五脏必死，其动则依其脏之所变，候知其死也。

【考注】

①语：《甲乙》作“欠”。

②欠：《甲乙》无此字。

【释文】

刺五脏之病，刺中心，一天即死，其征象是嘻气；刺中肝，五日死，其征象为打哈欠；刺中肺，三日死，其征象为咳；刺中肾，六日死，其征象为喷嚏；刺中脾，十日死，其征象为欲吞咽。针刺伤人五脏必死，其征象为其脏之病变所致，所以察其征象即可知其死证。

标本病传论篇第六十五

【原文】

黄帝问曰：病有标本，刺有逆从奈何？岐伯对曰：凡刺之方，必别阴阳，前后相应，逆从得施，标本相移。故曰：有其在标而求之于标，有其在本而求之于本，有其在本而求之于标，有其在标而求之于本。故治有取标而得者，有取本而得者，有逆取而得者，有从取而得者。故知逆与从，正行无问，知标与本，万举万当，不知标本，是谓妄行。

【释文】

黄帝问道：病有标病有本病，刺有逆治从治，这是怎么回事？岐伯答道：凡刺之法，必须先辨别病的阴阳，病的先后关系，治疗的逆顺相宜，病的标本转化。所以说：有的病在标而治标，有的病在本而治本，有的病在本而治标，有的病在标而治本。病有治标而获效的，有治本而获效的，有反治而获效的，有正治而获效的。知道逆从之治，可放手治疗而无疑虑，知道治之标本，治疗可万无一失，不知标本，叫做乱治。

【原文】

夫阴阳逆从标本之为道也，小而大，言一而知百病之害。少而多，浅而博，可以言一而知百也。以浅而知深，察近而知远，言标与本，易而勿及[①]。

【考注】

①易而勿及："易"，引为"顺"义。"及"，为"反"之误。

【释文】

阴阳逆从标本之医理，由小而知大，知一病之害就可知百病之害。由少而知多，由浅而知深广，可以知一而知百。以浅知深，以近知远。所以说标与本，顺从它而不要违逆它。

【原文】

治反为逆，治得为从。先病而后逆者治其本，先逆而后病者治其本，先寒而后生病者治其本，先病而后生寒者治其本，先热而后生病者治其本。先热而后生中满者治其标，先病而后泄者治其本，先泄而后生他病者治其本。必且调之，乃治其他病。先病而后先[①]中满者治其标，先中满而后烦心者治其本。人有客气，有同[②]气。小大不利治其标，小大利治其本。病发而有余，本而标之，先治其本，后治其标；病发而不足，标而本之，先治其标，后治其本。谨察间甚，以意调之。间者并行，甚者独行。先小大不利而后生病者治其本。

【考注】

①先：为"之"之误。

②同：为"固"之误。《新校正》："按全元起本'同'作'固'"。"固"为"久"义。

【释文】

反其证而治是逆治，顺其证而治是从治。先病而后气血逆乱的治其在先的本病，先气血逆乱而后生他病的治其气血逆乱之本，先感寒邪而后生他病的治其寒邪之本，先有他病而后生寒的治其先病之本，先有热病而后生他病的治其热病之本，先有热病而后生中满证的治其中满证之标，先有他病而后生泄泻的治其先病之本，先泄泻而后生他病的治其泄泻之本，必先调治其本病，再治变生之他病。先他病而后之中满的治其中满之标，先中满而后烦心的治其中满证之本。人有暂侵之邪气，有病久之邪气。大小便不利应先治其标，大小便通利的，应先治其本。有余之证，由本及标，即先治其本，后治其标；不足之证，由标及本，即先治其标，后治其本。认真审察病的轻重，用心调治。轻证可以标本同治，重证应单治标或本。先大小便不通而后生他病的，应治其大小便不通之本。

【原文】

夫病传者，心病先心痛，一日而咳，三日胁支痛，五日闭塞不通，身痛体重。三日不已，死。冬夜半，夏日中。

肺病喘咳，三日而胁支满痛，一日身重体痛，五日而胀。十日不已，死。冬日入，夏日出。

肝病头目眩，肋支满，三日体重身痛，五日而胀，三日腰脊少腹痛，胫酸。三日不已，死。冬日入[①]，夏早食。

脾病身痛体重，一日而胀，二日少腹腰脊痛胫酸，三日背胎筋痛，小便闭，十日不已，死。冬人定，夏晏食。

肾病少腹腰脊痛，骱酸，三日背胎筋痛，小便闭，三日腹胀，三日两胁支痛。三日不已，死。冬大[②]晨，夏晏晡。

【考注】

①入:《甲乙》作“中”。

②大:为“旦”之音转。早晨。

【释文】

疾病的传变，心病先心痛，一天可传至肺而咳嗽，三天可传至肝而胁胀满，五天可传至脾而大便不通，身体痛重。再三天不愈即死。冬天在半夜，夏天在中午。

肺病喘咳，三天传至肝而胁肋胀痛，再一天传至脾而身体沉重疼痛，再五日而传至肾，发生水肿。过十日不愈即死。冬天在日落时，夏天在日出时。

肝病头目眩晕，胁肋胀满，三日传至脾而体重身痛，五日传至胃而腹胀，后三日传至肾而腰背小腹痛，腿酸。后三日不愈即死。冬天在日中，夏天在早饭时。

脾病身痛体重，一日传至胃而腹胀，二日传至肾而腰背痛，腿酸，后三日传至膀胱而背脊筋痛，小便不通。过十日不愈即死。冬天在入睡之时，夏天在晚饭时。

肾病小腹腰背痛，腿酸，三天传至膀胱，背脊筋痛，小便不通。后三日传至小肠而小腹胀满。再三天传至心而胁肋疼痛。过三日不愈，即死。冬天在早晨，夏天在傍晚。

【原文】

胃病胀满，五日少腹腰脊痛，骱酸，三日背胆筋痛，小便闭，五日身体重。六日不已，死。冬夜半后，夏日昳。

膀胱病小便闭，五日少腹胀，腰脊痛，骱酸，一日腹胀，一日身体痛。二日不已，死。冬鸡鸣，夏下哺。

诸病以次是相传，如是者，皆有死期，不可刺[①]。间一脏止[②]，及至三四脏者，乃[③]可刺也。

【考注】

①不可刺：此指死证不必再针刺。

②间一脏止："间"为"痫"之脱。"病"义。《说文》："痫，病也"。"止"为"者"之音转。"间一脏止"，即"痫一脏者"，"病一脏"之义。《经词衍解》："者，犹之也"，《诗·墓门》"讯之"，《韩诗》作"讯止"。是者、之、止古并通用之。

③乃：副词，"仍"义。

【释文】

胃病胀满，五天传至肾而小腹腰脊痛，腿酸。后三日传至膀胱而背脊筋痛，小便不通。再五日传至脾而身体沉重。过六日不愈，即死。冬天在半夜后，夏天在午后。

膀胱病小便不通，五日传至肾而小腹胀满，腰脊疼痛，腿酸。后一天传至小肠而腹胀。再一天传至心而身体重痛。过两天不愈即死。冬天在半夜后，夏天在午后。

各种病依次传变，如重者，都有死期。死证不必再针刺。病一脏及至病三四脏的，仍可针刺治疗。

天元纪大论篇第六十六

天元纪："天运"之义。"天"指"天气"。"纪"为"祀"之音转。"天祀"，指年。《尚书·伊训》："惟元祀，十月有二"。孔安国传："祀，年也。夏曰岁，商曰祀，周曰年"。本篇论述五运主岁，所以用"天祀"指代运。

【原文】

黄帝问曰：天有五行，御五位，以生寒暑燥湿风。人有五脏化五气，以生喜怒思忧恐。论言五行相袭而皆治之，终期之日，周而复始，余已知之矣，愿闻其与三阴三阳之候奈何合之？鬼臾区稽首再拜对曰：昭乎哉问也。夫五运阴阳者，天地之道也。万物之纲纪，变化之父母，生杀之本始，神明之府也，可不通乎！故物生谓之化，物极谓之变，阴阳不测谓之神，神用无方[①]谓之圣。夫变化之为用也，在天为玄[②]，在人为道，在地为化，化生五味，道生智，玄生神。神在天为风，在地为木；在天为热，在地为火；在天为湿，在地为土；在天为燥，在地为金；在天为寒，在地为水。故在天为气，在地成形，形气相感而化生万物矣。然天地者，万物之上下也，左右者，阴阳之道路也；水火者，阴阳之征兆也；金木者，生成之终始也。气有多少，形在盛衰，上下相召，而损益彰矣。

【考注】

①方：“常”义。《国语·晋语》注：“方，常也”。

②玄：“气”义。《后汉·张衡传》注：“玄者天也”。《论衡谈天》：“天，气也”。

【释文】

黄帝问道：天有五行，主五方之位，因而产生寒暑燥湿风的气候变化。人有五脏，产生五气，因而产生喜怒思忧恐。《六节脏象论》中说五行相承而主时，一年为一个周期，然后重新循环开始。我已知道此理，愿知五运与三阴三阳六气是怎样配合的？鬼臾区叩首行礼后答道：您问得很清楚。五运阴阳是天地间的主要规律，是所有事物的纲领，物质变化的基础，生长衰亡的根本，智慧圣明的源泉，能不精通它吗？万物的生长叫做“化”，万物的盛极叫做“变”。阴阳变化不可揣测叫做“神”，灵活运用无常叫做“圣”。五运阴阳的变化，在天为气，在人为理，在地为生化。生化产生植物五味，理产生智慧，气产生神妙的动力。神妙之气在天为风，在地为树木植物；在天为热气，在地为火；在天为湿气，在地为土；在天为燥气，在地为金属；在天为寒气，在地为水。总体上说，在天为无形之气，在地为有形之物，形气相合而产生万物。天地是万物的上下大体，左右是阴阳升降运行的道路，水火是阴阳具体表现的征象，金秋木春是万物生长收成的始终。运气有多少，五行有盛衰，天之六气与地之五行上下相应，不足有余则显而易见。

【原文】

帝曰：愿闻五运之主时也何如？鬼臾区曰：五气运行，各终期日，非独主时也。帝曰：请闻①其所谓也。鬼臾区曰：臣积②考《太始天元册》文曰：太虚廖廓，肇基化元，万物资始，五运终天，布气真灵，揔统坤元，九星[③]悬朗，七曜[④]周旋，曰阴曰阳，曰柔曰刚，幽显既位，寒暑弛张，生生化化，品物咸章。臣斯十世，此之谓也。

【考注】

①闻：为“问”之音转。《国语·越语》“声闻”，《汉书·苏武传》作“声问”。此“闻”、“问”古通用之。

②积：为“稽”之音转。“查”义。

③九星：王冰：“九星谓天蓬、天芮、天冲、天辅、天禽、天心、天任、天柱、天英”。

④七曜：王冰：“七曜，谓日月五星”。

【释文】

黄帝说：愿知五运之气怎样主时？鬼臾区说：五气运行，各主一年，并不是单独主某一时令。黄帝说：请问其所说。鬼臾区说：臣查考《太始天元册》中说：广阔的太空，是万物化生之源，万物资生之始。五运周天运行，施布生气于宇宙间的生灵，统摄大地生化之气。九星高挂明朗，七曜行转生辉。有阴有阳，有柔有刚，暗明有规律，寒暑短长有序。生生化化不息，万物皆昌。臣家传十世，就是研究此道之理的。

【原文】

帝曰：善。何谓气有多少，形有盛衰？鬼臾区曰：阴阳之气各有多少，故曰三阴三阳也。形有盛衰，谓五行之治，各有太过不及也。故其始也，有余而往，不足随之；不足而往，有余从之。知迎知随，气可与期。应天为天符，承岁为岁直，三合为治。

【释文】

黄帝说：讲得好！什么叫做气有多少，形有盛衰？鬼臾区说：阴气和阳气，都有多少的不同，所以产生了三阴三阳。形有盛衰，是说五行主岁运，各有太过与不及。如果开始的一运太过，下一运随之就是不足。开始而来的一运是不足，随之而来的下一运就是太过。知道太过不及之规律，就可以预测气的来去。运气与司天之气相应的叫做“天符”，运气与该岁的年支相符的叫做“岁直”，运气、天气、年支都相合的，叫做“三合”。

【原文】

帝曰：上下相召奈何？鬼臾区曰：寒暑燥湿风火，天之阴阳也，三阴三阳上奉之；木火土金水火①，地之阴阳也，生长化收藏下应之。天以阳生阴长，地以阳杀阴藏。天有阴阳，地亦有阴阳。木火土金水火，地之阴阳也，生长收藏②。故阳中有阴，阴中有阳。所以欲知天地之阴阳者，应天之气，动而不息，故五岁而右迁③。应地之气，静而守位，故六期而环会④。动静相召，上下相临，阴阳相错，而变由生也。

【考注】

①火：为“者”之误。

②藏：“藏”上十五字，涉前文重复。当衍。

③右迁：自东而西迁移。

④环会：地气应十二支，六年一周转，叫做环会。

【释文】

黄帝说：上下相应是怎样的？鬼臾区说：寒暑燥湿风火，是天的阴阳，人身的三阴三阳与它相应。木火土金水，是地的阴阳，万物的生长化收藏与它相应。天的阴阳主生长，地的阴阳主收藏。天有阴阳，地也有阴阳。阳中有阴，阴中有阳。所以应知天地的阴阳。应天五运之气，运行不息，五年即由东向西迁移一步。应地之六气，静而有序，六年循环一周。动静相感，上下相合，阴阳交错，变化由此产生。

【原文】

帝曰：上下周纪，其有数乎？鬼臾区曰：天以六为节，地以五为制。周天气者，六期为一备，终地纪者，五岁为一周。君火以明，相火以位，五六相合，而七百二十气为一纪，凡三十岁。千四百四十气，凡六十岁为一周。不及太过，斯皆见矣。

【释文】

黄帝说：天地的周与纪，有定数吗？鬼臾区说：天以六气为节，地以五行为制。周天六气，六年循环一周。五运地制，五年循环一周。天火等六气在上，地火等五行在下，五六相合，七百二十个节气为一纪，共三十年。一千四百四十个节气，共六十年为一个甲子周期，不及与太过，都可显现其中。

【原文】

帝曰：夫子之言，上终天气，下毕地纪，可谓悉矣。余愿闻而藏之，上以治民，下以治身，使百姓昭著，上下和亲，德泽下流，子孙无忧。传之后世，无有终时，可得闻乎？鬼臾区曰：至数之机，迫迮①以微，其来可见，其往可追，敬之者昌，慢之者亡。无道行私②，必得天殃，谨奉天道，请③言真要。

【考注】

①迮：疑为“近”之误。“迫近”同义复词，“近”义。张

景岳："谓天地之气数，其精微切近"。

②私：为"之"之音转。

③请：为"臣"之音转。

【释文】

黄帝说：您所讲，上止于天气，下尽于地纪，可谓是详尽。我愿记而藏于内心，上治民之疾苦，下护自身之健康，使百姓和睦相处，道德传流，子孙无忧虑，世世代代流传后世而永不亡失。可以再听一遍吗？鬼臾区说：五运六气的规律，近在眼前，其来可见，其去可知。顺其规律则健康，逆其规律则伤亡。违逆其道行事，必遭祸殃，所以要谨顺五运的自然规律。臣讲得是重要之理。

【原文】

帝曰：善言始者，必会于终。善言近者，必知其远。是则至数极而道不惑，所谓明矣。愿夫子推而次之，令有条理，简而不匮，久而不绝，易用难忘，为之纲纪。至数之要，愿尽闻之。鬼臾区曰：昭乎哉问！明乎哉道！如鼓之应桴，响之应声也。臣闻之：甲己之岁，土运统之，乙庚之岁，金运统之，丙辛之岁，水运统之，丁壬之岁，木运统之，戊癸之岁，火运统之。

【释文】

黄帝说：善谈开始的，必应知终结。善讲近的，心应知远。如此则道理精而理不迷，所以说是明智。愿您进一步发挥，使有条理，简要而不短缺内容，使久传不绝，易于运用而不容易忘记，成为纲要之说。五运六气之要点，我想尽知道。鬼臾区说：问得清楚，问得明白！如鼓槌之应声而响。我听说甲年、己年是土运主岁，乙年、庚年是金运主岁，丙年、辛年是水运主岁，丁年、壬年是木运主岁，戊年、癸年是火运主岁。

【原文】

帝曰：其于三阴三阳，合之奈何？鬼臾区曰：子午之岁，上见少阴；丑未之岁，上见太阴；寅申之岁，上见少阳；卯酉之岁，上见阳明；辰戌之岁，上见太阳；巳亥之岁，上见厥阴，少阴所谓标也，厥阴所谓终也。厥阴之上，风气主之；少阴之上，热气主之；太阴之上，湿气主之；少阳之上，相火主之；阳明之上，燥气主之；太阳之上，寒气主之。所谓本也，是谓六①元。帝曰：光乎哉道！明乎哉论！请著之玉版，藏之金匮，署曰《天元纪》。

【考注】

①六：《新校正》："按别本'六元'作'天元'"。

【释文】

黄帝说：五运六气与三阴三阳怎样相合？鬼臾区说：子年、午年是少阴司天，丑年、未年是太阴司天，寅年、申年是少阳司天，卯年、酉年是阳明司天，辰年、戌年是太阳司天，巳年、亥年是厥阴司天。年支的次序以子午年少阴为始，以巳亥年厥阴为终。厥阴主风气，少阴主热气，太阴主湿气，少阳主火气，阳明主燥气，太阳主寒气。所说的本气，是风热湿火燥寒六气为三阴三阳的主气。黄帝说：光辉之理，你讲得真清楚。请刻著玉版，藏在金匮，叫做《天元纪》吧。

五运行大论篇第六十七

【原文】

黄帝坐明堂，始正天纲，临观八极，考建五常。请天师而问之曰：论言天地之动静，神明为之纪。阴阳之升降，寒暑彰其兆。余闻五运之数于夫子，夫子之所言，正五气之各主岁尔。首甲定运，余因论之。鬼臾区曰：土主甲己，金主乙庚，水主丙辛，木主丁壬，火主戊癸。子午之上，少阴主之；丑未之上，太阴主之；寅申之上，少阳主之；卯酉之上，阳明主之；辰戌之上，太阳主之；巳亥之上，厥阴主之。不合阴阳，其故何也？岐伯曰：是明道也。此天地之阴阳也。夫数之可数者，人中之阴阳也，然所合，数之可得者也。夫阴阳者，数之可十，推之可百，数之可千，推之可万。天地阴阳者，不以数推，以象之谓也。

【释文】

黄帝坐在明堂，开始校正天文，观看八方地理，考究五运阴阳之常律，请岐伯来问他道：书中说天地的运行，日月可作为标记；阴阳的升降盛衰，寒暑可作为其征兆。我曾听您讲五运的规律，您所讲得仅是五运主岁。关于甲子为五运之首的问题，我曾和鬼臾区进行讨论。鬼臾区说：土运主甲己，金运主乙庚，水运主丙辛，木运主丁壬，火运主戊癸。子、午年是少阴司天，丑、未年是太阴司天，寅、申年是少阳司天，卯、酉年是阳明司天，辰、戌年是太阳司天，巳、亥年是厥阴司天。与您讲的阴阳分属不同，这是为什么？岐伯说：这个道理显而易见，五运六气是天地间的大阴阳。可以清楚而知的是人体内的阴阳，他与天地间阴阳的应合，可以类推而得。阴阳之理，由十可以扩展至百，由百可以扩展为千，千可扩展至万。但天地间的阴阳，不能用数字类推的方法来准确计算，只能以其自然现象来推求。

【原文】

帝曰：愿闻其所始也。岐伯曰：昭乎哉问也！臣览《太始天元册》文，丹天之气，经于牛女戊分；黅天之气，经于心尾己分；苍天之气，经于危室柳鬼；素天之气，经于亢氐昴毕；玄天之气，经于张翼娄胃。所谓戊己分者，奎壁角轸，则天地门户也。夫候之所始，道之所生，不可不通也。

【释文】

黄帝说：愿知运气是怎样起始的。岐伯说：问得明白！我读《太始天元册》之文：赤色的天气横布于牛女宿与西北方戊位之间；黄色的天气横布于心尾二宿与东南方己位之间；青色的天气横布于危室二宿与柳鬼二宿之间；白色的天气横布于亢氐二宿与昴毕二宿之间；黑色的天气横布于张翼二宿与娄胃二宿之间。所说的戊位和己位，就是奎壁二宿和角轸二宿的方位。太阳之视运动位于奎壁二宿时，正值由春入夏之时，位于角轸二宿时，正当由秋入冬之时。夏阳冬阴，所以为天地之门户。气候时令的开始，天地阴阳之发端，不可不知。

【原文】

帝曰：善。论言天地者，万物之上下，左右者，阴阳之道路。未知其所谓也。岐伯曰：所谓上下者，岁上下见阴阳之所在也。左右者，诸上见厥阴，左少阴，右太阳；见少阴，左太阴，右厥阴；见太阴，左少阳，右少阴；见少阳，左阳明，右太阴；见阳明，左太阳，右少阴；见太阳，左厥阴，右阳明。所谓面北而命其位，言其见也。

【释文】

黄帝说：讲得好！书中说天地是万物的上下，左右是阴阳运行的道路，我不知其含义。岐伯说：所谓上下，是一年之中司天、在泉所在位置上的阴阳属性。所说的左右，指司天之气的左右二间气。如厥阴司天，左边是少阴，右面是太阳；少阴司天，左边是太阴，右面是厥阴，太阴司天，左边是少阳，右边是少阴；少阳司天，左边是阳明，右边是太阴；阳明司天，左边是太阳，右边是少阴；太阳司天，左边是厥阴，右边是阳明。这是面向北方而确定的左右位置。

【原文】

帝曰：何谓下？岐伯曰：厥阴在上，则少阳在下，左阳明，右太阴；少阴在上，则阳明在下，左太阳，右少阳；太阴在上，则太阳在下，左厥阴，右阳明；少阳在上，则厥阴在下，左少阴，右太阳；阳明在上，则少阴在下，左太阴，右厥阴；太阳在上，则太阴在下，左少阳，右少阴。所谓面南而命其位，言其见也。上下相遘，寒暑相临，气相得则和，不相得则病。帝曰：气相得而病者何也？岐伯曰：以下临上，不当位也。

【释文】

黄帝说：什么叫做下？岐伯说：下即在泉。如厥阴司天，则少阳在泉，以在泉定位，则左边是阳明，右边是太阴；少阴司天，则阳明在泉，左边是太阳，右边是少阳；太阴司天，则太阳在泉，左边是厥阴，右边是阳明；少阳司天，则厥阴在泉，左边是少阴，右边是太阳；阳明司天，则少阴在泉，左边是太阴，右边是厥阴；太阳司天，则太阴在泉，左边是少阳，右边是少阴。这是面向南方而确定的位置。司天与在泉之气上下相加，寒暑往来的客气加临于主气之上。气相顺应则和而无病，气相克逆则害而生病。黄帝说：六气虽和但仍有病的，这是为什么？岐伯说：这是以下临上，六气不能安其位所造成的。

【原文】

帝曰：动静何如？岐伯曰：上者右行，下者左行，左右周天，余而复会也。帝曰：余闻鬼臾区曰：应地者静。今夫子乃言下者左行，不知其所谓也，愿闻何以生之乎？岐伯曰：天地动静，五行迁复，虽鬼臾区其上候而已，犹不能遍明。夫变化之用，天垂象，地成形，七曜纬虚，五行丽地。地者，所以载生成之形类也。虚者，所以列应天之精气①。形精②之动，犹根本与枝叶也。仰观其象，虽远可知也。

帝曰：地之为下否乎？岐伯曰：地为人之下，太虚之中者也。帝曰：冯乎？岐伯曰：大气举之也。燥以干之，暑以蒸之，风以动之，湿以润之，寒以坚之，火以温之。故风寒在下，燥热在上，湿气在中，火游行其间，寒暑六入，故令虚而生化也。故燥胜则地干，暑胜则地热，风胜则地动，湿胜则地泥，寒胜则地裂，火胜则地固③矣。

【考注】

①精气：“精”为“星”之音转。“气”为“日”之音转。

②形精：为“行星”之音转。

③固：为“涸”之音转。干枯义。

【释文】

黄帝说：司天在泉之气的运转是怎样的？岐伯说：司天之气向右运转，在泉之气向左运转。左右运转一周，为一年，回复原位。黄帝说：我听鬼臾区说，地气主静，现在您说下者左转，不知其理，愿知为什么产生动转？岐伯说：天地有动有静，五行循环不止。鬼臾区虽知天运之候，却不能尽知其理。天地变化的作用，使天有星象，地有万物的形体。日月五星循行天空，五行之气附著于大地。地载万物而有形类，天之虚所以盛列天之星日。行星之运行，好比太空之根树之中枝叶之动，所以仰观天象，太空虽深远仍可根据行星之动来了解它。

黄帝说：地是不是在下面？岐伯说：地虽在人的下面，但它却处于太空之中。黄帝说：凭什么能在太空中？岐伯说：由于大气的托举，所以不致坠落。燥气能干燥它，暑气能蒸熏它，风气能推动它，湿气能滋润它，寒气能坚固它，火气能温烤它。所以风寒之气在下，燥热之气在上，湿气在中央，火气游行于诸气之间。寒暑六气分别影响大地，使万物得以生化。燥气胜使大地干燥，暑气胜使大地发热，风气胜使大地物动，湿气胜使大地湿润，寒气胜使大地冻裂，火气胜使大地干涸。

【原文】

帝曰：天地之气，何以候之？岐伯曰：天地之气，胜复之作，不[①]形于诊也。《脉法》曰：天地之变，无以[②]脉诊，此之谓也。

【考注】

①不：为“其”之音转。

②无以：偏义词。“可以”、“也可以”之义。《国语·鲁

语》注："'无亦'，亦也"。

【释文】

黄帝说：司天、在泉之气怎样在脉搏上诊察呢？岐伯说：天地之气，胜复变化，其显现在脉象中。《脉法》说：天地的变化，也可以在脉诊中察出来。就是这个道理。

【原文】

帝曰：间气何如？岐伯曰：随气所在，期于左右。帝曰：期之奈何？岐伯曰：从其气则和，违其气则病，不当其位者病，迭移其位者病，失守其位者危，尺寸反者死，阴阳交者死。先立其年，以知其气，左右应见，然后乃可以言死生之逆顺。

【释文】

黄帝说：间隔于司天在泉之中的气如何体现于脉象？岐伯说：随间气的位置，可以诊察左右的脉搏。黄帝说：其相应合怎样？岐伯说：脉与间气相应为和顺，违逆其气为病害。不当其位会生病，左右相反会生病，出现相克之脉是本气失守而病危，尺寸都相反者死。阴阳脉气夭亡者死。先定其当年的岁运，才能知道它的左右间气，然后才可以推测死生逆顺。

【原文】

帝曰：寒暑燥湿风火，在人合之奈何？其于万物何以生化？岐伯曰：东方生风，风生木，木生酸，酸生肝，肝生筋，筋生心。其在天为玄，在人为道，在地为化。化生五味，道生智，玄生神，化生气。神在天为风，在地为木，在体为筋，在气为柔，在脏为肝。其性为暄，其德为和，其用为动，其色为苍，其化为荣，其虫毛，其政为散，其令宣发，其变摧拉，其眚为陨，其味为酸，其志为怒。怒伤肝，悲胜怒；风伤肝，燥胜风；酸伤筋，辛胜酸。

【释文】

黄帝说：天之寒暑燥湿风火六气怎样与人体相应合？其在万物是怎样生化的？岐伯说：东方产生风，风促进木生长，植物木可产生酸味物质，酸味物质滋生肝脏，肝滋养筋脉，筋脉促进心脉的作用。其在天为气，在人为理，在地为生化，生化产生五味，理产生智慧，气产生动力，生化产生气机。动力在天为风，在地成木，在体应筋脉，在气为柔软，在脏应肝。其性为温，其性为和，其作用为动。其色为青，其变化为荣盛，其动物应虫，其布政为发散，其时令为宣发，其变动异常为摧折，其害为陨坠，其味为酸，其情志为怒。怒可伤肝，悲可胜怒；风可伤肝，燥可胜风；酸味能伤筋，辛味能胜酸味。

【原文】

南方生热，热生火，火生苦，苦生心，心生血，血生脾。其在天为热，在地为火，在体为脉，在气为息，在脏为心，其性为暑，其德为显，其用为躁，其色为赤，其化为茂，其虫羽，其政为明，其令郁蒸，其变炎烁，其眚燔焫，其味为苦，其志为喜。喜伤心，恐胜喜；热伤气，寒胜热；苦伤气，咸胜苦。

中央生湿，湿生土，土生甘，甘生脾，脾生肉，肉生肺。其在天为湿，在地为土，在体为肉，在气为充，在脏为脾。其性静兼，其德为濡，其用为化，其色为黄，其化为盈，其虫倮，其政为谧，其令云雨，其变动注，其眚淫溃，其味为甘，其志为思，思伤脾，怒胜思；湿伤肉，风胜湿；甘伤脾，酸胜甘。

西方生燥，燥生金，金生辛，辛生肺，肺生皮毛，皮毛生肾。其在天为燥，在地为金，在体为皮毛，在气为成，在脏为肺。其性为凉，其德为清，其用为固，其色为白，其化为敛，其虫介，其政为劲，其令雾露，其变肃杀，其眚苍落。其味为辛，其志为忧。忧伤肺，喜胜忧；热伤皮毛，寒胜热；辛伤皮毛，苦胜辛。

北方生寒，寒生水，水生咸，咸生肾，肾生骨髓，髓生肝。其在天为寒，在地为水，在体为骨，在气为坚，在脏为肾。其性为凛，其德为寒，其用为①，其色为黑，其化为肃，其虫鳞，其政为静，其令②，其变凝冽，其眚冰雹，其味为咸，其志为恐。恐伤肾，思胜恐；寒伤血，燥胜寒；咸伤血，甘胜咸。五气更立，各有所先，非其位则邪，当其位则正。

【考注】

①其用为：郭霭春："明抄本'为'下补'藏'字"。

②其令：郭霭春："明抄本'令'下补'霰雪'二字"。

【释文】

南方产生热，热产生火，火促进苦味生成，苦味促进心生成，心促进血生成，血促进脾生成。其在天为热气，在地为火，在人体为脉，在气为长，在脏为心，其气为暑，其性为显明，其作用为躁动，其色为赤，其变化为繁茂，在动物中应鸟之有羽之类。其布政为明，其时令为热蒸，其变动为酷热，其灾害为火灾，其味为苦，其情志为喜。喜可伤心，恐能胜喜；热可伤气，寒能胜热；苦可伤气，咸味可胜苦味。

中央土可产生湿，湿促进土生，土促进甘味物质产生，甘味促进脾功能，脾促进肌肉产生，肌肉促进肺产生。其在天为湿气，在地为土，在人体为肌肉，在气为充实，在脏为脾。其气凉静，其性濡湿，其作用为生化，其色为黄，其变化为盈满，其动物应无鳞甲之动物，其布政为静，其时令为云雨，其变异为久雨流注，其害为水灾。其味为甘，其情志为思。思可伤脾，怒可胜思；湿可伤肌肉，风能胜湿；甘味可伤脾，酸味能胜甘味。

西方产生燥气，燥促进金气旺盛，金气促进辛味物质产生，辛味促进肺气，肺促进皮毛产生，皮毛促进肾机能。其在天为燥气，在地为金属，在人体为皮毛，在气为收盛，在脏为肺，其气凉，其性为清冷，其作用为坚固，其色为白，其变化为收敛，其动物应有甲之类，其布政为急劲，其时令为雾露，其变异为疾速收敛，其害为植物凋落，其味为辛，其情志为忧。忧可伤肺，喜能胜忧；热可伤皮毛，寒能胜热；辛味能伤皮毛，苦味能胜辛味。

北方产生寒气，寒促进水生成，水促进咸味物质生成，咸味促进肾机能，肾促进骨髓生成，骨髓促进肝生成。其在天为寒气，在地为水，在人体为骨，在气为坚闭，在脏为肾。其气为冷，其性为寒，其作用为闭藏，其色为黑，其变化为肃闭，其动物应有鳞之类，其布政为静，其时令为霰雪，其变异为冻裂，其害为冰雹，其味为咸，其情志为恐。恐可伤肾，思能胜恐；寒能伤血，燥能胜寒；咸味可伤血，甘味可胜咸味。五方之气相互交替循环，各有所主，失其主时之令所致为邪气，正当其时令所致为正气。

【原文】

帝曰：病生之变何如？岐伯曰：气相得则微，不相得则甚。帝曰：主岁何如？岐伯曰：气有余，则制己所胜而侮所不胜；其不及，则己所不胜侮而乘之，己所胜轻而侮之。侮反[1]受邪，侮而受邪[2]，寡[3]于畏也。帝曰：善。

【考注】

①反：为“而”之误。

②侮而受邪：四字涉前文而衍，若存之义与“侮反受邪”重复，不类。

③寡：“弱”义。《左传·成十三年》注：“寡，弱也”。

【释文】

黄帝说：病与五气的变化有什么关系？岐伯说：气与时令相合则病轻，气与时令不合则病重。黄帝说：五气怎样主岁？岐伯说：五运之气太过，则克己所胜之气，同时反侮己所不胜之气；五运之气不及，则己不胜之气侵而犯之，己所胜之气也反侮之。侮而受其邪害，是因为弱于其所侵之气。黄帝说：讲得好！

六微旨大论篇第六十八

六微旨："微"古与"徽"通，"徽"又通"挥"、"辉"。"辉"有"光"义，"光"有"气"义。由此，则"六微"即"六气"之义。"旨"为"之"之音转。本篇讲风火热湿燥寒六气变化运动之规律，所以篇名义为"六气之大论"。《晋书·天文志》"太微"，《易林》作"大徽"，是"微"、"徽"古通用之。《文选·东京赋》注："'徽'与'挥'古字通"。《文选·王仲宣从军诗》注："'挥'，当为'辉'"。是"徽"通"挥"、"挥"通"辉"。《说文》："辉，光也"。《礼记》注："光犹气也"。

【原文】

黄帝问曰：呜呼！远哉！天地之道也，如迎①浮云，若视深渊。视深渊尚可测，迎①浮云莫知其极。夫子数言谨奉天道，余闻而藏之，心私异之，不知其所谓也。愿夫子溢志尽言其事，令终不灭，久而不绝，天之道可得闻乎？岐伯稽首再拜对曰：明乎哉问，天之道也，此因天之序，盛衰之时也。

【考注】

①迎：为"仰"之音转。"仰视"义。《庄子·人间世》："仰而视其细枝"。

【释文】

黄帝问道：天之道理真深奥啊！好象仰看浮云，俯视深渊。俯视深渊尚可测量，但仰看浮云则不知其边际。您屡次说要顺应天时，我听而记在心里，却又暗自疑虑，不知其原理，愿听您详尽解释其理，使它永久不衰灭，久传于世。天运的道理可以知道吗？岐伯叩头再拜答道：问得明白！所谓天运之道，就是天气自然变化的时序和盛衰。

【原文】

帝曰：愿闻天道六六之节盛衰何也？岐伯曰：上下有位，左右有纪。故少阳之右，阳明治之；阳明之右，太阳治之；太阳之右，厥阴治之；厥阴之右，少阴治之；少阳之右，太阴主之；太阴之右，少阳治之。此所谓气之标。盖南面而待也。故曰：因天之序，盛衰之时。移光定位，正立而待之。此之谓也。

【释文】

黄帝说：愿知天之六六制律及盛衰是怎样的？岐伯说：气之上下有一定的位置，左右升降有一定的规律。少阳的右面是阳明所主；阳明右面，是太阳所主；太阳右面，是厥阴所主，厥阴右面，是少阴所主；少阴右面，是太阴所主；太阴右面，是少阳所主。这是六气运行的标志，是面向南方而定的方位。所以说：六气的时序与盛衰，是靠观看日光移影来确定的，面南正立而定，就是指此而言。

【原文】

少阳之上，火气治之，中见厥阴；阳明之上，燥气治之，中见太阴；太阳之上，寒气治之，中见少阴；厥阴之上，风气治之，中见少阳；少阴之上，热气治之，中见太阳；太阴之上，湿气治之，中见阳明。所谓本也。本之下，中之见也。见之下，气之标也。本标不同。气应异象。

【释文】

少阴上面是火气所主，中气是厥阴；阳明上面是燥气所主，中气是太阴；太阳上面是寒气所主，中气是少阴；厥阴上面是风气所主，中气是少阳；少阴上面是热气所主，中气是太阳；太阴上面是湿气所主，中气是阳明。上气就是所说的本，本之下是中气，中气下面是六气的"标"。标本之气不同，所以其表现也不同。

【原文】

帝曰：其有至而至，有至而不至，有至而太过，何也？岐伯曰：至而至者和；至而不至，来气不及也；未至而至，来气有余也。帝曰：至而不至，未至而至如何？岐伯曰：应则顺，否则逆，逆则变生，变则病。帝曰：善。请言其应。岐伯曰：物生其应也，气脉其应也。

【释文】

黄帝说：气有应时而至的，有应至不至的，有至而太过的，这是为什么？岐伯说：应时而至的，是和平正常之气，应至不至的，是该气不及，不应至而至的，是该气有余。黄帝说：应至不至，不应至而至怎么讲？岐伯说：时与气相应，叫做顺；不应，叫做逆。逆就要生变而成病。黄帝说：讲得好！请讲讲其相应。岐伯说：万物生长的正常与否，是其是否相应的表现；气脉的正常与否，也是其是否相应的表现。

【原文】

帝曰：善。愿闻地理之应六节气位何如？岐伯曰：岐伯曰：显明之右，君火之位也；君火之右，退行一步，相火治之；复行一步，土气治之；复行一步，金气治之，复行一步，水气治之，复行一步，木气治之，复行一步，君火治之。

相火之下，水气承之；水位之下，土气承之；土位之下，风气承之；风位之下，金气承之；金位之下，火气承之；君火之下，阴精承之。帝曰：何也？岐伯曰：亢则害，承乃制，制则生化，外列盛衰；害则败乱，生化大病。

【释文】

黄帝说：讲得好！愿知地气怎样与六气的时位相应？岐伯说：春分之后是少阴君火所主的时位，君火右面，退行一步（六十日八十七刻半），是少阳相火的时位，再退一步，是阳明燥金的时位，再退一步，是太阳寒水所主的时位，再退一步，是厥阴风木所主的时位，再退一步，是少阴君火所主的时位。

相火的下面，有水气上乘来制约它；水气的下面，有土气来制约它；土气的下面，有风气来制约它；风气的下面，有金气来制约它；金气的下面，有火气来制约它。君火的下面，有阴精来制约它。黄帝说：为什么？岐伯说：六气亢盛则造成伤害，承就是制约它。有约制才能正常生化。承制失常则气见盛衰之极，则为害为乱，产生大病。

【原文】

帝曰：盛衰何如？岐伯曰：非其位则邪，当其位则正。邪则变甚，正则微。帝曰：何谓当位？岐伯曰：木运临卯，火运临午，土运临四季，金运临酉，水运临子，所谓岁会。气之平也。帝曰：非位何如？岐伯曰：岁不与会也。

【释文】

黄帝说：六气盛衰是怎样的？岐伯说：不合其五方正位的是邪气，合于五方正位的是正常之气。邪气引起的变化剧烈，正气引起的变化轻微。黄帝说：什么叫当位？岐伯说：木运遇卯年，火运遇午年，土运遇辰戌丑未年，金运遇酉年，水运遇子年，这就是所说的岁会，是气的正常状态。黄帝说：什么是不当其位？岐伯说：即不是岁会之年。

【原文】

帝曰：土运之岁，上见太阴；火运之岁，上见少阳、少阴；金运之岁，上见阳明；木运之岁，上见厥阴；水运之岁，上见太阳。奈何？岐伯曰：天之与会也。故《天元册》曰天符。

天符岁会何如？岐伯曰：太一天符之会也。

帝曰：其贵贱何如？岐伯曰：天符为执法，岁位为行令，太一天符为贵人。帝曰：邪之中也奈何？岐伯曰：中执法者，其病速而危；中行令者，其病徐而特①；中贵人者，其病暴而死。帝曰：位之易也何也？岐伯曰：君位臣则顺，臣位君则逆，逆则其病近，其害速；顺则其病远，其害微。所谓二火②也。

【考注】

①特：郭霭春；“赵本、吴本、藏本、朝本‘特’并作‘持’”。

②二火：疑为“害”之分离致误。

【释文】

黄帝说：土运主岁，太阴司天；火运主岁，少阴或少阳司天；金运主岁，阳明司天；木运主岁，厥阴司天；水运主岁，太阳司天。这是怎样的？岐伯说：这是司天之气与主岁之气相合，《天元册》叫做天符。

黄帝说：如果既是天符又是岁会怎么讲？岐伯说：这叫做太一天符。

黄帝说：它们的主次作用怎样？岐伯说：天符好比执法者在上，岁会如执行命令者在下，太一天符为贵人之上下俱行。黄帝说：感受邪气与这三者有什么关系？岐伯说：执法之时感受邪气，其病急而危；行令之时感受邪气，其病慢而持久；贵人之时感受邪气，其病多暴死。黄帝说：气位的改变会怎样？岐伯说：上制下则顺，下犯上则逆，逆者其病急，其危害迅速；顺则其病慢，其害较轻。这就是所谓害。

【原文】

帝曰：善。愿闻其步何如？岐伯曰：所谓步者，六十度而有奇，故二十四步积盈百刻而成日也。

帝曰：六气应五行之变何如？岐伯曰：位有终始，气有初中，上下不同，求之亦异也。帝曰：求之奈何？岐伯曰：天气始于甲，地气始于子，子甲相合，命曰岁立，谨候其时，气可与期。帝曰：愿闻其岁，六气始终，早晏何如？岐伯曰：明乎哉问也！甲子之岁，初之气，天数始于水下一刻，终于八十七刻半；二之气，始于八十七刻六分，终于七十五刻；三之气，始于七十六刻，终于六十二刻半；四之气，始于六十二刻六分，终于五十刻；五之气，始于五十一刻，终于三十七刻半；六之气，始于三十七刻六分，终于二十五刻。所谓初六，天之数也。

【释文】

黄帝说：讲得好！愿知什么叫步？岐伯说：所谓步，就是六十日而有零。二十四步的余数合起来正好是百刻，也就是一日。

黄帝说：六气与五行相应合是怎样变化的？岐伯说：六气主时，都有始有终。每一气都有初气、中气及天气、地气的分别，所以推求起来就不一样了。黄帝说：怎样推求？岐伯说：天气从甲计数开始，地支从子计数开始，子与甲组合在一起，叫做岁立。谨察其时，气可预测。黄帝说：愿知不同之年，六气的始终与早晚是怎样的？岐伯说：问得明白！甲子年，第一气开始于计时壶水开始下滴的第一刻，终于八十七刻半；第二气，开始于八十七刻六分，终于七十五刻；第三气，开始于七十六刻，终于六十二刻半；第四气，开始于六十二刻六分，终于五十刻；第五气，开始于五十一刻，终于三十七刻半；第六气，开始于三十七刻六分，终于二十五刻。这是六气第一周。终始的刻数。

【原文】

乙丑岁，初之气，天数始于二十六刻，终于一十二刻半；二之气，始于一十二刻六分，终于水下百刻；三之气，始于一刻，终于八十七刻半；四之气，始于八十七刻六分，终于七十五刻；五之气，始于七十六刻，终于六十二刻半；六之气，始于六十二刻六分，终于五十刻。所谓六二，天之数也。

丙寅岁，初之气，天数始于五十一刻，终于三十七刻半；二之气，始于三十七刻六分，终于二十五刻；三之气，始于二十六刻，终于一十二刻半；四之气，始于一十二刻六分，终于水下百刻；五之气，始于一刻，终于八十七刻半；六之气，始于八十七刻六分，终于七十五刻。所谓六三，天之数也。

丁卯岁，初之气，天数始于七十六刻，终于六十二刻半；二之气，始于六十二刻六分，终于五十刻；三之气，始于五十一刻，终于三十七刻半；四之气，始于三十七刻六分，终于二十五刻；五之气，始于二十六刻，终于一十二刻半；六之气，始于一十二刻六分，终于水下百刻。所谓六四，天之数也。次戊辰岁，初之气复始于一刻，常如是无已，周而复始。

【释文】

乙丑年，第一气始于二十六刻，终于十二刻半；第二气始于十二刻六分，终于百刻；第三气，始于一刻，终于八十七刻半；第四气，始于八十七刻六分，终于七十五刻；第五气，始于七十六刻，终于六十二刻半；第六气，始于六十二刻六分，终于五十刻。这是六气第二周的始终刻数。

丙寅年，第一气始于五十一刻，终于三十七刻半；第二气，始于三十七刻六分，终于二十五刻；第三气，始于二十六刻，终于一十二刻半；第四气，始于一十二刻六分，终于百刻；第五气，始于一刻，终于八十七刻半；第六气，始于八十七刻六分，终于七十五刻。这是六气第三周的始终刻数。

丁卯年，第一气始于七十六刻，终于六十二刻半；第二气，始于六十二刻六分，终于五十刻；第三气，始于五十一刻，终于三十七刻半；第四气，始于三十七刻六分，终于二十五刻；第五气，始于二十六刻，终于一十二刻半；第六气，始于一十二刻六分，终于百刻。这是六气第四周的始终刻数。其次是戊辰年，第一气重新从水下一刻开始，按上述次序循环不止，周而复始。

【原文】

帝曰：愿闻其岁候何如？岐伯曰：悉乎哉问也！日行一周，天气始于一刻，日行再周，天气始于二十六刻，日行三周，天气始于五十一刻，日行四周，天气始于七十六刻，日行五周，天气复始于一刻，所谓一纪也。是故寅午戌岁气会周，卯未亥岁气会周，辰申子岁气会同，巳酉丑岁气会同，终而复始。

【释文】

黄帝说：愿知怎样以年来推算？岐伯说：问得真详细！太阳运行第一周，天气始于一刻；太阳运行第二周，天气始于二十六刻；太阳运行第三周，天气始于五十一刻；太阳运行第四周，天气始于七十六刻；太阳运行第五周，天气复始于一刻。所谓四年为一纪。所以寅年、午年、戌年，天气始终的时刻相同；卯年、未年、亥年，天气始终的时刻相同；辰年、申年、子年，天气始终的时刻相同；巳年、酉年、丑年，天气始终的时刻相同。循环不止，周而复始。

【原文】

帝曰：愿闻其用也。岐伯曰：言天者求之本，言地者求之位，言人者求之气交。帝曰：何谓气交？岐伯曰：上下之位，气交之中，人之居也。故曰：天枢之上，天气主之；天枢之下，地气主之；气交之分，人气从之，万物由之。此之谓也。帝曰：何谓初中？岐伯曰：初凡三十度而有奇，中气同法。帝曰：初中何也？岐伯曰：所以分天地也。帝曰：愿卒闻之。岐伯曰：初者地气也，中者天气也。

【释文】

黄帝说：愿知六气的作用。岐伯说：讲天应求六气这个本，讲地应求主时的步位，讲人应求天地气交互对人的影响。黄帝说：什么是气交？岐伯说：天气在上，地气在下，天降地升，气交合于中，正为人居处之中。所以说平脐的天枢穴以上，为天气所主；天枢穴以下，为地气所主。气交于中，人气从中而顺天地之气，万物尽然。就是这个道理。黄帝说：什么叫初中？岐伯说：初气三十度有零，中气也是三十度有零。黄帝说：为什么要分为初气、中气？岐伯说：这是要区分天地之气。黄帝说；愿尽知之。岐伯说：初就是地气，中就是天气。

【原文】

帝曰：其升降何如？岐伯曰：气之长降，天地之更用也。帝曰：愿闻其用何如？岐伯曰：升已而降，降者谓天；降已而升，升者谓地。天气下降，气流于地；地气上升，气腾于天。故高下相召，升降相因，而变作矣。帝曰：善。寒湿相遘，燥热相临，风火相值，其有闻乎？岐伯曰：气有胜复，胜复之作，有德有化，有用有变，变则邪气居之。

【释文】

黄帝说：什么是升降？岐伯说：气的升降，是天地相互作用造成的。黄帝说：愿知天地是怎样相互作用的？岐伯说：升极而降，能够降所以叫天；降极而升，能够升所以叫地。天气下降，其气流布至地；地气上升，其气腾布于天。所以上下相引，升降相依，变化因此发生。黄帝说：讲得好！寒与湿相类，燥与热相近，风与火相合，可以知道它们的变化作用吗？岐伯说：六气中有胜有复，胜复的相互作用，使六气有本有标，有正常作用，有异常变化，异变则邪气乘机侵居。

【原文】

帝曰：何谓邪乎？岐伯曰：夫物之生从于化，物之极由乎变，变化之相薄，成败之所由也。故气有往复，用有迟速，四者之有，而化而变，风之来也。帝曰：迟速往复，风所由生而化而变，故因盛衰之变耳。成败倚伏游乎中何也？岐伯曰：成败倚伏生乎动，动而不已，则变作矣。

【释文】

黄帝说：什么是邪？岐伯说：万物的生长由于气化，万物之极点产生转变，变化相作用，是成败的原因。所以气有往返，作用有快慢，从往返快慢中产生变化，从变化运动中产生风气。黄帝说：快慢往返，产生风气，又因风气的变化，而产生盛衰的变化。六气之成败起伏潜在其中是为什么？岐伯说；成败起伏是由于六气的运动，运动不止，各种变化因此产生。

【原文】

帝曰：有期乎？岐伯曰：不生不化，静之期也。帝曰：不生化乎？岐伯曰：出入废则神机化灭，升降息则气立孤危。故非出入，则无以生长壮老已，非升降，则无以生长化收藏。是以升降出入，无器[①]不有。故器者生化之宇，器散则分[②]之。生化息矣。故无不出入，无不升降，化有小大，期有近远，四者之有，而贵常守，反常则灾害至矣。故曰：无形无患，此之谓也。帝曰：善。有不生不化乎？岐伯曰：悉乎哉问也！与道合同，惟真人也。帝曰：善。

【考注】

①器：物义。

②分：为“止”之误。

【释文】

黄帝说：有静止的时候吗？岐伯说：不生化时，就是静止之时。黄帝说：有不生化的吗？岐伯说：内外出入的作用废止，则生化息灭；上下升降的运动停止，则气止衰危。所以说没有出入，就没有万物的生长壮衰亡；没有升降，就没有万物的生长化收藏。因此升降出入，无物不有。物是生化的物质基础，物散亡则生化停止。万物没有不出入，没有不升降的。生化有小大之分，时间有早晚之别，四者具备，重要的是保持正常，反常则灾害发生。所以说：没有形体，才能没有灾害，就是这个道理。黄帝说：讲得好！有不生化，静心长生的人吗？岐伯说：问得真详细啊！与天地之气相融合的人，只有真人。黄帝说：讲得好！

气交变大论篇第六十九

【原文】

黄帝问曰：五运更治，上应天朞，阴阳往复，寒暑迎随，真邪相薄，内外分离，六经波荡，五气倾移，太过不及，专胜兼并，愿言其始，而有常名，可得闻乎？岐伯稽首再拜对曰：昭乎哉问也！是明道也。此上帝所贵，先师传之，臣虽不敏，往闻其旨。帝曰：余闻得其人不教，是谓失道，传非其人，慢泄天宝。余诚菲德，未足以受至道。然而众子哀其不终，愿夫子保于无穷，流于无极，余司其事，则而行之奈何？岐伯曰：请①遂言之也。《上经》曰：夫道者上知天文，下知地理，中知人事，可以长久，此之谓也。帝曰：何谓也？岐伯曰：本气位也。位天者，天文也；位地者，地理也；通于人气之变化者，人事也。故太过者先天，不及者后天，所谓治化而人应之也。

【考注】

①请：为“臣”之音转。

【释文】

黄帝问道：五运互主，上与天之六气相应。阴阳往来，寒暑相随，正邪相交，内外失调，六经不平，五脏之气失衡，出现了太过之专胜及不及之兼并情况。愿知其因及名称，可以得知吗？

岐伯叩首再拜后答道：问得真明白！这是圣明之术，先帝所珍重，先师所传授的。我虽不聪明，但曾听说过其要点。黄帝说：我听说遇诚实求学者不教，叫做失道。若所传非有为之人，是乱泄天宝。我固然才德薄浅，不一定能很好地接受此术，但我怜悯众民之病痛伤亡，请您保护众民之生衍繁息，使医道永远流传，让我主其医事而行之于民怎么样？岐伯说：臣即详讲。《上经》说：医道应上知天文，下知地理，中知人事，才可以精通并永久传流，就是指这个说的。黄帝说：具体怎么讲？岐伯说：其本质是运气的步位。在天的气位就是天文，在地的气位就是地理，通晓人气的变化，就是人事。所以运气太过，则先其时而至；运气不及，则后其时而至。这就是所说的运气治化作用，人体之气与其相应。

【原文】

帝曰：五运之化，太过如何？岐伯曰：岁木太过，风气流行，脾土受邪。民病飧泄，食减，体重、烦冤，肠鸣，腹支满，上应岁星。甚则忽忽善怒，眩冒巅疾。化气不政，生气独治，云物飞动，草木不宁，甚而摇落，反胁痛而吐甚，冲阳绝者死不治，上应太白星。

岁火太过，炎暑流行，金肺受邪。民病疟，少气咳喘，血溢血泄注下，嗌燥耳聋，中热，肩背热，上应荧惑星。甚则胸中痛，胁支满，胁痛，膺背肩胛间痛，两臂内痛，身热骨[①]痛而为浸淫。收气不行，长气独明，雨水霜寒，上应辰星，上临少阴少阳，火燔焫，冰泉涸，物焦槁，病反谵妄狂越，咳喘息鸣，下甚，血溢泄不已，太渊绝者死不治，上应荧惑星。

岁土太过，雨湿流行，肾水受邪，民病腹痛，清厥，意不乐，体重烦冤，上应镇星。甚则肌肉萎，足痿不收，行善瘈，脚下痛，饮发中满，食减，四支不举。变生得位，脏气伏，化气独治之。泉涌河衍，涸泽生鱼，风雨大至，土崩溃，鳞见于陆。病腹满溏泄肠鸣，反下甚而太谿绝者，死不治。上应岁星。

岁金太过，燥气流行，肝木受邪，民病两胁下少腹痛，目赤痛眦疡，耳无所闻。肃杀而甚，则体重烦冤，胸痛引背，两胁满且痛引少腹，上应太白星。甚则喘咳逆气，肩背痛，尻阴股膝髀腨䯒足皆病②，上应荧惑星。收气峻，生气下，草木敛，苍干凋陨，病反暴痛，胠胁不可反侧，咳逆甚而血溢，太冲绝者死不治，上应太白星。

岁水太过，寒气流行，邪害心火，民病身热烦心，躁悸，阴厥，上下中寒，谵妄心痛，寒气早至，上应辰星。甚则腹大胫肿，喘咳，寝汗出，憎风，大雨至，埃雾朦郁，上应镇星。上临太阳，雨冰雪，霜不时降，湿气变物，病反腹满肠鸣，溏泄食不化，渴而妄冒，神门绝者死不治，上应荧惑辰星。

【考注】

①骨：《新校正》："《玉机真脏论》云：心脉太过则令人身热而肤痛为浸淫。此云骨痛者，误也"。

②病：为"痛"之音转。

【释文】

黄帝说：五运的气化，太过是怎样的？岐伯说：岁木之气太过，风气流行，脾土受邪侵害，民病水泻，食少，身体沉重，肠鸣腹胀满，上应天之征象，为木星明亮。风邪过甚则骤然多怒，头晕目花等头部病患。土气不主，木气独旺，云飞物动，草木不静，甚则枝叶堕落。在人则胁痛吐甚。胃脉绝者为死证不治。此时上应天之征象，金星明亮。

岁火之气太过，炎热流行，肺脏受害，民病疟疾，气短，咳喘，吐衄血，泻血，水泻如注，咽干耳聋，内热，肩背热。上应天之征象，火星明亮。火邪过甚，则胸中痛，胁胀满疼痛，胸背肩痛，两臂内侧痛，身热肤痛而成黄水疮。金气不行，火气独主。水气乘之而见雨水霜寒的变化。上应天之征象，水星明亮。若遇少阴、少阳司天，则火热燔衍，水泉干枯，树木枯槁，人病谵语狂乱，喘鸣有声，二便下血不止。脉脉绝者死不治。上应天之征象，火星明亮。

岁土之气太过，雨湿流行，肾脏受害。民病腹痛，清冷，郁郁不乐，体重，烦闷。上应天之征象，土星明亮。土气过甚则肌肉萎弱，足弱软不能行走，肌肉常抽搐，足跟痛，水溢胀满，食少，四支无力举动。土气得位，水气失职，土气独主。所以河泉水涌，枯泽水满而生鱼，风雨急至，河堤崩溃，鱼冲至陆上。在人则病腹满胀，大便溏泄，肠鸣，利下不止。肾脉绝者，为死治，不可治疗。上应天之征象，木星明亮。

岁金之气太过，燥气流行，肝脏受害。民病两胁下及小腹痛，目赤痛，眼角溃烂，耳聋不闻。收气过甚，则人病体重，烦闷，胸痛引背，两胁胀满，痛引小腹。上应天之征象，金星明亮。金气太甚，人病喘咳气逆，肩背痛，下肢全痛。上应天之征象，火星明亮。金气急，木气下，草木收敛，苍干凋落，在人则病暴胁痛，不能转身，咳甚则咳血。肝脉绝者为死证，不治。上应天之征象，金星明亮。

岁水之气太过，寒气流行，心脏受害。民病身热，烦躁，心悸，内寒，身上中下皆寒。谵语，心痛。寒气早来。上应天之征象，水星明亮。水邪太甚则人病腹肿大，腿肿，喘咳，盗汗，怕风。在天则大雨至，埃雾昏朦。上应天之征象，土星明亮。如遇太阳司天，冰雹霜雪不因时而降，湿气使物变形。在人则病腹胀满，肠鸣，溏泄，水谷不化，渴而眩晕。心脉绝者为死证，不可治疗。上应天之征象，水星明亮。

【原文】

帝曰：善。其不及何如？岐伯曰：悉乎哉问也！岁木不及，燥乃大行，生气失应，草木晚荣，肃杀而甚，则刚木辟著，悉萎苍干，上应太白星。民病中清，胠胁痛，少腹痛，肠鸣溏泄，凉雨时至，上应太白星。其谷苍。上临阳明，生气失政，草木再荣，化气乃急，上应太白、镇星，其主苍早。复则炎暑流火，湿性燥，柔脆草木焦槁，下体再生，华实齐化。病寒热疮疡痱胗痈痤，上应荧惑、太白。其谷白坚，白露早降，收杀气行，寒雨害物，虫食甘黄，脾土受邪，赤气后化，心气晚治，上胜肺金，白气乃屈，其谷不成，咳而鼽，上应荧惑、太白星。

岁火不及，寒乃大行，长政不用，物荣而下，凝惨而甚，则阳气不化，乃折荣美，上应辰星。民病胸中痛，胁支满，两胁痛，膺背肩胛间及两臂内痛，郁冒朦昧，心痛暴喑，胸腹大，胁下与腰背相引而痛，甚则屈不能伸，髋髀如别，上应荧惑、辰星、其谷丹。复则埃郁，大雨且至，黑气乃辱，病鹜溏腹满，食饮不下，寒中肠鸣，泄注腹痛，暴挛痿痹，足不任身，上应镇星、辰星，玄谷不成。

岁土不及，风乃大行，化气不令，草木茂荣，飘扬而甚，秀而不实，上应岁星。民病飧泄霍乱，体重腹痛，筋骨繇复，肌肉瞤酸，善怒，脏气举事，蛰虫早附，咸病寒中，上应岁星、镇星，其谷黅。复则收政严峻，名木苍凋，胸胁暴痛，下引少腹，善太息，虫食甘黄，气客于脾，黅谷乃减，民食少失味，苍谷乃损，上应太白、岁星。上临厥阴，流水不冰，蛰虫来见，脏气不用，白乃不复，上应岁星，民乃康。

岁金不及，炎火乃行，生气乃用，长气专胜，庶物以茂，燥烁以行，上应荧惑星。民病肩背瞀重，鼽嚏血便注下，收气乃后，上应太白星，其谷坚芒。复则寒雨暴至，乃零冰雹霜雪杀物，阴厥且格，阳反上行，头脑户痛，延及囟顶发热，上应辰星，丹谷不成。民病口疮，甚则心痛。

岁水不及，湿乃大行，长气反用，其化乃速，暑雨数至，上应镇星。民病腹满身重，濡泄寒疡流水，腰股痛发，腘腨股膝不便，烦冤，足痿，清厥，脚下痛，甚则跗肿，脏气不政，肾气不衡，上应辰星，其谷秬。上临太阴，则大寒数举，蛰虫早藏，地积坚冰，阳光不治。民病寒疾于下，甚则腹满浮肿，上应镇星，其主黅谷。复则大风暴发，草偃木零，生长不鲜，面色时变，筋骨并辟，肉瞤瘛，目视𥆨𥆨，物疏璺，肌肉胗发，气并鬲中，痛于心腹，黄气乃损，其谷不登，上应岁星。

【释文】

黄帝说：讲得好！五运的不及是怎样的？岐伯说：问得详细！岁木之气不及，燥气流行，生气不至，草木晚荣，金气盛，则坚硬的树木可裂，枝叶尽干枯。上应天象，金星明亮。人病内寒，胁肚疼痛，小腹痛，肠鸣泄泻。凉雨时下，上应天象，金星明亮。其谷类青苍不熟。如遇阳明司天，木气失主，土旺草荣，土气急。上应天象，金星、土星明亮。其谷苍而不收。火气复至，则炎火流行，湿气干燥，草木枯槁，木体根部再生枝叶，花实同见。在人则病寒热，疮疡、痱疹、痈痤之类病证。上应天象，火星、金星明亮。其谷物白坚而不丰。白露早降，收敛气行，寒雨降，伤害植物，虫灾生，植物损。在人则脾土受邪，火气后生，心气晚旺，火胜肺金，肺气受抑。在谷物不能成熟。在人咳而流涕。上应天之征象，火星、金星明亮。

岁火之气不及，寒气流行，火气失用，植物茂而衰落，凉气甚，则阳气不生，植物荣美受摧。上应天之征象，水星光明。在人病胸中痛，胁支胀满，两胁痛，胸背肩胛及两臂内痛，眩晕头昏，心痛突然失音，胸腹胀大，胁腰相引而痛，甚则不能俯仰，髋股痛如裂。上应天之征象，火星暗，金星亮。其谷物色红而不熟。土气复至，大雨至，水气受抑，在人则大便溏泄，腹胀满，食饮不下，肠寒鸣响，注泄如水，腹痛，突然肌肉拘挛，足不能行走。上应天之征象，土星明，水星暗。其谷物色黑不熟。

岁土之气不及，风气流行，土气不行，风吹草木旺盛。风吹之甚，物秀而不实。上应天之征象，木星明亮。在人病水泻，霍乱，体重腹痛，筋骨摇晃不稳，肌肉瞤动酸痛，多怒，水气始兴，虫类早伏，人多病寒中。上应天之征象，木星明，土星暗。其谷物色黄不实。金气复至，收敛气急，草木苍凋。人则胸胁突然痛，下引小腹痛，常叹气，虫灾，食谷物。邪气侵犯脾脏。谷黄实减，人吃得少，口无味。青色谷物受损。上应天之征象，金星明，木星暗。如遇厥阴司天，则气温流水不冰，蛰虫早见，水气失用，金气不复。上应天之征象，木星光亮。在人则可健康。

岁金之气不及，炎气流行，木气主持，生气独旺，万物茂盛，燥热同行。上应天之征象，火星明亮。人病则肩背沉重，流清涕，便血，泄泻，秋收之气延迟。上应天象，金星暗。其谷物白而不熟。水气复至，冰雹霜雪下降，收敛闭藏万物。在人则内寒而逆，阳气逆上，头痛，头顶发热。上应天象，水星明亮。谷物红色但不熟。人则病口疮，甚则心痛。

岁水之气不及，湿气流行，火气行令，生化过程加快，大雨屡降。上应天象，土星光明，在人则病腹胀满，身体沉重，泄泻，疮疡久溃流稀水，腰股疼痛，膝胫行动不便，烦闷，足软无力，清冷，足下痛，甚则足肿。水气失主，肾气不平。上应天象，水星暗。其谷物色黑不熟。如遇太阴司天，则大寒之气屡至，蛰虫早藏，地冻冰坚，阳光不足。在人则病下寒，甚则腹满浮肿。上应天象，土星明亮。其谷物黄色。木气复至，则大风突起，草伏树叶落，生长之植物失泽。在人则面色改变，筋骨疼痛，肌肉搐动，目昏花，物燥裂，肌肤风疹，气满于胸膈，心腹疼痛。土气受损，黄色谷物不丰。

【原文】

帝曰：善。愿闻其时也。岐伯曰：悉哉问也！木不及春有鸣条律畅之化，则秋有雾露清凉之政。春有惨凄残贼之胜，则夏有炎暑燔烁之复，其眚东，其脏肝，其病内舍胠胁，外在关节。

火不及，夏有炳明光显之化，则冬有严肃霜寒之政。夏有惨凄凝冽之胜，则不时有埃昏大雨之复，其眚南，其脏心，其病内舍膺胁，外在经络。

土不及，四维有埃云润泽之化，则春有鸣条鼓拆之政。四维发振拉飘腾之变，则秋有肃杀霖霪之复，其眚四维，其脏脾，其病内舍心腹，外在肌肉四支。

金不及，夏有光显郁蒸之令，则冬有严凝整肃之应。夏有炎烁燔燎之变，则秋有冰雹霜雪之复，其眚西，其脏肺，其病内舍膺胁肩背，外在皮毛。

水不及，四维有湍润埃云之化，则不时有和风发生之应，四维发埃昏骤注之变，则不时有飘荡振拉之复，其眚北，其脏肾，其病内含腰脊骨髓，外在谿谷腨膝。夫五运之政，犹权衡也，高者抑之，下者举之，化者应之，变者复之，此生长化成收藏之理，气之常也。失常则天地四塞矣。故曰：天地之动静，神明为之纪，阴阳之往复，寒暑彰其兆，此之谓也。

【释文】

黄帝说：讲得好！愿知运气与四时的关系。岐伯说：问得真详细啊！木运不及，如春天有和风条畅之气，那么秋天就会有雾露清凉的正常气候。如春天见寒凉收克之金气，则夏天会有炎热酷烈的气候。其灾害在东方，在人为肝脏，病邪内入胠胁，外在关节。

火运不及，如果夏天有明显的温热和气，那么冬天会有正常的严寒霜雪气候。如果夏天反见凄凉的气候，就会有大雨昏雾的到来。其灾害为南方，在人为心脏，病邪内入胸胁，外在经络。

土运不及，如果四方有雾雨的和气，那么春天会有和畅而草木萌动发生的正常气候。如果四方有大风飞扬的气候，那么秋天会有阴凉久雨的气候。其害为四方。在人为脾脏，病邪内入心腹，外在肌肉四肢。

金运不及，如果夏天有明显的湿热之气，那么冬天会有严寒之正常气候。如果夏天有过于酷热的变化，那么秋天会有冰雹霜雪寒气的到来。其灾害为西方。在人为肺脏。病邪内入胸胁肩背，外在皮毛。

水运不及，如果四方有湿潮之气候，那么会常有和风发生。如果四方有大雾暴雨之变化，就会有大风飞扬的到来。其灾害为北方。在人为肝脏。病邪内入腰脊骨髓，外在肌肉胫膝。五运之气好象秤一样，不能失衡。所以太过者应抑制，不及者应助之，正常气化应随和之，变异的应恢复其原貌。这是万物生长收藏之理，气的正常运化规律。失常则天地之气不通。所权说：天地的动静，有日月可以衡量；阴阳之往来，有寒暑为其征象，就是这个道理。

【原文】

帝曰：夫子之言五气之变，四时之应，可谓悉矣。夫气之动乱，触遇而作，发无常会，卒然灾合，何以期之？岐伯曰：夫气之动变，固不常在，而德化政令灾变，不同其候也。帝曰：何谓也？岐伯曰：东方生风，风生木，其德敷和，其化生荣，其政舒启，其令风，其变振发，其灾散落。南方生热，热生火，其德彰显，其化蕃茂，其政明曜，其令热，其变销烁，其灾燔焫。中央生湿，湿生土，其德溽蒸，其化丰备，其政安静，其令湿，其变骤注，其灾霖溃。西方生燥，燥生金，其德清洁，其化紧敛，其政劲切，其令燥，其变肃杀，其灾苍陨。北方生寒，寒生水，其德凄沧，其化清谧，其政凝肃，其令寒，其变溧冽。其灾冰雪霜雹。是以察其动也，有德有化，有政有令，有变有灾，而物出之，而人应之也。

【释文】

黄帝说：您讲五运之气的变化，四时与之应合，已很详尽。但气之动乱，相遇而发，发作无规律，突然灾至，怎样预测？岐伯说：气的变动，虽无常规，但德、化、政、令、变、灾，还是既有不同之处，又有一定规律可循的。黄帝说：怎么讲？岐伯说：东方产生风，风促木生，其性为敷布生发之气，其生化作用是促进万物生长，其主开发，其时令之气为风，其变异为大风飘扬，其灾害为草木散落。南方产生热，热产生火，其性光明，其生化作用为万物盛茂，其主明盛，其时令之气为热，其变异为酷热，其灾害为燔灼万物。中央产生湿，湿产生土。其性湿软，其生化作用为盛壮，其主静，其时令之气为湿气，其变异为大雨暴注，其灾害为水灾。西方产生燥，燥促金产生。其性清冷，其生化作用为收敛，其主急劲，其时令之气为燥气。其变异为收敛过甚，其灾害为陨落青色植物。北方产生寒，寒产生水。其性凄冷，其生化作用为冷闭，其主冷凝，其时令之气为寒气，其变异为酷冷，其灾害为冰雪霜雹。所以察其气之变动，有德、化、政、令、变、灾之不同，而万物均由此，人也应合于它。

【原文】

帝曰：夫子之言岁候，不及其太过，而上应五星。今夫德化政令，灾眚变易，非常而有也，卒然而动，其亦为之变乎？岐伯曰：承天而行之，故无妄动，无不应也。卒然而动者，气之交变也，其不应焉。故曰：应常不应卒。此之谓也。帝曰：其应奈何？岐伯曰：各从其气化也。

【释文】

黄帝说：您言岁气的不及与太过，上应天之五星。现在德、化、政、令，灾害变异，不是正常时所有，突然之变，五运是否随之而变呢？岐伯说：五运承天气而行，所以没有其妄动而天之五星不相应的。但突然而至的胜复变化，是气相互作用而致变的，五星不与它相应。所以说：五星应常不应变。就是这个道理。黄帝说：五星怎样与岁运相应？岐伯说：分别顺应其天运之气而变化。

【原文】

帝曰：其行之徐疾逆顺何如？岐伯曰：以道留久，逆守而小，是谓省下；以道而去，去而速来，曲而过之，是谓省遗过也；久留而环，或离或附，是谓议灾与其德也；应近则小，应远则大，芒而大倍常之一，其化甚；大常之二，其眚即也；小常之一，共化减；小常之二，是谓临视，省下之过与其德也。德者福之，过者伐之。是以象之见也，高而远则小，下而近则大，故大则喜怒迩，小则祸福远。岁运太过，则运星北越；运气相得，则各行以道。故岁运太过，畏星失色而兼其母，不及则色兼其所不胜。肖者瞿瞿，莫知其妙，闵闵之当，孰者为良，妄行无征，示畏①侯王。

【考注】

①示畏：为“此谓”之音转。

【释文】

黄帝说：五星运行为什么有快慢逆顺的不同？岐伯说：五星若滞留其道不行，其光芒就微小，这叫做察其小。五星顺道行驰，去而速回，或迂回而过，这叫做察其迟速。如五星久留，回环旋转，或离开或停滞，这叫做察其灾变与常气。气候变化时间短则五星的光芒小，气候变化时间长则五星的光芒大。光芒大常一倍，其气化亢盛；大正常两倍，灾害将至；小正常一倍，气化不及；小正常两倍，叫做气化近期减失。这是察不及与太过、祸与福。五星和是有利的象征，五星逆常是克伐之象征。所以正常五星之象，高而远就小，下而近就大。大表示运气近期将有变动，小表示远期运气将有变动。岁运太过，它的运星就向北越出常轨。运气相和，五星各行其道轨。岁运太过，它所克之星光色暗淡而兼涉生己之星；运气不及，则色兼及其所不胜之星。天道高明而深奥，难以尽知其奥秘。高深之术，谁能精通？但若五星妄行无制，这是运气旺盛之象。

【原文】

帝曰：其灾应何如？岐伯曰：亦各从其化也。故时至有盛衰，凌犯有逆顺，留守有多少，形见有善恶，宿属有胜负，征应有吉凶矣。

帝曰：其善恶何谓也？岐伯曰：有喜有怒，有忧有丧，有泽有燥，此象之常也，必谨察之。帝曰：六者高下异乎？岐伯曰：象见高下，其应一也，故人亦应之。

帝曰：善。其德化政令之动静损益皆何如？岐伯曰：夫德化政令灾变，不能相加也。胜复盛衰，不能相多也。往来小大，不能相过也。用之升降，不能相无也。各从其动而复之耳。

【释文】

黄帝说：五星怎样征验灾害？岐伯说：也是随其运气不同而不同。所以岁时有盛有衰，运星的侵犯有方向的逆顺，时间有多有少，星象有善有恶，星宿有胜有负，有克有生，征验有凶有福。

黄帝说：星象的善恶怎么讲？岐伯说：星象中有喜、怒、忧、丧、泽、燥之不同，这是常见的变化现象。必须谨慎细心观察。黄帝说：六者高下有什么不同吗？岐伯说：星象高低位置不同，其应验是一样的，所以人的应验也是一样的。

黄帝说：讲得好。其德、化、政、令等的动静损益变化又是怎样的？岐伯说：德、化、政、令、灾、变等临时之气变化，是不能相加于星象的；临时胜复盛衰之气候变化，也不能相加于星象；五星运行之往来小大，都不能越过其轨道；五行阴阳的升降运动，都不可一时缺少。胜复之气的产生，也都是从其运动变化中产生的。

【原文】

帝曰：其病生何如？岐伯曰：德化者气之祥，政令者气之章，变易者复之纪，灾眚者伤之始，气相胜者和，不相胜者病，重感于邪则甚也。

帝曰：善。所谓精光之论，大圣之业，宣明大道，通于无穷，究于无极也。余闻之，善言天者，必应于人，善言古者，必验于今，善言气者，必彰于物，善言应者，同天地之化，善言化言变者，通神明之理。非夫子孰能言至道欤！乃择良兆而藏之灵室，每旦读之，命曰《气交变》，非斋戒不敢发，慎传也。

【释文】

黄帝说：岁气对疾病有什么影响？岐伯说：德与化是运气祥和的征象，政与令是运气显著的征象，变异是复气来至的要素，灾眚是运气失常伤害的开始。气相调者和，气失调者病。重感于邪气则病重。

黄帝说：讲得好！所谓光明之论，伟大之业，宣扬大理，流传世世代代，发扬至其无止境。我听说：善谈天的，必应验于人；善谈古的，必应验于今；善讲气的，必明证于物；善讲应合的，必明证于天地之生化；善讲生化与变化的，必然精通日月五星运行之理。不是您，谁能精通此至圣之道呢！于是择吉日藏于灵兰之室，每晨读之，叫做《气交变》。非诚意不敢开卷，谨慎传于后世。

五常政大论篇第七十

【原文】

黄帝问曰：太虚寥廓，五运迴薄，衰盛不同，损益相从，愿闻平气何如而名？何如而纪也？岐伯对曰：昭乎哉问也！木曰敷和，火曰升明，土曰备化，金曰审平，水曰静顺。

【释文】

黄帝问道：太空广阔，五运循行，衰盛不同，损益相随。愿知平气怎样命名，怎样识别？岐伯答道：问得真明白！木的平气，叫敷和；火的平气，叫升明；土的平气，叫备化；金的平气，叫审平；水的平气，叫静顺。

【原文】

帝曰：其不及奈何？岐伯曰：木曰委和，火曰伏明，土曰卑监，金曰从革，水曰涸流。帝曰：太过何谓？岐伯曰：木曰发生，火曰赫曦，土曰敦阜，金曰坚成，水曰流衍。

【释文】

黄帝说：其不及怎样命名？岐伯说：木气不及，叫做委和；火气不及，叫做伏明；土气不及，叫做卑监；金气不及，叫做从革；水气不及，叫做涸流。黄帝说：其太过怎样命名？岐伯说：木气太过，叫做发生；火气太过，叫做赫曦；土气太过，叫做敦阜；金气太过，叫做坚成；水气太过，叫做流衍。

【原文】

帝曰：三气之纪，愿闻其候。岐伯曰：悉乎哉问也！敷和之纪，木德周行，阳舒阴布，五化宣平，其气端[①]，其性随，其用曲直，其化生荣，其类草木，其政发散，其候温和，其令风，其脏肝，肝其畏清，其主目，其谷麻，其果李，其实核，其应春，其虫毛，其畜犬，其色苍，其养筋，其病里急支满，其味酸，其音角，其物中坚，其数八。

升明之纪，正[②]阳而治，德施周普，五[③]化均衡，其气高，其性速，其用燔灼，其化蕃茂，其类火，其政明曜，其候炎暑，其令热，其脏心，心其畏寒，其主舌，其谷麦，其果杏，其实络，其应夏，其虫羽，其畜马，其色赤，其养血，其病瞤瘛，其味苦，其音徵，其物脉，其数七。

备化之纪，气协天休，德流四政，五化齐修。其气平，其性顺，其用高下，其化丰满，其类土，其政安静，其候溽蒸，其令湿，其脏脾。脾其畏风，其主口，其谷稷，其果枣，其实肉，其应长夏，其虫倮，其畜牛，其色黄，其养肉，其病否[④]，其味甘，其音宫，其物肤，其数五。

审平之纪，收而不争，杀而无犯，五化宣明，其气洁，其性刚，其用散落，其化坚敛，其类金，其政劲肃，其候清切，其令燥，其脏肺。肺其畏热，其主鼻，其谷稻，其果桃，其实壳，其应秋，其虫介，其畜鸡，其色白，其养皮毛，其病咳，其味辛，其音商，其物外坚，其数九。

静顺之纪，藏而勿害，治而善下，五化咸整，其气明，其性下，其用沃衍，其化凝坚，其类水，其政流演，其候凝肃，其令寒，其脏肾。肾其畏湿，其主二阴，其谷豆，其果栗，其实濡，其应冬，其虫鳞，其畜彘，其色黑，其养骨髓，其病厥，其味咸，其音羽，其物濡，其数六。

故生而勿杀，长而勿罚，化而勿制，收而勿害，藏而勿抑，是谓平气。

【考注】

①端：为“瑞”之误。“和祥”义。

②正：为“其”之误。

③五：为“生”之误。下同。

④否：为“痞”之脱。脾胃闷滞不舒之证。

【释文】

黄帝说：平气、不及、太过三气之义已知，愿知其气之表现。岐伯说：问得真详细啊！敷和之气，木气流畅，阳舒阴和，生化气平，其气瑞和，其性随顺，其作用于植物，其生荣茂，其应类草木，其主发散，其征象温和，其时令为风，其应脏为肝，肝木畏肺金。其主目，其谷类应麻，其果类应李，其果实应核，其时应春，其虫类应毛虫，其畜应犬，其色应青，其所养为筋，其病多里急胀满，其味应酸，其音应角，其物应中坚类，其生成数为八。

升明之气，其阳气主持，火气行令，流行遍布，生化均衡。其气走高，其性急速，其作用燃烧，其生繁盛，其应类为火，其主明光，其征象为炎热，其时令为热气，其应脏为心。心火畏肾水之寒。其主舌，其谷类应麦，其果类应杏，其果实应络，其时应夏，其虫类应羽虫，其畜应马，其色应赤，其所养为血，其病多肌肉搐动，其味应苦，其音应徵，其物类应脉，其生成数是七。

备化之气，气调天和，气达四方，生化茂实。其气平，其性和顺，其作用于高低之中，其生丰满，其应类为土，其主安静，其征象为湿蒸之气。其时令为湿气，其应脏为脾。脾土畏肝木之风。其主口，其谷类应稷，其果类应枣，其果实应肉，其时应长夏，其虫类应倮虫，其畜应牛，其色应黄，其所养为肉，其病多胸腹痞闷。其味应甘，其音应宫，其物类应肤，其生成数为五。

审平之气，收而不甚，敛而不伤，生化显明，其气凉洁，其性刚坚，其作用使植物散落，其生坚敛，其应类为金属，其主劲急，其征象为凉急，其时令为燥气，其脏应肺，肺金畏心火。其主鼻，其谷类应稻，其果类应桃，其果实应壳，其时应秋，其虫类应介虫，其畜应鸡，其色应白，其所养为皮毛，其病多咳，其味应辛，其音应商，其物类应外壳坚硬之类，其生成数为九。

静顺之气，藏而不伤，其主多内多下，生化完整，其气明，其性向下，其作用为流布，其生坚凝，其类应水，其主流行，其征象为凝固，其时令为寒气，其脏应肾，肾水畏脾土之湿。其主前后阴，其谷类应豆，其果类应栗，其果实应汁液，其时应冬，其虫类应鳞虫，其畜应猪，其色应黑，其所养为骨髓，其病多逆冷，其味应咸，其音应羽，其物应液体类，其生成数为六。

所以说生而不收，长而不逆，化而不制，收而不伤，藏而不止，叫做平气。

【原文】

委和之纪，是谓胜生。生气不政，化气乃扬，长气自平，收令乃早。凉雨时降，风云并兴，草木晚荣，苍干凋落，物秀而实，肌肉内充。其气敛，其用聚，其动緛戾拘缓，其发惊骇，其脏肝，其果枣李，其实核壳，其谷稻稷，其味酸辛，其色白苍，其畜犬鸡，其虫毛介，其主雾露凄沧，其声角商。其病摇动注恐，从金化也，少角与判商同，上角与正角同，上商与正商同。其病支废，痈肿疮疡，其甘虫，邪伤肝也。上宫与正宫同。萧飋肃杀，则炎赫沸腾，眚于三，所谓复也。其主飞蠹蛆雉，乃为雷霆。

伏明之纪，是谓胜长。长气不宣，藏气反布，收气自政，化令乃衡，寒清数举，暑令乃薄。承化物生，生而不长，成实而稚，遇化已老。阳气屈伏，蛰虫早藏。其气郁，其用暴，其动彰伏变易。其发痛，其脏心，其果栗桃，其实络濡，其谷豆稻，其味苦咸，其色玄丹，其畜马彘，其虫羽鳞，其主冰雪霜寒，其声徵羽。其病昏惑悲忘，从水化也。少徵与少羽同，上商与正商同。邪伤心也。凝惨溧冽则暴雨霖霪，眚于九。其主骤注雷霆震惊，沉黔淫雨。

卑监之纪，是谓减化，化气不令，生政独彰，长气整，雨乃愆，收气平，风寒并兴，草木荣美，秀而不实，成而粃也。其气散，其用静定，其动疡涌分溃痈肿。其发濡滞，其脏脾，其果李栗，其实濡核，其谷豆麻，其味酸甘，其色苍黄，其畜牛犬，其虫倮毛，其主飘怒振发，其声宫角，其病留满否塞，从木化也，少宫与少角同，上宫与正宫同，上角与正角同。其病飧泄，邪伤脾也。振拉飘扬，则苍干散落，其眚四维，其主败折虎狼，清气乃用，生政乃辱。

从革之纪，是谓折收，收气乃后，生气乃扬，长化合德，火政乃宣，庶类以蕃，其气扬，其用躁切，其动铿禁瞀厥，其发咳喘，其脏肺，其果李杏，其实壳络，其谷麻麦，其味苦辛，其色白丹，其畜鸡羊，其虫介羽，其主明曜炎烁，其声商徵，其病嚏咳鼽衄，从火化也。少商与少徵同，上商与正商同，上角与正角同。邪伤肺也。炎光赫烈，则冰雪霜雹，眚于七。其主鳞伏彘鼠，岁气早至，乃生大寒。

涸流之纪，是谓反阳，藏令不举，化气乃昌，长气宣布，蛰虫不藏，土润水泉减，草木条茂，荣秀满盛。其气滞，其用渗泄，其动坚止，其发燥槁，其脏肾，其果枣杏，其实濡肉，其谷黍稷，其味甘咸，其色黅玄，其畜彘牛，其虫鳞倮，其主埃郁昏翳，其声羽宫，其病痿厥坚下，从土化也。少羽与少宫同，上宫与正宫同，其病癃闷，邪伤肾也。埃昏骤雨，则振拉摧拔，眚于一，其主毛显狐狢，变化不藏。

故乘危而行，不速而至，暴虐无德，灾反及之，微者复微，甚者复甚，气之常也。

【释文】

委和之气，叫做胜生。木气不主，土气发扬，火气平静，收金之气早至。凉雨时降，风云同作，草木晚荣。植物色败凋落，籽结而实，皮肉充实。其气收，其作用聚敛，其变动在人则肌肉拘急弛缓，病易发惊骇，其应脏为肝，其应果类为枣李，其应果实为核壳，其谷物应稷稻，其味应酸辛，其色应白青，其畜应狗鸡，其虫应毛介之类，其主雾露寒凉之气，其声应角商，其病身体动摇恐惧。这都是木运不及，而从金气之征象，所以不及之木气同不及金气，若遇厥阴风木司天，与木之平气相同，遇阳明燥金司天，其气与平金之气相同。人病则为四肢痿废，痈肿疮疡，虫瘠积岁，这是邪气伤肝所致。如遇太阴湿土司天，其气与土之平气相同。收敛过甚，炎火即盛，其灾害应于东方，这是火气来复。其时多飞虫、蛀虫、蛆虫、雉，及为雷霆。

伏明之气，叫做胜长。火气不旺，水气反布，金气主政。寒冷屡见，暑热气微，土化生物，生而不壮，成实稚小，至时已老。阳伏火屈，虫类早藏。其气滞，其作用急，其变动为显伏不定。其发病疼痛，其应藏为心，其果类应栗桃，其果实应络汁，其谷应豆稻，其味应苦咸，其色应黑赤，其畜应马猪，其虫应羽鳞之类，其主冰雪霜寒之气，其声应徵羽，其病多昏乱悲忘，火气不及，反从水气。不及火气与不及水气同，若遇阳明燥金司天，其气与金之平气同。在人邪易伤心。其时多寒凉暴雨大雾，其灾害应于南方。暴雨骤注，雷霆震动，久阴雨湿。

卑监之气，叫做减化。土气不行，木气独主，火气正常，雨水延期，金气平，风寒俱见，草木荣美，秀而不结实，成而粃籽。其气布散，其作用静平，其变动为疡痈溃烂、肿痛。其病多水滞，其脏应脾。其果类应李栗，其果实应软肉核，其谷类应豆麻，其味应酸甘，其色应青黄，其畜应牛狗，其虫应倮毛类，其主风气，其声音宫角，其病多肿满痞塞，土不及，从木之气，不及之土与不及之木同气。若遇太阴湿土司天，其与平土之气同，遇厥阴风木司天，其气与平木之气同。人病多水泄，邪伤脾所致。土衰木胜，征见飘扬震动，枝干叶落，其灾害四方。其时多寒凉急速之气，生气受抑。

从革之气，叫做折收。金气后至，生气发扬，土火合气，火气宣发，万物繁茂。其气宣扬，其作用躁急，其变动咳、瘖、昏冒，其发病喘咳，其应脏为肺，其果类应李杏，其果实应壳络，其谷类应麻麦，其味应苦辛，其色应白赤，其畜应鸡羊，其虫应介羽之类。其主明热，其声应商徵，其病多流涕、咳、鼻流血，金气不及，其从火气。不及之金与不及之火同。若遇阳明燥金司天，其气与平金之气同，若遇厥阴风木司天，其气与平木之气同。邪易伤肺。炎热过后，则冰雪霜雹寒冷至，其灾害于西方。其时多见鳞、小爬虫、猪、鼠繁衍，冬气早至，大寒产生。

涸流之气，叫做反阳。水气不昌，土气主盛，火气布散，虫类不藏土中，土润泽，水泉少，草木旺茂，万物丰盛。其气滞塞，其作用渗泄，其变动为坚闭，其发病为津液枯燥，其脏应肾。其果类应枣杏，其果实应汁肉，其谷类应黍稷，其味应甘咸，其色应黄黑，其畜应猪牛，其虫应鳞倮类，其主昏雾之气，其声应羽宫，其病多肌肉软弱，下腹坚结。水气不及，气从土气。不及之水气与不及之土同。若遇太阴湿土司天，其气与平土之气同。其病多淋闭不通，此由于邪气伤肾。其时大雾暴雨，大风摧动，其灾害于北方。其时狐狢之类繁衍，物变化而不闭藏。

五运之气不及，其所胜之气就会乘虚而至，残疟侵害，灾害即及，胜气轻微，复气也轻微，胜气甚，复气也甚。这是运气胜复的一般规律。

【原文】

发生之纪，是谓启陈。土疏泄，苍气达，阳和布化，阴气乃随，生气淳化，万物以荣，其化生，其气美，其政散，其令条舒，其动掉眩巅疾，其德鸣靡启坼，其变振拉摧拔，其谷麻稻，其畜鸡犬，其果李桃，其色青黄白，其味酸甘辛，其象春，其经足厥阴、少阳，其脏肝脾，其虫毛介，其物中坚外坚，其病怒。太角与上商同。上徵则其气逆，其病吐利。不务其德，则收气复，秋气劲切，甚则肃杀，清气大至，草木凋零，邪乃伤肝。

赫曦之纪，是谓蕃茂，阴气内化，阳气外荣，炎暑施化，物得以昌。其化长，其气高，其政动，其令鸣显，其动炎灼妄扰，其德暄暑郁蒸，其变炎烈沸腾，其谷麦豆，其畜羊彘，其果杏栗，其色赤白玄，其味苦辛咸，其象夏，其经手少阴、太阳，手厥阴少阳，其脏心肺，其虫羽鳞，其物脉濡，其病笑疟疮疡血流，狂妄目赤，上羽与正徵同，其收齐，其病痓，上徵而收气后也。暴烈其政，藏气乃复，时见凝惨，甚则雨水霜雹切寒，邪伤心也。

敦阜之纪，是谓广化，厚德清静，顺长以盈，至阴内实，物化充成，烟埃朦郁，见于厚土，大雨时行，湿气乃用，燥政乃辟，其化圆，其气丰，其政静，其令周备，其动濡积并稸，其德柔润重淖，其变震惊飘骤崩溃，其谷稷麻，其畜牛犬，其果枣李，其色黅玄苍，其味甘咸酸，其象长夏，其经足太阴、阳明，其脏脾肾，其虫倮毛，其物肌核，其病腹满，四支不举，大风迅至，邪伤脾也。

坚成之纪，是谓收引，天气洁，地气明，阳气随，阴治化，燥行其政，物以司成，收气繁布，化洽不终。其化成，其气削，其政肃，其令锐切，其动暴折疡疰，其德雾露萧飋，其变肃杀凋零。其谷稻黍，其畜鸡马，其果桃杏，其色白青丹，其味辛酸苦，其象秋，其经手太阴、阳明，其脏肺肝，其虫介羽，其物壳络，其病喘喝，胸凭仰息。上徵与正商同，其生齐，其病咳。政暴变，则名木不荣，柔脆焦首，长气斯救，大火流，炎烁且至，蔓将槁，邪伤肺也。

流衍之纪，是谓封藏。寒司物化，天地严凝，藏政以布，长令不扬。其化凛，其气坚，其政谧，其令流注，其动漂泄沃涌，其德凝惨寒雾，其变冰雪霜雹，其谷豆稷，其畜彘牛，其果栗枣，其色黑丹黅，其味咸苦甘，其象冬，其经足少阴、太阳，其脏肾心，其虫鳞倮，其物濡满，其病胀，上羽而长气不化也。政过则化气大举，而埃昏气交，大雨时降，邪伤肾也。故曰：不恒其德，则所胜来复，政恒其理，则所胜同化。此之谓也。

【释文】

发生之气，叫做启陈。土气疏泄，草木青旺，阳气温和，阴气相随，生气淳厚，万物兴荣。其气主生，其性和美，其主散，其时令生发舒展，其变动为颤抖、眩晕等头部疾患。其本性温和散布，其变异振摇摧拔，其谷应麻稻，其畜应鸡狗，其果类应李桃，其色应青黄白，其味应酸甘辛，其气象应春，其经脉应足厥阴肝经、足少阳胆经，其脏应肝脾，其虫应毛介类，其物应中外皆坚硬类，其病多怒。太过之木气与太过之金气同。遇少阴火气司天则气上逆，病上吐下泻。火气不守其性，则金气来复，可见秋气急速，甚于收敛，寒凉气至，草木凋落，邪气可伤肝。

赫曦之气，叫做蕃茂，阴气内伏，阳气外荣，炎热施布，万物昌盛。其气长，其性向上，其主动，其时令明、热，其变动炎热妄扰，其本性暑热湿蒸，其变异炎热沸腾，其谷类应麦豆，其畜应羊猪，其果类应杏栗，其色应赤白黑，其味应苦辛咸，其气象应夏，其经脉应手少阴心经、手太阳小肠经，手厥阴心包络经、手少阳三焦经。其脏应心肺，其虫应羽鳞之类，其物应脉汁类，其病多狂笑、疟疾、疮疡、狂妄、目赤。如遇太阳寒水之气司天，其气与火之平气同，金气平，其病多痉痓。如遇少阴火气司天，金气推迟，火气过烈，水气来复，可见寒凉之象，甚则见雨水霜雹之寒，邪气可伤心。

敦阜之气，叫做广化。土气主静，物昌而满实，土气内盛，物生充实，雾埃湿气，见于丘陵，大雨时下，湿气为用，燥气消退。其气润，其性实，其主静，其时令丰满万物。其变动水湿积滞，其本性柔软润泽，其变异飘动水流泄崩溃，其谷类应稷麻，其畜应牛狗，其果类为枣李，其色应黄黑青，其味应甘咸酸，其气象应长夏，其经脉应足太阴脾经，足阳明胃经，其脏应脾肾，其虫类应倮毛之类，其物应肉、核之类，其病多腹胀满，四肢运动无力，土太过，风木来复，邪可伤脾。

坚成之气，叫做收引。天气清，地气明，阳气和，阴主气，燥气主持，物熟而成，收气遍布，土气渐终。其气收盛，其性坚削，其主敛，其时令急切，其变动折伤、疡疰，其本性寒凉收敛，其变异急敛凋落，其谷应稻黍，其畜应鸡马，其果类应桃杏，其色应白青赤，其味应辛酸苦，其气象应秋，其经脉应手太阴肺经、手阳明大肠经，其脏应肺肝，其虫应介羽之类，其物应壳、络之类，其病多喘鸣，胸仰抬肩，呼吸急促。如遇少阴之气司天，其气与金之平气同，木气平，其病多咳。骤然变异，则草木不荣，叶焦枝干，长气若复，则炎热流行，野草枯槁，邪气可伤肺。

流衍之气，叫做封藏。寒主物变，天地严寒，闭藏广泛，长气不显。其气寒，其性坚闭，其主密，其时令水凝滞。其变动流漂涌泄，其本性寒冷，其变异为冰雪霜雹。其谷类应豆稷，其畜应猪牛，其果类应栗枣，其色应黑赤黄，其味应咸苦甘，其气象应冬。其经脉应足少阴肾经、足太阳膀胱经，其脏应肾心，其虫应鳞倮之类，其物应汁液充实之类，其病多肿胀。水气盛，生长之气不主。水气过后则土气大发，征见昏雾大雨，邪气可伤肾。所以说：其气不守，则所胜之气来复；气守其常，则所胜之气与已同和。就是这个道理。

【原文】

帝曰：天不足西北，左寒而右凉；地不满东南，右热而左温。其故何也？岐伯曰：阴阳之气，高下之理，太少之异也。东南方，阳也，阳者其精降于下，故右热而左温。西北方，阴也，阴者其精奉于上，故左寒而右凉。是以地有高下，气有温凉，高者气寒，下者气热。故适寒凉者胀，之温热者疮。下之则胀已，汗之则疮已。此凑理开闭之常，太少之异耳。

帝曰：其于寿夭何如？岐伯曰：阴精所奉其人寿，阳精所降其人夭。帝曰：善。其病也，治之奈何？岐伯曰：西北之气散而寒之，东南之气收而温之，所谓同病异治也。故曰：气寒气凉，治以[①]寒凉，行水渍之；气温气热，治以温热，强其内守[②]，必同[③]其气，可使平也。假者反之。帝曰：善。一州之气，生化寿夭不同，其故何也？岐伯曰：高下之理，地势使然也。崇高则阴气治之，污下则阳气治之，阳胜者先天，阴胜者后天，此地理之常，生化之道也。帝曰：其有寿夭乎？岐伯曰：高者其气寿，下者其气夭。地之小大异也，小者小异，大者大异。故治病者，必明天道地理，阴阳更胜，气之先后，人之寿夭，生化之期，乃可以知人之形气矣。

【考注】

①以：为“其”之音转。“治以寒凉”，即“治其寒凉”。

②强其内守：阳热之气盛于内。张景岳：“阳气不泄，而固其中”。

③同：为“通”之音转。《国语·周语》“合通”，《盐铁论·险固》作“合同”。是“同”、“通”古通用之。

【释文】

黄帝说：天气不及于西北，所以北方寒，西方凉；地气不满于东南，所以南方热，东方温。这是什么原因？岐伯说：天气之寒热，地理之高低，多少不同。东南方属阳，阳者其气降于下，所以南方热，东方温；西北方属阴，阴者其气走于上，所以西方凉，北方寒。所以地理有高低，气候有温凉，地势高的气寒，地势低的气热。去寒凉之处多患胀病，去温热之处多患疮疡。胀满者泻下则愈，疮疡之初，发汗则愈。这是寒热影响腠理开闭的正常情况，寒热的多少及地理的高低不同。

黄帝说：它对人的寿命长短有什么影响？岐伯说：阴寒之处人多寿，阳热之处人多夭折。黄帝说：讲得好！其病怎样治疗？岐伯说：西北方气散而寒冷，东南方气聚而温暖，所以说同病异治。所以说：气寒凉，治其寒凉，可用热水浸渍散寒；气温热，治其温热，阳热内盛，必须通其气，以泻热气使其平复。假寒假热之证应用反治法。黄帝说：讲得好！一方之气，生化寿夭却不同，这是为什么？岐伯说：这是地势高低不同所致。地势高则寒气主之，地势低则热气主之。阳气胜，气候早至；阴气胜，气候迟至。这是地理的常态，生化的规律。黄帝说：地势与夭寿有关吗？岐伯说：地势高，其人寿，地势低，其人易夭折。地势高低不同，差别小的差异小，差别大的差异大。所以治病，必须明白天气地理，阴阳互胜，气候的先后，人的寿夭，生化的规律，才可以知道人体的生理病理。

【原文】

帝曰：善。其岁有不病，而藏气不应不用者何也？岐伯曰：天气制之，气有所从也。帝曰：愿卒闻之。岐伯曰：少阳司天，火气下临，肺气上从，白起金用，草木眚，火见燔焫，革金且耗，大暑以行，咳嚏鼽衄鼻窒，日疡，寒热胕肿，风行于地，尘沙飞扬，心痛胃脘痛，厥逆鬲不通，其主暴速。

阳明司天，燥气下临，肝气上从，苍起木用而立，土乃眚，凄沧数至，木伐草萎，胁痛目赤，掉振鼓栗，筋痿不能久立。暴热至，土乃暑，阳气郁发，小便变，寒热如疟，甚则心痛，火行于稿[①]，流水不冰，蛰虫乃见。

太阳司天，寒气下临，心气上从，而火且明，丹起，金乃眚，寒清时举，胜则水冰，火气高明，心热烦，嗌干善渴，鼽嚏，喜悲数欠，热气妄行，寒乃复，霜不时降，善忘，甚则心痛，土乃润，水丰衍，寒客至，沉阴化，湿气变物，水饮内蓄，中满不食，皮痹肉苛，筋脉不利，甚则胕肿，身后痈。

厥阴司天，风气下临，脾气上从，而土且隆，黄起，水乃眚，土用革，体重，肌肉萎，食减口爽，风行太虚，云物摇动，目转耳鸣，火纵其暴，地乃暑，大热消烁，赤沃下，蛰虫数见，流水不冰，其发机速。

少阴司天，热气下临，肺气上从，白起金用，草木眚，喘呕寒热，嚏鼽衄鼻窒，大暑流行，甚则疮疡燔灼，金烁石流，地乃燥清，凄沧数至，胁痛善太息，肃杀行，草木变。

太阴司天，湿气下临，肾气上从，黑起水变，埃冒云雨，胸中不利，阴痿，气大衰，而不起不用②。当其时，反腰脽痛，动转不便也，厥逆。地乃藏阴，大寒且至，蛰虫早附，心下否痛，地裂冰坚，少腹痛，时害于食，乘金则止水增，味乃咸，行水减也。

【考注】

①于稿："于"为"木"之误；"稿"为"槁"之音转。

②不起不用：前"不"为"土"之误，后"不"，为"水"之误。《新校正》："'不用'二字，当作'水用'"。

【释文】

黄帝说：讲得好！其运气变有的不病，藏气也不相应，这是为什么？岐伯说：这是司天之气相制，人气相从的缘故。黄帝说：愿尽知其理。岐伯说：少阳司天，火气下降，肺气上应，金从火，草木受灾，火酷烈，变金耗金，大暑流行，人病咳嗽、流涕、鼻血、鼻塞，痈疡、寒热、浮肿等。风气在地，尘沙飞扬，人病心痛，胃脘痛，手足冷，膈塞不通，病多暴发。

阳明司天，燥气下降，肝气上应，木从金化，土气受灾，寒凉数至，木坏草枯，人病胁痛目赤，甚则心痛，火盛木槁，流水不冰，蛰虫早见。

太阳司天，寒气下降，心气上应，火从水用，金气受害，寒冷之气时起，甚则水结冰。火气上炎，人病心热烦躁，咽干口渴，流涕，易悲，打哈欠。热气妄行，寒气复至，霜常降，人病多忘，甚则心痛。土气润，水流溢，寒气至，久阴寒，湿气使物变形。人病水饮内积，中满不食，肌肉麻木，筋脉不利，甚则水肿，身大肿。

厥阴司天，风气下降，脾气上应，风从木化，土气用，水气受灾，土用也可发改变。人病体重，肌肉萎弱，食减口味伤。风行天空，云物摇动，人病目转耳鸣。火气若横行，大地暑热，大热消灼，人病赤痢，蛰虫早见，流水不冰，病发急速。

少阴司天，热气下降，肺气上应，金从火用，草木受灾，人病喘、呕、发热、流涕、鼻衄、鼻塞。大暑流行，甚则病疮疡躁热。火气伤金，燥气行地，寒凉之气屡至，人病胁痛，多叹气。收敛行事，草木萎变。

太阴司天，湿气下降，肾气上应，水为土用。阴雾云雨，人病胸中不利，阳痿，气衰。土起水用。其时人病腰脊痛，不能转动，足冷。地藏阴气，大寒至，蛰虫早藏。人病心下痞痛。地裂冰坚，人病小腹痛，妨碍饮食。水气乘金则静水盛，味变咸，流水减少。

【原文】

帝曰：岁有胎、不孕、不育，治之不全，何气使然？岐伯曰：六气五类，有相胜制也。同者盛之，异者衰之，此天地之道，生化之常也。故厥阴司天，毛虫静，羽虫育，介虫不成。在泉，毛虫育，倮虫耗，羽虫不育；少阴司天，羽虫静，介虫育，毛虫不成。在泉，羽虫育，介虫耗不育；太阴司天，倮虫静，鳞虫育，羽虫不成。在泉，倮虫育，鳞虫不成；少阳司天，羽虫静，毛虫育，倮虫不成。在泉，羽虫育，介虫耗，毛虫不育；阳明司天，介虫静，羽虫育，介虫不成。在泉，介虫育，毛虫耗，羽虫不成。太阳司天，鳞虫静，倮虫育。在泉，鳞虫耗，倮虫不育。诸乘所不成之运，则甚也。故气主有所制，岁立有所生，地气制己胜，天气制胜己，天制色，地制形，五类盛衰，各随其气之所宜也。故有胎孕不育，治之不全，此气之常也，所谓中[①]根也。根于外[②]者亦五，故生化之别，有五气五味五色五类五宜也。帝曰：何谓也？岐伯曰：根于中者，命曰神机，神去则机息。根于外者，命曰气立，气止则化绝。故各有制，各有胜，各有生，各有成。故曰：不知年之所加，气之同异，不足以言生化。此之谓也。

【考注】

①中：疑“天”之误。前文“天制色”。

②外：疑“地”之误。前文“地制形”。

【释文】

黄帝说：每年虫类有的能胎孕繁殖，有的不能胎孕，不能繁育，这是什么造成的？岐伯曰：六气与五行的虫类，是相胜相克的。六气与运气相同，生物就繁盛，六气与运气不同，生物就衰退，这是自然界孕育之机理，生化的规律。所以厥阴司天，毛虫生育正常，羽虫繁育，介虫不生。厥阴在泉，毛虫繁育，倮虫衰退，羽虫不育；少阴司天，羽虫正常，介虫繁育，毛虫不生。少阴在泉，羽虫繁育，介虫减退不育；太阴司天，倮虫正常，鳞虫繁育，羽虫不生。太阴在泉，倮虫繁育，鳞虫不生；少阳司天，羽虫正常，毛虫繁育，倮虫不生。少阳在泉，羽虫繁育，介虫减退，毛虫不育；阳明司天，介虫正常，羽虫繁育，介虫不生。阳明在泉，介虫繁育，毛虫减退，羽虫不生；太阳司天，鳞虫正常，倮虫繁育。太阳在泉，鳞虫减退，倮虫不育。凡值其不盛之运，就更加严重了。所以六气各有所胜所制，岁运各有所生化作用。地气能克制己所胜，天气能克制胜己之气。天生化虫类之颜色，地气生化虫类之形体，五行所应合的虫类盛衰，各随适宜己之天地气相宜时繁殖生育。所以存在着胎孕与不育的自然现象，这是生化不全的结果。也是正常自然规律。这就是所说的天根。根于地的也有五种，所以生化有别。有五气、五味、五色等五类之不同。黄帝说：怎么讲？岐伯说：本于天气的，叫做神机。天气去则生化息。本于地气的，叫做气立，地气止而生化绝。因此各有制，各有胜，各有生，各有盛。所以说：不知岁运及六气的加减，气的同异，不足以讲生化之机理。就是这个道理。

【原文】

帝曰：气始而生化，气散而有形，气布而蕃育，气终而象变，其致一也。然而五味所资，生化有薄厚，成熟有少多，终始不同，其故何也？岐伯曰：地气制之也。非天不生地不长也。帝曰：愿闻其道。岐伯曰：寒热燥湿，不同其化也。故少阳在泉，寒毒不生，其味辛，其治苦酸，其谷苍丹。阳明在泉，湿毒不生，其味酸，其气湿，其治辛苦甘，其谷丹素。太阳在泉，热毒不生，其味苦，其治淡咸，其谷黅秬。厥阴在泉，清毒不生，其味甘，其治酸苦，其谷苍赤，其气专，其味正。少阴在泉，寒毒不生，其味辛，其治辛苦甘，其谷白丹。太阴在泉，燥毒不生，其味咸，其气热，其治甘咸，其谷黅秬。化淳则咸守，气专则辛化而俱治。

【释文】

黄帝说：气产生就有生化作用，气运行就能产生形质，气布散可使生物蕃育，气终止可使生物变形，其原理一致。至于五味所生，生化有薄厚，成熟有多少，结果与初始不同，这是为什么？岐伯说：这是在泉地气所致，并不是天之生地之长所致。黄帝说：愿知其理。岐伯说：寒热燥湿，其气不同。少阳之气主地气时，寒气不生，植物味辛，其治用苦酸之味。其谷类色多青赤。阳明主地气，湿气不生，植物味酸，其主湿气，其治用辛、苦、甘味。其谷多赤、白色。太阳主地气，热气不生，植物味苦。其治用淡味、咸味。其谷黄色、黑色。厥阴主地气，凉气不生，植物味甘，其治用酸味苦味。其谷色多青、赤。其气化专一，其味纯正。少阴主地气，寒气不生，植物味辛，其治用辛味、苦味、甘味。其谷物多白色赤色。太阴主地气，燥气不生，植物味咸，其性热，其治用甘味咸味。其谷类多黄色黑色。气化淳厚则土气固守，气化专一则土可生金，土金俱旺。

【原文】

故曰：补上，下者从之，治上，下者逆之。以所在寒热盛衰而调之。故曰：上取下取，内取外取，以求其过。能毒[①]者以厚药，不胜毒者以薄药，此之谓也。气反者，病在上，取之下；病在下，取之上；病在中，傍取之。治热以寒，温而行之；治寒以热，凉而行之；治温以清，冷而行之；治清以温，热而行之。故消之削之，吐之下之，补之泻之，久新同法。

帝曰：病在中而不[②]实不[②]坚，且聚且散，奈何？岐伯曰：悉乎哉问也！无积者求其脏，虚则补之，药[③]以祛之，食以随之，行水渍之，和其中外，可使毕已。

【考注】

①毒：此处概指药物。古人统称药物为“毒药”。“毒”与后文“药”，互文同义。

②不：为“之”之音转。

③药：疑为“实”字之误。“虚则补之”、“实以祛之”，义

理正合。

【释文】

所以说：补其上，下气从之；制其上，下气同时受克逆。根据其寒热盛衰不同而调治。所以说：上治下治，内治外治，均求其病本。耐药者给予重剂量的药，不耐药者给予轻剂量的药，就是指此。病气相反，病在上，治其下；病在下，治其上；病在中，治其左右。治热证用寒药，热气除而病邪散；治寒证用热药，凉气除而病邪散；治温证用清凉药，冷气行而热病除；治凉证用温药，气热而病邪散。因此不论是消法、削法，还是吐法、下法、补法、泻法，久病新病相同。

黄帝说：病在腹中，腹中坚实，时聚时散，怎样治疗？岐伯说：问得真详细啊！如不是积聚病，应求其脏腑的虚实而治。虚者补之，实者泻之，另辅以饮食调节，药渍外浴，和其内外，则均可使愈。

【原文】

帝曰：有毒无毒，服有约乎？岐伯曰：病有新久，方有大小，有毒无毒，固宜常制矣。大毒治病，十去其六；常毒治病，十去其七；小毒治病，十去其八；无毒治病，十去其九。谷肉果菜，食养尽之。无使过之，伤其正也。不尽，行复如法，必先岁气，无伐天和，无盛盛，无虚虚，而遗人夭殃，无致邪，无失正，绝人长命。帝曰：其久病者，有气从不康，病去而瘠，奈何？岐伯曰：昭乎哉圣人之问也！化不可代[①]，时不可违。夫经络以通，血气以从，复其不足，与众齐同。养之和之，静以待时，谨守其气，无使顷移，其形乃彰，生气以长，命曰圣王。故《大要》曰：无代[①]化，无违时，必养必和，待其来复。此之谓也。帝曰：善。

【考注】

①代：疑为“伐”之误。“伐”与后文“违”对举互文。

【释文】

黄帝说：药的有毒无毒，治疗上有什么限制吗？岐伯说：病有新久不同，药方有大小的不同，有毒的药和无毒的药，本来就有常规制约。大毒之药治病，病去十分之六，不可再服；一般毒药治病，病去十分之七，不可再服；小毒之药治病，病去十分之八，不可再服；无毒之药治病，病去十分之九，不可再服。粮食肉水果蔬菜养其身体而使其最终病愈。药物使用不要超量或时间过长，以免伤其正气。病不愈，可重新按前法治疗。治病必须顺应岁气，无伐天和之气，不能补实证，泻虚证，以免遗留祸患。不要助邪气，不要伤正气，以断绝人之正常生命。黄帝说：有的久病之人，气血已顺，却不康复，病邪已去，却形体消瘦，怎样治疗？岐伯说：问得真明白啊？生化之气不可克伐，四时之气不可违逆。经络通，气血调，就会复其不足之形体，与常人相同。要食物调养，和补其气血，慢慢等待，保护已恢复之正气，不使其再失调，形体自然可康盛，生气久长，这叫做圣王之法。所以《大要》中说：不要克伐生化，不要违逆天时，必须配合饮食调养调和，等待其康复。就是这个道理。黄帝说：讲得好！

六元正纪大论篇第七十一

【原文】

黄帝问曰：六化六变，胜复淫治，甘苦辛咸酸淡先后，余知之矣。夫五运之化，或从五气[①]，或逆天气，或从天气而逆地气，或从地气而逆天气，或相得，或不相得，余未能明其事。欲通天之纪，从地之理，和其运，调其化，使上下合德，无相夺伦，天地升降，不失其宜，五运宣行，勿乖其政，调之正味，从逆奈何？岐伯稽首再拜对曰：昭乎哉问也！此天地之纲纪，变化之渊源，非圣帝孰能穷其至理欤！臣虽不敏，请陈其道，令终不灭，久而不易。

帝曰：愿夫子推而次之，从其类序，分其部主，别其宗司，昭其气数，明其正化，可得闻乎？岐伯曰：先立其年以明其气，金木水火土运行之数，寒暑燥湿风火临御之化，则天道可见，民气可调，阴阳卷舒，近而无惑，数之可数者，请[②]遂言之。

【考注】

①五气：《新校正》：“‘五气’，疑作‘天气’”。

②请：为“臣”之音转。

【释文】

黄帝问道：六气有六变，有胜气，有复气，有邪气，有常气。甘苦辛咸酸淡等味之生化先后不同，我已知道。而五运之气，或顺天气，或逆天气；或顺天气逆地气；或顺地气逆天气；或相生，或相克，我不能明其理。若从天之律，顺地之理，和其运气，调其生化，使上下相应，不相克制，使天地升降，不失其宜，五运气行，不逆其主，调以五味及气化逆从，该怎么办？岐伯叩头再拜答道：问得真明白！这是天地运行的纲领，六气变化的源泉，不是圣明之帝，谁能这样详究其理，臣虽没有才能，却愿尽述其理，使它久传不衰，长久不变。

黄帝说：请你进一步讲解其类属、次序，分部与主时，别其所主，明其运气规律，知其正常生化过程，可以知道吗？岐伯说：先定年的主岁之气，然后知金木水火土五行运行之规律，寒暑燥湿风火六气的司天在泉以及相互加临的变化，这样天地运动规律就可知见了。民病可依此调治。阴阳盛衰变化，也知而不惑，并能举一而知十，拓展无尽。我尽量讲解。

【原文】

帝曰：太阳之政奈何？岐伯曰：辰戌之纪也。

太阳　太角　太阴　壬辰　壬戌　其运风，其化鸣紊启拆，其变振拉摧拔，其病眩掉目瞑。

太角[初正]　少徵　太宫　少商　太羽[终]

太阳　太徵　太阴　戊辰　戊戌同正徵。其运热，其化暄暑郁燠，其变炎烈沸腾，其病热郁。

太徵　少宫　太商　少羽[终]　少角[初]

太阳　太宫　太阴　甲辰岁会[同天符]　甲戌岁会[同天符]　其运阴埃，其化柔润重泽，其变震惊飘骤，其病湿下重。

太宫　少商　太羽[终]　太角[初]　少徵

太阳　太商　太阴　庚辰　庚戌　其运凉，其化雾露萧飋，其变肃杀凋零，其病燥，背瞀，胸满。

太商　少羽[终]　少角[初]　太徵　少宫

太阳　太羽　太阴　丙辰天符　丙戌天符。其运寒，其化凝惨凓冽，其变冰雪霜雹，其病大寒留于谿谷。

太羽[终]　太角[初]　少徵　太宫　少商

凡此太阳司天之政，气化运行先天，天气肃，地气静，寒临太虚，阳气不令，水土合德，上应辰星镇星，其谷玄黅，其政肃，其令徐。寒政大举，泽无阳焰，则火发待时。少阳中治，时雨乃涯，止极雨散，还于太阴，云朝北极，湿化乃布，泽流万物，寒敷于上，雷动于下，寒湿之气，持于气交。民病寒湿，发肌肉萎，足痿不收，濡泻血溢。初之气，地气迁，气乃大温，草乃早荣，民乃厉，温病乃作，身热头痛呕吐，肌腠疮疡。二之气，大凉反至，民乃惨，草乃遇寒，火气遂抑，民病气郁中满，寒乃始。三之气，天政布，寒气行，雨乃降，民病寒反热中，痈疽注下，心热瞀闷，不治者死。四之气，风湿交争，风化为雨，乃长乃化乃成，民病大热少气，肌肉萎，足痿，注下赤白。五之气，阳复化，草乃长，乃化乃成，民乃舒。终之气，地气正，湿令行，阴凝太虚，埃昏郊野，民乃惨凄，寒风以至，反者孕乃死。故岁宜苦以燥之温之，必折其郁气，先资其化源，抑其运气，扶其不胜，无使暴过而生其疾，食岁谷以全其真，避虚邪以安其正。适气同异多少制之。同寒湿者燥热化，异寒湿者燥湿化，故同者多之，异者少之。用寒远寒，用凉远凉，用温远温，用热远热。食宜同法。有假者反常，反是者病，所谓时也。

【释文】

黄帝说：太阳寒水司天的年份，运气情况是怎样的？岐伯说：凡见辰戌年的，都是太阳寒水司天，太阴湿土在泉。木运太过，应壬辰、壬戌两年。其运主风，正常时风和物萌，异常时振摇摧折树木。人病多头晕目眩。客运、主运都始于太角，终于太羽。

火运太过，应戊辰、戊戌两年。运气表现为火运平气。其运主热，正常时暑热郁蒸如常，异常时气候炎热酷烈。人多热滞之病。客运始太徵，终少角，主运起少角，终少阴。

土运太过，应甲辰、甲戌两年。甲己、辰戌均属土，故此二年为岁会。其运主湿。正常则雨露滋润，异常则雷电暴风骤雨。人多湿病下肿。客运始于太宫，终于少徵。主运始于太角，终于太羽。

金运太过，应庚辰、庚戌两年。其运主凉。正常则雾露秋风，异常则风急敛甚，草木凋落。人病多燥干、背闷、胸满。客运始于太商，终于少宫。主运起于少角，终于少羽。

水运太过，应丙辰、丙戌两年。司天与中运相同，故为天符。岁运主寒。正常则气候寒冷，异常则冰雪霜雹。人病多寒滞肌肉。客运始于太羽，终于少商。主运起于太角，终于太羽。

凡是太阳寒水司天的年份，运气先时而至，则天气清，地气静，寒至太空，阳气不常。水土合气，上与水星、土星相应。其主岁的谷物多黑色、黄色。其主清冷，时令迟至。寒气大至，阳气被制，川泽不温。阴盛极而阳生，至少阳主令时，雨露时降，雨止后太阴重新主气，乌云北移，湿气布散，雨水润泽万物。寒在上，雷气在下，阴阳相交，寒湿之气相持于气交之中。人病多寒湿，肌肉萎弱，足痿弱不行，泄泻、出血等。

初之气，地气迁移，气候温暖，草木繁荣，人病疫疠，温病，身热，头痛，呕吐，疮疡等病。

二之气，寒凉至，人与草木一样俱受寒侵，火热之气受抑，人病气郁，胸腹胀满。寒气开始。

三之气，太阳当令，寒气流行，雨水降。人病寒却内热，痈疽，泻利，心热，昏闷，不急治即死。

四之气，风湿交合，风从湿化，雨水降，万物生长繁盛。人病多高热，短气，肌肉软弱，足软弱，痢疾等病。

五之气，阳气复行，草木生长，可生可盛，民气平。

终之气，地气盛，湿气行，阴聚天空，雾昏气寒，寒风时至，病多不孕、损胎。

太阳司天之年，宜用苦温燥湿，必须开其郁气，补其生化之源，抑制太过，扶助不及，不使其过盛过虚而生疾病。饮食宜相应的岁谷以补身，避邪气，安正气。根据气运的不同，调整用药的多少。气运与六气同属寒湿，用燥热之药；岁运与六气寒湿不同，用燥湿之药。气运相同的多用药，气运不同的少用药。用寒药避免寒时，用凉药避免凉时，用温药避免温时，用热药避免热时。饮食宜忌同此。如天气反常，应用相反的方法治疗。违逆此会增新病。这就是所谓因时制宜。

【原文】

帝曰：善。阳明之政奈何？岐伯曰：卯酉之纪也。

阳明　少角　少阴　清热胜复同，同正商。丁卯岁会　丁酉　其运风清热

少角初正　太徵　少宫　太商　少羽终

阳明　少徵　少阴　寒雨胜复同　同正商。癸卯同岁会　癸酉同岁会　其运热寒雨

少徵　太宫　少商　太羽终　太角初

阳明　少宫　少阴　风凉胜复同。己卯　己酉　其运雨风凉

少宫　太商　少羽终　少角初　太徵

阳明　少商　少阴　热寒胜复同，同正商。

乙卯天符　乙酉岁会　太一天符。其运凉热寒。

少商　太羽终　太角初　少徵　太宫

阳明　少羽　少阴　雨风胜复同　辛卯少宫同。辛酉　辛卯　其运寒雨风。

少羽终　少角初　太徵　太宫　太商

凡此阳明司天之政，气化运行后天，天气急，地气明，阳专其令，炎暑大行，物燥以坚，淳风乃治，风燥横运，流于气交，多阳少阴，云趋雨府，湿化乃敷。燥极而泽，其谷白丹，间谷命太者，其耗白甲品羽，金火合德，上应太白荧惑。其政切，其令暴，蛰虫乃见，流水不冰。民病咳嗌塞，寒热，发暴振溧，癃闷，清先而劲，毛虫乃死，热后而暴，介虫乃殃。其发躁，胜复之作，扰而大乱，清热之气，持于气交。初之气，地气迁，阴始凝，气始肃，水乃冰，寒雨化，其病中热，胀，面目浮肿，善眠，鼽衄，嚏欠，呕，小便黄赤，甚则淋。二之气，阳乃布，民乃舒，物乃生荣。厉大至，民善暴死。三之气，天政布，凉乃行，燥热交合，燥极而泽，民病寒热。四之气，寒雨降，病暴仆，振栗谵妄，少气，嗌干引饮，及为心痛痈肿疮疡疟寒之类，骨痿血便。五之气，春令反行，草乃生荣，民气和。终之

气，阳气布，候反温，蛰虫来见，流水不冰，民乃康平，其病温。故食岁谷以安其气，食间谷以去其邪。岁宜以咸以苦以辛，汗之，清之，散之，安其运气，无使受邪，折其郁气，资其化源。以寒热轻重少多其制。同热者多天化，同清者多地化。用凉远凉，用热远热，用寒远寒，用温远温，食宜同法。有假者反之，此其道也。反是者，乱天地之经，扰阴阳之纪也。

【释文】

黄帝说：讲得好！阳明燥金司天的年份，运气变化怎样？岐伯说：凡见卯、酉年份的，都是阳明燥金司天，少阴君火在泉。若木运不及，应丁卯、丁酉两年。木运不及，金克火复，所以清气热气胜复相同，气运同金运平气。客运与主运均始于少角，终于少羽。

若火运不及，应癸卯、癸酉两年，均是同岁会年。火不及，水克土复，所以寒雨胜复相同，气运与金之平气同。其运主热，其变为寒雨。客运始于少徵，终于太角。主运始于太角，终于太羽。

若土运不及，应己卯、己酉二年。土不及，木克金复，所以风与凉胜复相同。其运主雨，其变为风凉。客运起于少宫，终于太徵。主运起于少角，终于少羽。

若金运不及，应乙卯、乙酉年。二年均为太乙天符年。金不及，火克水复，所以寒气与热气胜复同，气运与金之平气同。其运主凉，其变为热寒。客运起于少商，终于太宫。主运起于太角，终于太羽。

若水运不及，应辛酉、辛卯两年。水不及，土克木复，所以雨与风胜复同，辛卯年与土运不及年同。其运主寒，其变为雨风。客运始于少羽，终于太商。主运始于少角，终于少羽。

凡是阳明燥金司天之年，气化运行后于天时，天气急，地气明，阳气主令，炎热流行，万物燥坚，风气主时。风燥之气横行，行于天地气交之中，多晴少雨，至湿气来临，雨湿施布，燥气得以润泽。主岁谷物为白、红二色，间气之谷茂盛，甲虫，羽虫减少。金火合气，上应太白、荧惑二星。其主急，其气暴，蛰虫早见，流水不冰。人病咳嗽，咽闭塞，寒热，突然战慄，癃闭等病证。凉气早见，毛虫死亡，热气迟至而烈，介虫遭殃。气候变异急躁，胜复之气互作，气候乱而失常，清热之气，持于天地气交之中。

初之气，湿土气迁，阴凝气急，水结冰，寒雨至。人病多内热胀满，面目浮肿，嗜睡，流涕，呵欠，呕吐，尿黄赤，甚则淋病。

二之气，阳气布，民气平，草木繁荣。疫病或生，人有暴死之证。

三之气，燥金司天，凉气行，燥热交合，燥极生雨湿而润泽。人病多寒热。

四之气，寒雨下降，人病多突然仆倒，战慄，谵妄，气短，咽干求水，心痛，痈肿疮疡，寒疟，骨软弱无力，便血等病。

五之气，春风行令，草木生荣，民气和平。

终之气，阳气施布，气候反温，蛰虫出见，流水不冰，民气康平，但易患温病。

饮食宜白色、红色的岁谷，以安正气。吃间谷可去邪气。用药宜咸味、苦味、辛味，宜用汗法、清法、散法以适应其运气，无使受邪，开其郁气，资助生化之源，以寒热轻重多少调其方药。运与气同热的用清凉药，运与气同寒的用温热药。用凉药避免凉天，用热药避免热天，用寒药避免寒天，用温药避免温天，饮食调食同此。天气反常，用相反的方法。违逆此，乱天地之常，扰阴阳的规律。

【原文】

帝曰：善。少阳之政奈何？岐伯曰：寅申之纪也。

少阳　太角　厥阴　壬寅同天符　壬申同天符　其运风鼓，其化鸣紊启拆，其变振拉摧拔，其病掉眩，支胁，惊骇。

太角初正　少徵　太宫　少商　太羽终

少阳　太徵　厥阴　戊寅天符　戊申天符。其运暑，其化暄嚣郁燠，其变炎烈沸腾，其病上热，郁，血溢血泄，心痛。

太徵　少宫　太商　少羽终　少角初

少阳　太宫　厥阴　甲寅　甲申　其运阴雨，其化柔润重泽，其变震惊飘骤，其病体重，胕肿痞饮。

太宫　少商　太羽终　太角初　少徵

少阳　太商　厥阴　庚寅　庚申同正商　其运凉，其化雾露清切，其变肃杀凋零，其病肩背胸中。

太商　少羽终　少角初　太徵　少宫

少阳　太羽　厥阴　丙寅　丙申　其运寒肃，其化凝惨凓冽，其变冰雪霜雹，其病寒浮肿。

太羽终　太角初　少徵　太宫　少商

凡此少阳司天之政，气化运行先天，天地正，地气扰，风乃暴举，木偃沙飞，炎火乃流，阴行阳化，雨乃时应，火木同德，上应荧惑岁星，其谷丹苍，其政严，其令扰，故风热参布，云物沸腾，太阴横流，寒乃时至，凉雨并起。民病寒中，外发疮疡，内为泄满。故圣人遇之，和而不争，往复之作，民病寒热疟泄，聋瞑呕吐，上怫肿色变。初之气，地气迁，风胜乃摇，寒乃去，候乃大温，草木早荣。寒来不杀，温病乃起，其病气怫于上，血溢目赤，咳逆头痛，血崩胁满，肤腠中疮。二之气，火反郁，白埃四起，云趋雨府，风不胜湿，雨乃零，民乃康，其病热郁于上，咳逆呕吐，疮发于中，胸嗌不利，头痛身热，昏愦脓疮。三之气，天布政，炎暑至，少阳临上，雨乃涯，民病热中，聋瞑血溢，脓疮咳呕，鼽衄渴，嚏欠喉痹目赤，善暴死。四之气，凉乃至，炎暑间化，白露降，民气和平，其病满，身重。五之气，阳乃去，寒乃来，雨乃降，气门乃闭，刚木早凋，民避寒邪，君子周密。终之气，地气正，风乃至，万物反生，霿雾以行，其病关闭不禁，心痛，阳气不藏而咳。抑其运气，赞所不胜，必折其郁气，先取化源，暴过不生，苛疾不起。故岁宜咸辛宜酸，渗之泄之，渍之发之，观气寒温以调其过，同风热者多寒化，异风热者少寒化，用热远热，用温远温，用寒远寒，用凉远凉，食宜同法。此其道也。有假者反之，反是者病之阶也。

【释文】

黄帝说：讲得好！少阳相火司天的年份，运气变化怎样？岐伯说：凡见寅、申的年份都是少阳相火司天，厥阴风木在泉。若木运太过，应壬寅、壬申两年，均是同天符年。其运主风，风和则万物萌生，风变则振动摧拔。人病多头眩、支胁胀满，惊骇等症。客运主运均起于太角，终于太羽。

若火运太过，应戊寅、戊申二年，均是天符年。其运主暑，常则湿热气蒸，变则炎火沸腾。人病多上热，闷，出血症、心痛等。客运起太徵，终于少角，主运起少角，终少羽。

若土运太过，应甲寅、甲申二年。其运主湿，常则湿润滋布，变则风骤雨注。人病多身体沉重，浮肿、痞闷、疾饮等病症。客运起太宫，终少徵，主运起太角，终于太羽。

若金运太过，应庚寅、庚申二年。其气运与主运平气相同。其运主凉，正常则雾露秋风清凉，变异则风急草木凋落。人病多肩背痛，胸中痛。客运起于太商，终于少宫。主运起于少角，终于少羽。

若水运太过，应丙寅、丙申二年。其运主寒。常则冷清寒慄，变则冰雪霜雹。人病多寒，浮肿。客运起于太羽，终于少商。主运起于太角，终于太羽。

凡是少阳相火司天之年，气化运行先于天时。天气正，地气扰乱。风木太过则暴风作，树倒沙飞，风火相合，炎火流行，阴从阳化，雨水时降。火木同气，上应荧惑岁星。主岁谷物多为红色、青色。其气正，其行扰动。风热互动，云物沸腾，太阴主令之时，寒气至，凉雨下。人病多寒中，外发疮疡，内为胀满，泄泻。明智之人遇此情况，顺其气而不违逆它。水火之气往复发作，人病寒热，疟疾，泄泻，耳聋，目昏，呕吐，上部浮肿，皮肤色变。

初之气，地气迁移，风胜木摇，寒气过后气大温，草木早荣，寒来不能为害，温病发生，气郁于上，出血，目赤，咳喘，头痛，血崩，胁满，皮肤生疮。

二之气，火气减，湿气起，云聚雨降，风不胜湿，雨降下，民不康。人病多热聚于上，咳喘呕吐，疮发身中，胸咽不利，头痛身热，昏愦脓疮。

三之气，少阳主事，主客气同。炎暑至，热气上，雨下降。人病多热中，耳聋目昏，出血，脓疮，流涕，口渴，喷嚏，哈欠，喉痹，目赤，其则暴死。

四之气，凉气至，炎热时至，白露降，民气平。病则腹满，四肢沉重。

五之气，阳气去，寒气至，雨下降，汗孔闭，树木早凋谢，人避寒邪，居室不出。

终之气，地气正，风气临，万物欲生，阴雾行。人病多二便不禁，心痛，咳嗽。

抑制其太过之气，扶助其不足之气，开其郁气，先利其生化之源，则暴病不生，沉疾不起。其岁运宜食咸、辛、酸。治疗宜用渗泄、渍发之法。根据气的寒温调其病。运与气同为风热的用寒药，运与气不同的少用寒药。用热药避免天热，用温药避免天温，用寒药避免天寒，用凉药避免天凉。饮食宜忌同此。这是其常法。天气反常的，用反治法。违逆此，是致病的基础。

【原文】

帝曰：善。太阴之政奈何？岐伯曰：丑未之纪也。

太阴　少角　太阳　清热胜复同，同正宫。丁丑　丁未　其运风清热。

少角初正　太徵　少宫　太商　太羽终

太阴　少徵　太阳　寒雨胜复同　癸丑　癸未　其运热寒雨。

少徵　太宫　少商　太羽终　太角

太阴　少宫　太阳　风清胜复同，同正宫。己丑太一天符　己未太乙天符　其运雨风清。

少宫　太商　少羽终　少角初　太徵

太阴　少商　太阳　热寒胜复同　乙丑　乙未　其运凉热寒。

少商　太羽终　太角初　少徵　太宫

太阴　少羽　太阳　雨风胜复同，同正宫。辛丑同岁会　辛未同岁会　其运寒雨风。

少羽[终]　少角[初]　太徵　少宫　太商

凡此太阴司天之政，气化运行后天，阴专其政，阳气退辟，大风时起，天气下降，地气上腾，原野昏霿，白埃四起，云奔南极，寒雨数至，物成于差夏。民病寒湿，腹满，身䐜愤，胕肿，痞逆寒厥拘急。湿寒合德，黄黑埃昏，流行气交，上应镇星辰星。其政肃，其令寂，其谷黅玄。故阴凝于上，寒积于下，寒水胜火，则为冰雹，阳光不治，杀气乃行。故有余宜高，不及宜下，有余宜晚，不及宜早，土之利，气之化也，民气亦从之，间谷命其太也。初之气，地气迁，寒乃去，春气正，风乃来，生布万物以荣，民气条舒，风湿相薄，雨乃后。民病血溢，筋络拘强，关节不利，身重筋痿。二之气，大火正，物承化，民乃和，其病温厉大行，远近咸若，湿蒸相薄，雨乃时降。三之气，天政布，湿气降，地气腾，雨乃时降，寒乃随之。感于寒湿，则民病身重胕肿，胸腹满。四之气，畏火临，溽蒸化，地气腾，天气痞隔，寒风晓暮，蒸热相薄，草木凝烟，湿化不流，则白露阴布，以成秋令。民病腠理热，血暴溢，疟，心腹满热，胪胀，甚则胕肿。五之气，惨令已行，寒露下，霜乃早降，草木黄落，寒气及体，君子周密，民病皮腠。终之气，寒大举，湿大化，霜乃积，阴乃凝，水坚冰，阳光不治。感于寒，人病关节禁固，腰脽痛，寒湿推于气交而为疾也。必折其郁气，而取化源，益其岁气，无使邪胜。食岁谷以全其真，食间谷以保其精。故岁宜以苦燥之温之，甚者发之泄之。不发不泄，则湿气外溢，肉溃皮拆而水血交流。必赞其阳火，令御其寒，从气异同，少多其判也。同寒者以热化，同湿者以燥化，异者少之，同者多之。用凉远凉，用寒远寒，用温远温，用热远热。食宜同法。假者反之，此其道也。反是者病也。

【释文】

黄帝说：讲得好！太阴湿土司天，其运气变化是怎样的？岐伯说：凡见丑、未二年的，都是太阴湿土司天，太阳寒水在泉。若木运不及，应丁丑、丁未二年。木不及，金克火复，所以清气与热气胜复相同。气运与土运平气相同。客运和主运都始于少角，终于少羽。

若火运不及，应癸丑、癸未二年。火不及，水克土复，寒与雨胜复气同。其运主热，其变为寒雨。客运始于少徵，终于太角。主运起于太角，终于太羽。

若土运不及，应己丑、己未二年，均为太一天符年。土不及，木克金复，风气与清气胜复相同，气运与土之平气同。其运主雨，其变为风、清。客运始于少宫，终于太徵。主运起于少角，终于少羽。

若金运不及，应乙丑、乙未二年。金不及，火克水复，热气与寒气胜复相同。其运主凉，其变为热、寒。客运起于少商，终于太宫。主运起于太角，终于太羽。

若水运不及，应辛丑、辛未二年，都是同岁会年。水不及，土克木复，雨气与风气胜复相同。其气运与土运平气相同。其运主寒，其变为雨风。客运始于少羽，终于太商。主运起于少角，终于少羽。

凡是太阴湿土司天之年，气化运行后于天时，阴主其气，阳气减退，大风时起，天气降，地气升，阴雾昏冒，云聚南方，寒雨屡下，植物成熟于夏秋之交。人病多寒湿，腹胀满，肢体胀，浮肿，痞闷，气逆，手足凉，四肢拘急。湿寒合气，天地昏暗，气流行于天地气交之中，上应镇星、辰星。其湿气急，水气静，岁谷多黄黑色。阴湿于上，寒水于下，寒水胜火，成为冰雹之变。阳光不温，阴寒气行。运气有余之年，宜高地栽种谷物；运气不及之年，宜低地栽种谷物。有余之年宜晚种，不及之年宜早种，这是因气运及地理变化来决定的。人气也与此相应合。间气过甚，则间谷旺盛。

初之气，地气迁动，寒气去，春木之气至，风气来，万物生荣，人气畅舒。风湿之气相交，雨期延迟。人病出血，筋脉拘急，关节不利，身沉重，筋弱无力等。

二之气，火气主令，物盛长，人气盛和，其病多温疫流行，远近相同，湿气上蒸，雨水时降。

三之气，湿主令，湿气降，地湿上升，雨水时降，寒气随之而至，感受寒湿，人病身重浮肿，胸腹满胀。

四之气，少阳相火主令，火热蒸化，地气升腾，湿热隔阻天地，早晚有寒凉之风。湿热相交，雾罩草木，湿气不流，白露满布，成为秋之时令。人病皮腠发热，突然出血，疟疾，心腹满热，肚腹胀满，甚则浮肿。

五之气，凉燥气行，寒露下，霜早降，草木凋落，寒气侵体，人避寒居室中不出。人病多在皮肤腠理之中。

终之气，寒气起，湿气布，寒霜积聚。阴湿凝结，水结坚冰，阳光不温。感于寒邪则人病关节僵硬，腰椎痛，这都是寒湿在气交之中而导致的疾病。

必须开其郁气，资其化源，益其岁气，不使邪胜。宜食黄黑色之岁谷以健全其身，食间气之谷以保扶其正。其年治病，可用苦燥法祛湿邪，用温法散寒邪，重者用发散、清泄之法。湿气不发不泄，则湿气外溢，皮肉溃烂折损，流血水。应扶助阳火，抵御阴寒，根据气运的多少来制定用药方剂的大小多少。运与气同寒的，用热药化解；运与气同湿的，用燥湿药化解。运与气不同，用药少；运与气相同，用药多。用凉药避开天凉时，用寒药避开天寒时，用温药避开天温时，用热药避开天热时。饮食辅助同此。气候反常的，用反治法。这是一般治疗常规，违逆此会导致疾病发生。

【原文】

帝曰：善。少阴之政奈何？岐伯曰：子午之纪也。

少阴　太角　阳明　壬子　壬午　其运风鼓，其化鸣紊启拆，其变振拉摧拨，其病支满。

太角初正　少徵　太宫　少商　太羽终

少阴　太徵　阳明　戊子天符　戊午太一天符　其运炎暑，其化暄曜郁燠，其变炎烈沸腾，其病上热血溢。

太徵　少宫　太商　少羽终　少角初

少阴　太宫　阳明　甲子　甲午　其运阴雨，其化柔润时雨，其变震惊飘骤，其病中满身重。

太宫　少商　太羽终　太角初　少徵

少阴　太商　阳明　庚子同天符　庚午同天符　同正商　其运凉劲，其化雾露萧飔，其变肃杀凋零，其病下清。

太商　少羽终　少角初　太徵　少宫

少阴　太羽　阳明　丙子岁会　丙午　其运寒，其化凝惨凓冽，其变冰雪霜雹，其病寒下。

太羽终　太角初　少徵　太宫　少商

凡此少阴司天之政，气化运行先天，地气肃，天气明，寒交暑，热加燥，云弛雨府，湿化乃行，时雨乃降，金火合德，上应荧惑太白。其政明，其令切，其谷丹白。水火寒热持于气交而为病始也。热病生于上，清病生于下，寒热凌犯而争于中，民病咳喘，血溢血泄，鼽嚏，目赤，眦疡，寒厥入胃，心痛，腰痛，腹大，嗌干肿上。初之气，地气迁，燥将去，寒乃始，蛰复藏，水乃冰，霜复降，风乃至，阳气郁，民反周密，关节禁固，腰脽痛，炎暑将起，中外疮疡。二之气，阳气布，风乃行，春气以正，万物应荣，寒气时至，民乃和，其病淋，目瞑目赤，气郁于上而热。三之气，天政布，大火行，庶类蕃鲜，寒气时到。民病气厥心痛，寒热更作，咳喘目赤。四之气，溽暑至，大雨时行，寒热互至，民病寒热，嗌干，黄瘅，鼽衄，饮发。五之气，畏火临，暑反至，阳乃化，万物乃生乃长荣，民乃康，其病温。终之气，燥令行，余火内格，肿于上，咳喘，甚则血溢。寒气数举，则霿雾翳，病生皮腠，内舍于胁，下连少腹而作寒中，地将易也，必抑其运气，资其岁胜，折其郁发，先取化源，无使暴过而生其病也。食岁谷以全真气，食间谷以辟虚邪。岁宜咸以软之，而调其上，甚则以苦发之，以酸收之，而安其下，甚则以苦泄之，适气同异而多少之。同天气者以寒清化，同地气者以温热化。用热远热，用凉远凉，用温远温，用寒远寒。食宜同法。有假则反，此其道也。反是者病作矣。

【释文】

黄帝说：讲得好！少阴君火司天的年份，运气变化是怎样的？岐伯说：凡见子、午年的，都是少阴君火司天，阳明燥金在泉。若木远太过，应壬子、壬午二年。其运主风动。常则和风物生，变则动摇摧拔。人病支胁满。主运、客运均起于太角，终于太羽。

若火运太过，应戊子，戊午二年。戊子为天符年，戊午为太一天符年。其运主热。常则气热物茂，变则炎热酷烈。人病上热血出等症。客运起于太徵，终于少角。主运起于少角，终于少羽。

若土运太过，应甲子、甲午二年。其运主湿。常则雨润物柔，变则震风大雨。人病多中满胀，身体沉重。客运始于太宫，终于少徵。主运始于太角，终于太羽。

若金运太过，应庚子、庚午二年，均是同天符年。金运虽盛但被司天之火所克，所以其运同金之平气。其运主凉急。常则秋风雾露，变则风急草木凋落。人病多下部清寒。客运起于太商，终于少宫。主运起于少角，终于少羽。

若水运太过，应丙子（岁会年），丙午二年。其运主寒，常则天寒水凝，变则冰雪霜雹。人病多下寒。客运起于太羽，终于少商。主运起于太角，终于太羽。

凡是少阴君火司天之年，气化运行先于天时，地气清，天气明，寒暑相交，热燥相加，云聚雨行，湿气大作，雨水时降，金火合气，上应荧惑、太白二星。其主明，其气急，其岁谷应赤、白二色。水火寒热互交于气交之中，导致疾病发生。热病生于上，寒病和于下，寒热互杂而病在中。人病多咳喘，血溢血泄，喷嚏流涕，目赤眦疡，寒疾入胃，心痛，腰痛，腹肿大，咽肿等。

初之气，地气动，燥气去，寒气始，蛰虫再藏，水结冰，霜又降，风气至，阳气滞，民又居室不出，关节强直不利，腰椎痛，至炎暑时，中外生疮疡。

二之气，阳气布，风气行，春风和顺，万物生荣，寒气或至，民气平。人有病，为淋，眼昏，目赤，气郁上部而热等。

三之气，少阴君火司天，少阳相火主气，故大火主令，万物茂华。寒气仍有。人病气病心痛，寒热互作，咳喘，目赤。

四之气，湿暑至，大雨降，寒热互交。人病寒热，咽干，黄疸，鼻血，水饮病等。

五之气，热暑至，阳气盛，万物生茂，民气康盛。人病多温病。

终之气，燥气行，余热内滞，上部肿胀，咳喘，甚则出血。寒气屡作，阴雾障碍，人病皮腠之疾，内留于胁，下连小腹而寒中泄泻。地气将变。

必须抑制过胜之运气，资助其不及之运气，开其郁，利其源，不使暴过而生病。食岁谷以全正气，食间谷以避虚邪。其年治病，宜用咸味以软坚，而调其上部郁火。甚则以苦味发散邪气，以酸味收敛，安下部燥气，甚则用苦泄之品清其热。根据运与气之不同决定用药多少。运与司天之气相同的用寒药清化，运与在泉之气相同的用热药以温化。用热药避免热时，用凉药避免凉时，用温药避免温时，用寒药避免寒时。饮食忌同此。气候反常的，用反治法。这是因时治疗常规。违反此，导致疾病发生。

【原文】

帝曰：善。厥阴之政奈何？岐伯曰：巳亥之纪也。

厥阴　少角　少阳　清热胜复同，同正角。丁巳天符，丁亥天符，其运风清热。

少角初正　太徵　少宫　太商　少羽终

厥阴　少徵　少阳　寒雨胜复同　癸巳同岁会　癸

亥同岁会　其运热雨寒。

少徵　太宫　少商　太羽终　太角初

厥阴　少宫　少阳　风清胜复同　同正角。己巳、己亥　其运雨风清。

少宫　太商　少羽终　少角初　太徵

厥阴　少商　少阳　热寒胜复同　同正角。乙巳　乙亥　其运凉热寒。

少商　太羽终　太角终　少徵　太宫

厥阴　少羽　少阳　雨风胜复同。辛巳　辛亥　其运寒雨风。

少羽终　少角初　太徵　少宫　太商

凡此厥阴司天之政，气化运行后天，诸同正岁，气化运行同天。天气扰，地气正，风生高远，炎热从之，云趋雨府，湿化乃行，风火同德，上应岁星荧惑。其政挠，其令速，其谷苍丹，间谷言太者，其耗文角品羽。风燥火热，胜复更作，蛰虫来见，流水不冰，热病行于下，风病行于上，风燥胜复形于中。初之气，寒始肃，杀气方至，民病寒于右之下。二之气，寒不去，华雪水冰，杀气施化，霜乃降，名草上焦，寒雨数至，阳复化，民病热于中。三之气，天政布，风乃时举，民病泣出耳鸣掉眩。四之气，溽暑湿热相薄，争于左之上，民病黄瘅而为胕肿。五之气，燥湿更胜，沉阴乃布，寒气及体，风雨乃行。终之气，畏火司令，阳乃大化，蛰虫出见，流水不冰，地气大发，草乃生，人乃舒，其病温厉，必折其邪气，资其化源，赞其运气，无使邪胜。岁宜从辛调上，以咸调下，畏火之气，无妄犯之。用温远温，用热远热，用凉远凉，用寒远寒，食宜同法。有假反常，此之道也。反是者病。

【释文】

黄帝说：讲得好！厥阴风木司天之年，其运气变化怎样？岐伯说：凡见巳、亥之年，均为厥阴风木司天，少阳相火在泉。若木运不及，应丁巳、丁亥二年，均为天符年。木运不及，金克火复，所以清气与热气胜复相同，其运同木运平气。其运主风，其变为清、热。客运主运均始于少角，终于少羽。

若火运不及，应癸巳、癸亥二年，均为同岁会年。火不及，水克土复，寒与雨胜复相同。其运主热，其变为寒、雨。客运始于少征，终于太角。主运起于太角，终于太羽。

若土运不及，应己巳、己亥二年。土不及，木克金复，所以风气与清气胜复同，其运同木运平气。其运主雨湿，其变为风、清。客运始于少宫，终于太徵。主运始于少角，终于少羽。

若金运不及，应乙巳、乙亥二年。金不及，火克水复，所以热气与寒气胜复同，其运同木运平气。其运主凉，其变为热、寒。客运于于少商，终于太宫。主运起于太角，终于太羽。

若水运不及，应辛巳、辛亥二年。水不及，土克木复，所以风气与雨气胜复相同。其运主寒，其变为雨、风。客运始于少羽，终于太商。主运起于少角，终于少羽。

凡是厥阴风木司天之年，气化运行后于天时，但诸气相互协调，气运与正常岁运相同，气化运行与天气同。天气扰动，地气正常。风气高，热气行，云聚雨居，湿气行。风火合气，上应岁星、荧惑星。其主木，其气急，其岁谷应青赤二色，间谷繁盛。角虫羽虫减耗。风燥火热，交互发作，蛰虫早见，流水不冰，热病可在下部发病，风病可在上部发病，风燥交于气中。

初之气，凉燥气兴，人病寒病于右下。

二之气，寒留水冰，气收敛，霜气降，草叶枯，寒雨时下，阳气复始，人病热病于中。

三之气，风主气，大风时作，人病流泣，耳鸣，眩晕、振颤等。

四之气，湿热相交，交争于左上，人病黄疸，浮肿。

五之气，燥湿互作，沉阴施布，寒邪伤体，风雨时行。

终之气，相火主事，阳气行，蛰虫早见，流水不冰，地气生，草木萌，人气舒。其病多温疫。

必须开其郁气，助其生化之源，资其不足之运气，不使邪气胜。该年治病宜用辛味调治上部，用咸味调治下部。不触犯温热之邪。用温药避免天温时，用热药避免天热时，用凉药避免天凉时，用寒药避免天寒时。饮食宜忌同此。气候反常的用反常治法。这时治疗的一般规律。违反此，会发生疾病。

【原文】

帝曰：善。夫子言可谓悉矣，然何以明其应乎？岐伯曰：昭乎哉问也！夫六气者，行有次，止有位，故常以正月朔日平旦视之，睹其位而知其所在矣。运有余，其至先，运不及，其至后，此天之道，气之常也。运非有余非不足，是谓正岁，其至当其时也。帝曰：胜复之气，其常在也。灾眚时至，候之奈何？岐伯曰：非气化者，是谓灾也。

帝曰：天地之数，终始何如？岐伯曰：悉乎哉问也！是明道也。数之始，起于上而终于下，岁半之前，天气主之；岁半之后，地气主之。上下交互，气交主之，岁纪毕矣。故曰位明，气月可知乎，所谓气也。帝曰：余司其事，则而行之，不合其数何也？岐伯曰：气用有多少，化洽有盛衰，衰盛多少，同其化也。帝曰：愿闻同化何如？岐伯曰：风温春化同，热曛昏火夏化同，胜与复同，燥清烟露秋化同，云雨昏暝埃长夏同，寒气霜雪冰冬化同。此天地五运六气之化，更用盛衰之常也。

帝曰：五运行同天化者，命曰天符，余知之矣。愿闻同地化者何谓也？岐伯曰：太过而同天化者三，不及而同天化者亦三。太过而同地化者三，不及而同地化者亦三。凡此二十四岁也。帝曰：愿闻其所谓也。岐伯曰：甲辰甲戌太宫下加太阴，壬寅壬申太角下加厥阴，庚子庚午太商下加阳明，如是者三。癸巳癸亥少徵下加少阳，辛丑辛未少羽下加太阳，癸卯癸酉少徵下加少阴，如是者三。戊子戊午太徵上临少阴，戊寅戊申太徵上临少阳，丙辰丙戌太羽上临太阳，如是者三。丁巳丁亥，少角上临厥阴，乙卯乙酉少商上临阳明，己丑己未少宫上临太阴，如是者三。除此二十四岁，则不加不临也。帝曰：加者何谓？岐伯曰：太过而加同天符，不及而加同岁会也。帝曰：临者何谓？岐伯曰：太过不及，皆曰天符，而变行有多少，病形有微甚，生死有早晏耳。

帝曰：夫子言用寒远寒，用热远热，余未知其然也。愿闻何谓远？岐伯曰：热无犯热，寒无犯寒，从者和，逆者病，不可不敬畏而远之，所谓时兴六位也。帝曰：温凉何如？岐伯曰：司气以热，用热无犯，司气以寒，用寒无犯，司天以凉，用凉无犯，司气以温，用温无犯，间气同其主无犯，异其主则小犯之，是谓四畏，必谨察之。帝曰：善。其犯者何如？岐作曰：天气反时，则可依及胜其主则可犯，以平为期，而不可过，是谓邪气反胜者。故曰：无失天信，无逆气宜，无翼其胜，无赞其复，是谓至治。

【释文】

黄帝说：讲得好！您讲得可算是详尽，但怎样知其相应呢？岐伯说：问得真明白啊！六气运行，有次序，有方位，所以以正月初一早晨天亮时观察，看其气位，即可知其应与不应。运气有余，则先至，运气不及，则后至，这是天的规律，六气之常态。运气不盛不衰，叫做正岁。气至恰与节气同时。黄帝说：胜复之气常在，灾害时至，怎样察辨？岐伯说：气化不当其位，就是灾害。

黄帝说：天气地气的制度，终始是怎样的？岐伯说：问得真详细啊！这是明理。天地之气行，开始于天气，终止于地气，上半年天气所主，下半年地气所主。上下相交，为气交所主。年度尽了。所以说气位明，气所主之月即可知。这就是气度。黄帝说：我主其事，遵而行之，但有运气与岁候不全的，这是什么原因？岐伯说：运气有过与不及，六气有盛衰。气化盛衰多少不同，所以产生了同化之说。黄帝说：愿知同化是怎样的？岐伯说：风温与春木同气，炎热熏蒸之气与夏火同气，胜气与复气也有同气，燥清之气与秋金同气，寒霜雪之气与冬水同气。这是天地五运六气之气化，盛衰互见的常规。

黄帝说：岁运与司天之气一致，叫做天符，我已知道。愿知岁运与在泉之气一致时是怎样的？岐伯说：岁运太过与司天之气相同的有三，岁运不及与司天相同的也有三；岁运太过与在泉之气相同的有三，岁运不及与在泉之气相同的也有三，这样共有二十四年。黄帝说：愿知其含义。岐伯说：甲辰甲戌是土运太过，下加太阴，与在泉同气；壬寅壬申，木运太过，下加厥阴，与在泉同气；庚子庚午，金运太过，下加阳明，与在泉同气。这是太过与在泉相同的三种情况。癸巳癸亥，火运不及，下加少阳，与在泉同气；辛丑辛未，水运不及，下加太阳，与在泉同气；癸卯癸酉，火运不及，下加少阴，与在泉同气。这是不及与在泉相同的三种情况。戊子戊午，火运太过，上临少阴，与司天同气；戊寅戊申，火运太过，上临少阳，与司天同气；丙辰丙戌，水运太过，上临太阳，与司天同气。这是太过与司天相同的三种情况。丁巳丁亥，木运不及，上临厥阴，与司天同气；乙卯乙酉，金运不及，上临阳明，与司天同气；己丑己未，土运不及，上临太阴，与司天同气。这是不及与司天相同的三种情况。除此二十四年外，岁运与司天在泉就没有相同的了。黄帝说：加怎样讲？岐伯说：太过下加，与在泉相同的，叫做同天符，不及下加，与在泉相同的，叫做同岁会。黄帝说：临怎样讲？岐伯说：太过、不及上临司天，都叫做天符，但其运行变化有多少不同，病情有轻重之分，生死有早晚之别。

黄帝说：您讲用寒远寒，用热远热，我不知其所以然，愿知什么是远？岐伯说：热药不要和天之热相犯，寒药不和天之寒相犯。顺此者和，逆此者病。不可不敬畏而远避之。这就是所说的主气与客气。黄帝说：温凉怎样讲？岐伯说：气运热，避免用热药，气运寒，避免用寒药，气运凉，避免用凉药，气运温，避免用温药。间气与主气一样，应避免无犯，间气与主气不同，可以小有违逆。这叫做四畏。必须谨慎审察。黄帝说：讲得好！违反的怎么讲？岐伯说：客气与主气相反，治疗以主气为主。客气胜过主气，治疗逆客气之性而治疗，以平为度，不可太过，这是邪气反胜主气的原因。所以说：不违天时，不逆气运，不助胜气，也不助复气，这是最好的治法。

【原文】

帝曰：善。五运气行主岁之纪，其有常数乎？岐伯曰：臣请次之。

甲子　甲午岁

上①少阴火　中②太宫土运　下③阳明金　热化二④，雨化五，燥化四，所谓正化日⑤也。其化上咸寒⑥，中苦热，下酸热，所谓药食宜也。

乙丑　乙未岁

上太阴土　中少商金运　下太阳水　热化寒化胜复同⑦，所谓邪气化日⑧也。灾七宫⑨。湿化五，清化四，寒化六，所谓正化日也。其化上苦热，中酸和，下甘热，所谓药食宜也。

丙寅　丙申岁

上少阳相火，中太羽水运，下厥阴风木，火化二，寒化六，风化三，所谓正化日也。其化上咸寒，中咸温，下辛温，所谓药食宜也。

丁卯岁会　丁酉岁会

上阳明金，中少角木运，下少阴火，清化热化胜复同，所谓邪气化日也，灾三宫。燥化九，风化三，热化七，所谓正化日也。其化上苦小温，中辛和，下咸寒，所谓药食宜也。

戊辰　戊戌岁

上太阳水　中太徵火运　下太阴土，寒化六，热化七，湿化五，所谓正化日也。其化上苦温，中甘和，下甘温，所谓药食宜也。

己巳　己亥岁

上厥阴木　中少宫土运，下少阳相火，风化清化胜复同，所谓邪气化日也。灾五宫。风化三，湿化五，火化七，所谓正化日也。其化上辛凉，中甘和，下咸寒，所谓药食宜也。

庚午同天符　庚子同天符岁

上少阴火，中太商金运，下阳明金，热化七，清化九，燥化九，所谓正化日也。其化上咸寒，中辛温，下酸温，所谓药食宜也。

辛未同岁会　辛丑同岁会岁

上太阴土，中少羽水运，下太阳水，雨化风化胜复同，所谓邪气化日也。灾一宫。雨化五，寒化一，所谓正化日也。其化上苦热，中苦和，下苦热，所谓药食宜也。

壬申同天符　壬寅岁同天符

上少阳相火　中太角木运　下厥阴木，火化二，风化八，所谓正化日也。其化上咸寒，中酸和，下辛凉，所谓药食宜也。

癸酉同岁会　癸卯岁同岁会

上阳明金　中少徵火运　下少阴火，寒化雨化胜复同，所谓邪气化日也。灾九宫。燥化九，热化二，所谓正化日也。其化上苦小温，中咸温，下咸寒，所谓药食宜也。

甲戌岁会同天符　甲辰岁岁会同天符

上太阳水　中太宫土运　下太阴土，寒化六，湿化五，正化日也。其化上苦热，中苦温，下苦温，药食宜也。

乙亥　乙巳岁

上厥阴木，中少商金运　下少阳相火，热化寒化胜复同，邪气化日也。灾七宫。风化八，清化四，火化二，正化度也。其化上辛凉，中酸和，下咸寒，药食宜也。

丙子[岁会]　丙午岁

上少阴火　中太羽水运　下阳明金，热化二，寒化六，清化四，正化度也。其化上咸寒，中咸热，下酸温，药食宜也。

丁丑　丁未岁

上太阴土，中少角木运，下太阳水，清化热化胜复同，邪气化度也。灾三宫。雨化五，风化三，寒化一，正化度也。其化上苦温，中辛温，下甘热，药食宜也。

戊寅　戊申[岁天符]

上少阳相火，中太徵火运，下厥阴木，火化七，风化三，正化度也。其化上咸寒，中甘和，下辛凉，药食宜也。

己卯　己酉岁

上阳明金，中少宫土运，下少阴火，风化清化胜复同，邪气化度也，灾五宫。清化九，雨化五，热化七，正化度也。其化上苦小温，中甘和，正咸寒，药食宜也。

庚辰　庚戌岁

上太阳水，中太商金运，下太阴土，寒化一，清化九，雨化五，正化度也。其化上苦热，中辛温，下甘热，药食宜也。

辛巳　辛亥岁

上厥阴木　中少羽水运　下少阳相火，雨化风化胜复同，邪气化度也。灾一宫。风化三，寒化一，火化七，正化度也。其化上辛凉，中苦和，下咸寒，药食宜也。

壬午　壬子岁

上少阴火，中太角木运，下阳明金，热化二，风化八，清化四，正化度也。其化上咸寒，中酸凉，下酸温，药食宜也。

癸未　癸丑岁

上太阴土　中少徵火运　下太阳水，寒化雨化胜复同，邪气化度也。灾九宫。雨化五，火化二，寒化一，正化度也。其化上苦温，中咸温，下甘热，药食宜也。

甲申　甲寅岁

上少阳相火，中太宫土运，下厥阴木，火化二，雨化五，风化八，正化度也。其化上咸寒，中咸和，下辛凉，药食宜也。

乙酉[太一天符]　乙卯岁[天符]

上阳明岁，中少商金运，下少阴火，热化寒化胜复同，邪气化度也。灾七宫，燥化四，清化四，热化二，正化度也。其化上苦小温，中苦和，下咸寒，药食宜也。

丙戌[天符] 丙辰岁[天符]

上太阳水，中太羽水运，下太阴土，寒化六，雨化五，正化度也。其化上苦热，中咸温，下甘热，药食宜也。

丁亥[天符] 丁巳岁[天符]

上厥阴木，中少角木运，下少阳相火，清化热化胜复同，邪气化度也。灾三宫。风化三，火化七，正化度也。其化上辛凉，中辛和，下咸寒，药食宜也。

戊子[天符] 戊午岁[太一天符]

上少阴火，中太徵火运，下阳明金，热化七，清化九，正化度也。其化上咸寒，中甘寒，下酸温，药食宜也。

己丑[太一天符] 己未岁[太一天符]

上太阴土，中少宫土运，下太阳水，风化清化胜复同，邪气化度也。灾五宫，雨化五，寒化一，正化度也。其化上苦热，中甘和，下甘热，药食宜也。

庚寅 庚申岁

上少阳相火，中太商金运，下厥阴木，火化七，清化九，风化三，正化度也。其化上咸寒，中辛温，下辛凉，药食宜也。

辛卯 辛酉岁

上阳明金，中少羽水运，下少阴火，雨化风化胜复同，邪气化度也。灾一宫，清化九，寒化一，热化七，正化度也。其化上苦小温，中苦和，下咸寒，药食宜也。

壬辰　壬戌岁

上太阳水，中太角木运，下太阴土，寒化六，风化八，雨化五，正化度也。其化上苦温，中酸和，下甘温，药食宜也。

癸巳同岁会　癸亥同岁会

上厥阴木，中少徵火运，下少阳相火，寒化雨化胜复同，邪气化度也。灾九宫，风化八，火化二，正化度也。其化上辛凉，中咸和，下咸寒，药食宜也。

凡此定期之纪，胜复正化，皆有常数，不可不察。故知其要者一言而终，不知其要，流散无穷，此之谓也。

【考注】

①上：指司天之气。

②中：指统主一岁之中运之气。

③下：指在泉之气。

④热化二：指五行之生成数。具体是：水生数一，成数六，火为二 七，木为三 八，金为四 九，土为五 十。寒从水，热从火，风从木，燥从金，湿从土，雨从土，清从金。如“热化二”、“雨化五”等。

⑤正化日：本年无胜复之气，叫正化日。或叫正化度。张景岳：“正化即正气所化，度即日也，日即度也”。

⑥其化上咸寒：化：指运气。上：指司天之气。咸寒：指所用药物、食物宜咸寒。

⑦热化寒化胜复同：凡运气不及，即有胜气（克其）之气和复气（生其）之气出现。金不及，所以火克水复，所以说是热化、寒化之气。下同此。

⑧邪气化日：有胜气和复气之年，因非本年正常之气，所以叫“邪气化日”。

⑨七宫：此指方位。七宫指西方。其它三宫指东方，一宫指北方，九宫指南方。此据九宫八卦方位而来。

按：此节文字，文义律同，参阅考注，义可类推，故将释文略去。

【原文】

帝曰：善。五运之气，亦复岁乎？岐伯曰：郁极乃发，待时而作也。帝曰：请问其所谓也？岐伯曰：五常之气，太过不及，其发异也。帝曰：愿卒闻之。岐伯曰：太过者暴，不及者徐，暴者为病甚，徐者为病持。帝曰：太过不及，其数何如？岐伯曰：太过者其数成，不及者其数生，土常以生也。

帝曰：其发也何如？岐伯曰：土郁之发，岩谷震惊，雷殷气交，埃昏黄黑，化为白气，飘骤高深，击石飞空，洪水乃从，川流漫衍，田牧土驹，化气乃敷；善为时雨，始生始长，始化始成。故民病心腹胀，肠鸣而为数后，甚则心痛胁䐜，呕吐霍乱，饮发注下，胕肿身重。云奔雨府，霞拥朝阳，山泽埃昏，其乃发也，以其四气，云横天山，浮游生灭，怫之先兆。

金郁之发，天洁地明，风清气切，大凉乃举，草树浮烟，燥气以行，霿雾数起，杀气来至，草木苍干，金乃有声。故民病咳逆，心胁满，引少腹，善暴痛，不可反侧，嗌干，面尘色恶，山泽焦枯，土凝霜卤，怫乃发也，其气五。夜零白露，林莽声凄，怫之兆也。

水郁之发，阳气乃辟，阴气暴举，大寒乃至，川泽严凝，寒雰结为霜雪，甚则黄黑昏翳，流行气交，乃为霜杀，水乃见祥。故民病寒客心痛，腰脽痛，大关节不利，屈伸不便，善厥逆，痞坚腹满。阳光不治，空积沉阴，白埃昏瞑，而乃发也。其气二火前后，太虚深玄，气犹麻散，微见而隐，色黑微黄，怫之先兆。

木郁之发，太虚埃昏，云物以扰，大风乃至，屋发折木，木有变。故民病胃脘当心而痛，上支两胁，鬲咽不通，食饮不下，甚则耳鸣眩转，目不识人，善暴僵仆。太虚苍埃，天山一色，或气浊色，黄黑郁若，横云不起，雨而乃发也，其气无常。长川草偃，柔叶呈阴，松吟高山，虎啸岩岫，怫之先兆也。

火郁之发，太虚肿翳，大明不彰，炎火行，大暑至，山泽燔燎，材木流津，广厦腾烟，土浮霜卤，止水乃减，蔓草焦黄，风行惑言，温化乃后。故民病少气，疮疡痈肿，胁腹胸背，面首四支䐜愤，胪胀，疡痱，呕逆，瘈疭骨痛，节乃有动，注下温疟，腹中暴痛，血溢流注，精液乃少，目赤心热，甚则瞀闷懊侬，善暴死。刻终大温，汗濡玄府，其乃发也，其气四。动复则静，阳极反阴，湿令乃化乃成。华发水凝，山川冰雪，焰阳午泽，怫之先兆也。有怫之应而后报也，皆观其极而乃发也。木发无时，水随火也。谨候其时，病可与期，失时反岁，五气不行，生化收藏，政无恒也。

帝曰：水发而雹雪，土发而飘骤，木发而毁折，金发而清明，火发而曛昧，何气使然？岐伯曰：气有多少，发有微甚，微者当其气，甚者兼其下，征其下气而见可知也。

【释文】

黄帝说：讲得好！五运之气，也有胜复之气发作吗？岐伯说：五运之气，盛衰至极，即有复气产生，积累至一定的时间发作。黄帝说：请问其道理是什么？岐伯说：五运之气，太过或不及不同，其复气也有异。黄帝说：愿尽知之。岐伯说：气太过，发作急剧；气不及，发作徐缓。气暴者病甚，气缓者病持久。黄帝说：太过不及，有无定数？岐伯说：太过应五行的成数，不及应五行的生数。土气只应生数。

黄帝说：复气发作是怎样的？岐伯说：土运复气发作，岩谷震动，雷雨交加，天地昏暗，雾昏风骤，飞沙走石，洪水漫衍，田地淹没，湿气敷布，雨水应时，万物生长壮茂。人病心腹胀满，肠鸣泄泻，甚则心痛，胁胀，呕吐，霍乱，水饮水泻，浮肿身重。云聚低空，朝霞绕日，山川昏暗，这是土运复气发作的征兆。在太阴湿土主第四气时发作，云聚天山，浓厚游动变幻，是其气发之征兆。

金运复气发作，天清地明，风清气急，大凉气至，草木变色，燥气流行，霜雾时见，收东气至，草木干苍，金风有声。人病咳喘，心胁胀满引小腹不适，常突然腰胁能，不能转身，咽干，面色枯白。山泽枯干，地见白霜，是金气复作的行兆。它发作于第五气金气主时之时。夜降白露，风吹林木发声，这是金运复气发作的征兆。

水运复气的发作，阳气减，阴气兴，大寒至，川泽结冰，寒湿之气结为霜雪，甚则天昏雾降，流行于气交之中，霜杀草木，水冰封藏。人病寒侵心痛，腰椎痛，关节强硬不利，屈伸不便，手足常冷，痞硬腹满。阳光不主，沉阴凝聚，天昏地暗，是水运复气发作的先兆。其发作时间多在君火、相火当令之前后。天昏兼风，云远时隐时见，是水运复气发作的征兆。

木运复气的发作，天空昏暗，主动风急，屋声折木，木气变异，人病胃脘心痛，上撑两胁，咽闭不通，饮食不下，甚则耳鸣目眩，昏不识人，常突然倒仆。天昏暗，山天不分，气昏浊，黄黑色聚，厚云起，雨降下，其发作无规律。长川草伏，树叶反背，山松有声，岩石有音如虎啸，这是木运复气发作的先兆。

火运复气的发作，天空昏暗失明，烈火炎暑，山泽如烤，树木燕汁，大厦罩烟，土地浮尘，井、池之水减少，草枯黄，湿气迟至。人病短气，疮病痈肿，胁腹背胸头面四肢一身尽肿，腹胀，疡痱，呕吐，肌肉抽搐，骨关节疼痛，关节或肿，泻下，湿疟，腹中暴痛，血出，瘰疬，津少，目赤，心热，甚则昏闷烦躁，常突然死亡。刻终零时，气仍大温不凉，汗湿肌肤，为其发作之兆。它发作时在第四气当令之时。动极复静，阳极成阴，湿气始布，物因化生。花落水凝时，山川冰雪，阳光无泽，是火气虚极之兆。有虚极就有随后极复之气。都是察其极端时才有复气发生的。木发不定时，水的复气，发生在火令的前后。细察其时，病可预期，失时违背岁气，五运之气失常，生化收藏，其规律也就无常了。

黄帝说：水运复气发前见雹雪，土运复气发前见大风，木运见折断树木，金运见天地清冷，火运见昏闷躁热，这是什么气造成的？岐伯说：五运之气有太过不及，发作有轻有重，轻者当其本气，重者兼及其下承之气。只要观察它的下气，就知道其发作的微甚了。

【原文】

帝曰：善。五气之发，不当位者何也？岐伯曰：命其差。帝曰：差有数乎？岐伯曰：后皆三十度而有奇也。

帝曰：气至而先后者何？岐伯曰：运太过则其至先，运不及则其至后，此候之常也。帝曰：当时而至者何也？岐伯曰：非太过非不及，则至当时，非是者眚也。帝曰：善。气有非时而化者何也？岐伯曰：太过者当其时，不及者归其己胜也。

帝曰：四时之气，至有早晏高下左右，其候何如？岐伯曰：行有逆顺，至有迟速，故太过者化先天，不及者化后天。

帝曰：愿闻其行何谓也？岐伯曰：春气西行，夏气北行，秋气东行，冬气南行。故春气始于下，秋气始于上，夏气始于中，冬气始于标。春气始于左，秋气始于右，冬气始于后，夏气始于前。此四时正化之常。故至高之地，冬气常在，至下之地，春气常在。必谨察之。帝曰：善。

【释文】

黄帝说：讲得好！五气发作不应时是为什么？岐伯说：气有差数。黄帝说：其差有定数吗？岐伯说：其先后的差数都是三十天有零。

黄帝说：气至先后不同是为什么？岐伯说：岁运太过气先至，岁运不及气迟至，这是常规。黄帝说：正时而至是为什么？岐伯说：既不太过，也非不及，正其时而至。反此易生灾害。黄帝说：讲得好！气不在其时而主化的是为什么？岐伯说：气太过，在其时主其令，气不及，在其时反显胜己之气的作用。

黄帝说：四时气至，有早晚高下，左右的不同，怎样察辨？岐伯说：气行有逆顺，气至有慢快，气太过，其气化早于天时而至，气不及，其气化迟于天时。

黄帝说：愿知气行是怎样的？岐伯说：春气生于东，向西而行；夏气生于南，向北而行；秋气生于西，向东而行；冬气生于北，向南而行。所以春气始于下，可向上升发；秋气始于上，可向下收敛；夏气始于内，可向外散发；冬气始于表，可向内闭藏。春气始于东，秋气始于西，冬气始于北，夏气始于南。这是四时正常之气化。所以至高之地，冬寒之常在，极低之地，春湿之气常在。必须仔细察辨。黄帝说：讲得好！

【原文】

黄帝问曰：五运之气之应见，六化之正，六变之纪何如？岐伯对曰：夫六气正纪，有化有变，有胜有复，有用有病，不同其候，帝欲何乎？帝曰：愿尽闻之。岐伯曰：请遂言之。夫气之所至也，厥阴所至为和平，少阴所至为暄，太阴所至为埃溽，少阳所至为炎暑，阳明所至为清劲，太阳所至为寒雰，时化之常也。

厥阴所至为风府，为璺启；少阴所至为火府，为舒荣；太阴所至为雨府，为员盈；少阳所至为热府，为行出；阳明所至为司杀府，为庚苍；太阳所至为寒府，为归藏。司化之常也。

厥阴所至为生，为风摇；少阴所至为荣，为形见；太阴所至为化，为云雨；少阳所至为长，为蕃鲜；阳明所至为收，为雾露；太阳所至为藏，为周密。气化之常也。

厥阴所至为风生，终为肃；少阳所至为热生，中为寒；太阴所至为湿生，终为注雨；少阳所至为火生，终为蒸溽；阳明所至为燥生，终为凉；太阳所至为寒生，中为温。德化之常也。

厥阴所至为毛化，少阴所至为羽化，太阴所至为倮化，少阳所至羽化，阳明所至为介化，太阳所至为鳞化。德化之常也。

厥阴所至为生化，少阴所至为荣化，太阴所至为濡化，少阳所至为茂化，阳明所至为坚化，太阳所至为藏化。布政之常也。

厥阴所至为飘怒大凉，少阴所至为大暄寒，太阴所至为雷霆骤注烈风，少阳所至为飘风燔燎霜凝，阳明所至为散落温，太阳所至为寒雪冰雹白埃。气变之常也。

厥阴所至为挠动，为迎随；少阴所至为高明，焰为曛；太阴所至为沉阴，为白埃，为晦暝；少阳所至为光显，为彤云，为曛；阳明所至为烟埃，为霜，为劲切，为凄鸣；太阳所至为刚固，为坚芒，为立。令行之常也。

厥阴所至为里急；少阴所至为疡胗身热；太阴所至为积饮否隔；少阳所至为嚏呕，为疮疡；阳明所至为浮虚；太阳所至为屈伸不利。病之常也。

厥阴所至为支痛；少阴所至为惊惑，恶寒，战栗，谵妄；太阴所至为蓄满；少阳所至为惊躁，瞀昧，暴病；阳明所至为鼽，尻阴股膝髀腨骱足病；太阳所至为腰病。病之常也。

厥阴所至为緛戾；少阴所至为悲妄衄衊；太阴所至为中满霍乱吐下；少阳所至为喉痹，耳鸣呕涌；阳明所至皴揭；太阳所至为寝汗，痉。病之常也。

厥阴所至为胁痛呕泄；少阴所至为语笑；太阴所至

为重胕肿；少阳所至为暴注，瞤瘛，暴死；阳明所至为鼽嚏；太阳所至为流泄禁止。病之常也。

凡此十二变者，报德以德，报化以化，报政以政，报令以令。气高则高，气下则下，气后则后，气前则前，气中则中，气外则外，位之常也。故风胜则动，热胜则肿，燥胜则干，寒胜则浮，湿胜则濡泄，甚则水闭胕肿，随气所在，以言其变耳。

【释文】

黄帝问道：五运之气可应现于外，那么六气的常态和变异是怎样的呢？岐伯答道：六气的运行，有常化，有变化，有胜气，有复气，有正常作用，有异常灾害，其状不同，您想问什么？黄帝说：愿尽知之。岐伯说：臣尽言述。气之所至，厥阴之气和煦，少阴之气温热，太阴之气润湿，少阴之气炎热，阳明之气清凉急切，太阳之气寒冷。这是四时之常气。

厥阴为风之出处，象征昔日萌生；少阴为火之出处，象征草木繁荣；太阴为湿之出处，象征物之丰满；少阳为热之出处，象征气行外散；阳明为收敛之出处，象征万物之苍老；太阳为寒之出处，象征万物闭藏。这是六气司主变化之常态。

厥阴气至，万物生发，风吹物动；少阴气至，万物繁荣，盛见于外；太阴气至，万物化生，雨湿滋润；少阴之气，万物长养，草木蕃茂；阳明之气，万物收敛，雾露下降；太阳之气，万物闭藏，蛰出密藏。这是六气变化之常。

厥阴气至为风生，终极可变凉肃；少阴气至为热生，极可变寒；太阴气至为湿生，终极变雨；少阳气至为火生，终变湿热；阳明气至为燥生，终变为凉；太阳气至为寒生，终极变温。这是六气性之常。

厥阴气至毛虫繁育，少阴气至羽虫繁育，太阴所至倮虫繁育，少阳气至羽虫繁育，阳明气至介虫繁育，太阳气至鳞虫繁育。这是六气性之常。

厥阴气至为生化，少阴气至为昌荣，太阴气至为湿化，少阳气至为茂盛，阳明气至为坚实，太阳气至为闭藏。这是六气布化的常见规律。

厥阴气变为大风气凉，少阴气变为大热大寒，太阴气变为雷雨狂风，少阳气变为风热交加，夜有霜凝，阳明气变为草木枯落，气反见温，太阳气变，冰雪铺地。这是六气变异的一般规律。

厥阴气至为扰动，有飘摇之象；少阴气至为气高，有黄赤光焰之象；太阴气至为阴雾，有昏暗之象；少阳气至为光亮红云，有炎热之象；阳明气至为燥尘凉霜，有风急秋虫鸣叫之象；太阳气至为坚闭，有物盛藏之象。这是六气主令之常。

厥阴气至为筋急之病；少阴气至为疡疹身热之病；太阴气至为停饮胸腹痞闷之病；少阳气至为流涕呕吐疮疡之病；阳明气至为浮肿病；太阳气至为关节屈伸不利之病。这是六气生病的一般规律。

厥阴气至为胁痛；少阴气至为惊疑，恶寒，战慄，谵妄；太阴气至为腹中胀满；少阳气至为惊躁，昏闷，暴病；阳明气至为流涕，尻部以下皆痛；太阳气至为腰痛。这是六气生病之常。

厥阴气至为肌肉软弱拘挛；少阴气至为悲伤，狂妄，鼻出血；太阴气至为腹满霍乱吐泻；少阳气至为喉痹疼痛，耳鸣，呕吐；阳明气至为皮肤干燥；太阳气至为盗汗，筋抽缩强直。这是六气生病之常。

厥阴气至为胁病，呕吐，泄泻；少阴气至为多语狂笑；太阴气至为肢体沉重，浮肿，少阳气至为暴泻，肌肉搐动，突然死亡；阳阴气至为流涕；太阳气至为泄泻；二便不通。这是六气生病之常。

凡此十二种变化，万物与六气的德化政令相应，即以德应德，以化应化，以政应政，以令应令。六气的位置不同，自然界万物也与它相应。即以高应高，以下应下，前后中外相同。风胜多动，热胜多肿，燥胜多干燥，寒胜多痛，湿胜多水泻，甚则小便不通，水肿。根据气的不同，而言病的变化不同。

【原文】

帝曰：愿闻其用也。岐伯曰：夫六气之用，各归不胜而为化，故太阴雨化，施于太阳；太阳寒化，施于少阴；少阴热化，施于阳明；阳明燥化，施于厥阴；厥阴风化，施于太阴。各命其所在以征之也。帝曰：自得其位何如？岐伯曰：自得其位，常化也。帝曰：愿闻所在也。岐伯曰：命其位而方月可知也。

帝曰：六位之气盈虚何如？岐伯曰：太少异也。太者之至徐而常，少者暴而亡。帝曰：天地之气盈虚何如？岐伯曰：天气不足，地气随之，地气不足，天气从之，运居其中而常先也。恶所不胜，归所同和，随运归从而生其病也。故上胜则天气降而下，下胜则地气迁而上，多少而差其分，微者小差，甚者大差，甚则位易气交，易则大变生而病作矣。《大要》曰：甚纪五分，微纪七分，其差可见。此之谓也。

【释文】

黄帝说：愿知六气的气化作用。岐伯说：六气的气化作用，都是加于不胜之气而产生的。太阴湿气，加于太阳而生化；太阳寒气，加于少阴而生化；少阴热气，加于阳明而生化；阳明燥气，加于厥阴而生化；厥阴风气，加于太阳而生化。各随六气之所在为其指征。黄帝说：六气的常位怎样？岐伯说：自得其方位，是其生化的常态。黄帝说：愿知其所在的方位。岐伯说：六气定名后其方位及月时即可知道了。

黄帝说：六气盈虚怎样？岐伯说：太过不及是不同的。太过之气时间长，不及之气时间短。黄帝说：司天与在泉气的盈虚怎样？岐伯说：司天之气不足，在泉之气随之增加；在泉之气不足，司天之气随之增强。岁运之气在气交中常先于天气地气。岁运之气恶其所不胜的司天在泉之气，而归属于其同和之气，运气归从则胜，所以产生疾病。司天之气胜，其气降而下可影响在泉之气；在泉之气胜，其气上而升可影响司天之气。多少决定其升降的差数。胜气微的差别小，胜气甚的差别大。甚则位移气变，气大变则病产生。《大要》中说：胜气甚的占十分之五，胜气微的占十分之七。这就是所说的差别之数。

【原文】

帝曰：善。论言热无犯热，寒无犯寒。余欲不远寒，不远热奈何？岐伯曰：悉乎哉问也！发表不远热，攻里不远寒。帝曰：不发不攻而犯寒犯热何如？岐伯曰：寒热内贼，其病益甚。帝曰：愿闻无病者何如？岐伯曰：无者生之，有者甚之。帝曰：生者何如？岐伯曰：不远热则热至，不远寒则寒至，寒至则坚否腹满，痛急下利之病生矣，热至则身热，吐下霍乱，痈疽疮疡，瞀郁注下，瞤瘛肿胀，呕，鼽衄头痛，骨节变，肉痛，血溢血泄，淋闷之病生矣。帝曰：治之奈何？岐伯曰：时必顺之，犯者治以胜也。

【释文】

黄帝说：讲得好！论中说热病不犯热时，寒病不犯寒时，我想不避忌寒时，也不避忌热时，怎么办？岐伯说：问得真详细啊？发表不必忌讳热时，攻里不必忌讳寒时。黄帝说：如果不发表，不攻里，犯了寒热忌讳怎么办？岐伯说：寒热之邪将内伤脏腑，加剧病情。黄帝说：无病之人怎样说？岐伯说：无病的人，犯了会生病，有病的人，犯了会加重病情。黄帝说：犯忌讳后生病怎么办？岐伯说：不避热会生热病，不避寒会生寒病。寒病则胸部痞坚，腹胀满，腹痛下利等病产生；热病则身热，呕吐不利，霍乱，痈疽疮疡，头昏，泻下如水，肌肉搐动，肿胀，呕吐，鼻出血，头痛，关节肌肉痛，吐血，便血，淋，小便不通等病证产生。黄帝说：怎样治疗？岐伯说：必顺四时之气的寒热温凉而治疗。犯了忌讳的，应热病用寒药，寒病用热药治疗。

【原文】

黄帝问曰：妇人重身，毒之何如？岐伯曰：有故无殒，亦无殒也。帝曰：愿闻其故何谓也？岐伯曰：大积大聚，其可犯也，衰其太半而止，过者死。

【释文】

黄帝问道：妇女怀孕，怎样用药？岐伯答道：有病用药，则不损孕妇，也不损胎儿。黄帝说：你所指的是什么病？岐伯说：大积大聚之类的病，就可以不避禁忌去攻其邪，但病愈多半就应停药，用药过度，会使孕妇死亡。

【原文】

帝曰：善。郁之甚者治之奈何？岐伯曰：木郁达之，火郁发之，土郁夺之，金郁泄之，水郁折之，然调其气，过者折之，以其畏也，所谓泻之。帝曰：假者何如？岐伯曰：有假其气，则无禁也。所谓主气不足，客气胜也。帝曰：至哉圣人之道！天地大化运行之节，临御之纪，阴阳之政，寒暑之令，非夫子孰能通之？请藏之灵兰之室，署曰《六元正纪》。非斋戒不敢示，慎传也。

【释文】

黄帝说：讲得好！运气太过，怎样治疗？岐伯说：木气太过应疏通它，火气太过应发泄它，土气太过应泻除它，金气太过应疏泄它，水气太过应利导抑制它。这就是调和其气。太过应折伤其势，用其相制之药，这就是泻除其胜气。黄帝说：反时之假气怎样治疗？岐伯说：有反时之假气，不必遵守用热远热，用寒远寒的禁忌，这是因为主气不及而客气胜的原因。黄帝说：五运六气的学说真是太高深了！天地气运行之常，加临之理，阴阳之主，寒暑之令，不是您谁能精通它。请让我藏于灵兰之室，署名叫《六元正纪》。不经斋戒沐浴之诚心，不示人看，慎传于世。

刺法论篇第七十二（存亡待考）

本病论篇第七十三（存亡待考）

至真要大论篇第七十四

【原文】

黄帝问曰：五气交合，盈虚更作，余知之矣。六气分治，司天地者，其至何如？岐伯再拜对曰：明乎哉问也！天地之大纪，人神之通应也。帝曰：愿闻上合昭昭，下合冥冥奈何？岐伯曰：此道之所主，工之所疑也。

帝曰：愿闻其道也。岐伯曰：厥阴司天，其化以风；少阴司天，其化以热；太阴司天，其化以湿；少阳司天，其化以火；阳明司天，其化以燥；太阳司天，其化以寒。以所临脏位，命其病者也。

帝曰：地化奈何？岐伯曰：司天同候，间气皆然。帝曰：间气何谓？岐伯曰：司左右者，是谓间气也。帝曰：何以异之？岐伯曰：主岁者纪岁，间气者纪步也。帝曰：善。岁主奈何！岐伯曰：厥阴司天为风化，在泉为酸化，司气为苍化，间气为动化；少阴司天为热化，在泉为苦化，不司气化，居气为灼化；太阴司天为湿化，在泉为甘化，司气为黅化，间气为柔化；少阳司天为火化；在泉为苦化，司气为丹化，间气为明化；阳明司天为燥化，在泉为辛化，司气为素化，间气为清化；太阳司天为寒化，在泉为咸化，司气为玄化，间气为藏化。故治病者，必明六化分治，五味五色所生，五脏所宜，乃可以言盈虚病生之绪也。

帝曰：厥阴在泉而酸化，先余知之矣。风化之行也何如？岐伯曰：风行于地，所谓本也。余气同法。本乎天者，天之气也，本乎地者，地之气也。天地合气，六节分而万物化生矣。故曰：谨候气宜，无失病机，此之谓也。

【释文】

黄帝问道：五运之气互交，虚实互作，我已知道了。六气分时，司天在泉之气到来时是怎样的？岐伯再叩首答道：问得真明白啊！这是天地的大理，人与自然相应的规律。黄帝说：愿知上合天气，下合地气是怎样的？岐伯说：这是医道之所宗，医工之所疑难的问题。

黄帝说：愿知其理。岐伯说：厥阴司天，气从风化；少阴司天，气从热化；太阴司天，气以湿化；少阳司天，气从火化；阳明司天，气从燥化；太阳司天，气从寒化。六气司天，其偏胜之气侵临五脏，而依此定其病名。

黄帝说：在泉之地气怎样？岐伯说：与司天相同。间气也是这样。黄帝说：什么叫间气？岐伯说：司天在泉左右之气，叫做间气。黄帝说：怎样察辨？岐伯说：司天在泉之气，二者共主一年的气化。间气主六十天的气化。黄帝说：讲得好！主岁之气是怎样的？岐伯说：厥阴司天为风气，在泉之物为酸味，该气所主生物多青色，间气从风而动；少阴司天为热气，在泉之物为苦味，该气所主，生物色不从单一之色，间气从热化；太阴司天为湿气，在泉之物为甘味，该气所主，生物多黄色，间气从湿化。少阴司天为火气，在泉之物为苦味，该气所主，生物多赤色，间气从热化；阳明司天为燥气，在泉之物多辛味，该气所主，生物多白色，间气从凉化；太阳司天为寒气，在泉之物多咸味，该气所主，生物多黑色，间气从寒而闭藏化。所以治病，必须明白六气所主，五味、五色所生不同，五脏所宜，才可以言虚实生病之理。

黄帝说：厥阴在泉物酸化，我早已知道，风气之行怎样？岐伯说：风行于地，所谓本于地之气，其它五气与此相同。本于天的是天气，本于地的是地气。天地之气相合，六节划分而万物生化。所以说：细察气运，不要失掉病的基本变化规律，就是这个道理。

【原文】

帝曰：其主病何如？岐伯曰：司岁备物，则无遗主矣。帝曰：先当物何也？岐伯曰：天地之专精也。帝曰：司气者何如？岐伯曰：司岁者主岁同，然有余不足也。帝曰：非司岁物何谓也？岐伯曰：散也，故质同而异等也，气味有薄厚，性用有躁静，治保有多少，力化有浅深，此之谓也。

帝曰：岁主脏害何谓？岐伯曰：以所不胜命之，则其要也。帝曰：治之奈何？岐伯曰：上淫于下，所胜平之，外淫于内，所胜治之。帝曰：善。平气何如？岐伯曰：谨察阴阳所在而调之，以平为期，正者正治，反者反治。

帝曰：夫子言察阴阳所在而调之，论言人迎与寸口相应，若引绳小大齐等，命曰平，阴之所在寸口何如？岐伯曰：视岁南北，可知之矣。帝曰：愿卒闻之。岐伯曰：北政之岁，少阴在泉，则寸口不应；厥阴在泉，则右不应；太阴在泉，则左不应。南政之岁，少阴司天，则寸口不应；厥阴司天，则右不应；太阴司天，则左不应。诸不应者，反其诊则见矣。帝曰：尺候何如？岐伯曰：北政之岁，三阴在下，则寸不应，三阴在上，则尺不应。南政之岁，三阴在天，则寸不应，三阴在泉，则尺不应。左右同。故曰：知其要者，一言而终，不知其要，流散无穷，此之谓也。

【释文】

黄帝说：治病之药怎样？岐伯说：根据岁气采备药物，就不会有遗憾了。黄帝说：为什么要采备岁气化生的药物？岐伯说：这是因为能得天地的精气。黄帝说：运气所主的药物怎样？岐伯说：运气所主的药物与岁气之药相同，但有有余和不足的区别。黄帝说：不是岁气化生的药物怎样？岐伯说：其气散而不纯，虽然形质相同，但等次却不相同，气味厚薄不一，性能躁静不一，疗效多少不同，药力大小不同，就是这个道理。

黄帝说：主岁之气，伤害五脏是怎样的？岐伯说：五脏受其所不胜之气的侵袭，就会发生疾病，这是其要点。黄帝说：怎样治疗？岐伯说：司天之气偏胜，用所胜的药味平复它；在泉之气偏胜，用所胜的药味治疗它。黄帝说：讲得好！岁的平气怎样治疗？岐伯说：细察阴阳所在的司天在泉之气而调治，以平为度。常病用正治法。逆反之假证用反治法。

黄帝说：您讲细察阴阳所在而调治，但书上说人迎脉与寸口脉相应合，象引绳两端一样，大小相同，这叫做常人。病之应寸口怎样？岐伯说：观察岁气的南政北政，就可以知道了。黄帝说：愿尽知之。岐伯说：北政的年份（巳、午、未、申、酉、戌年），少阴在泉时，则寸口不同常脉；厥阴在泉，则右脉不同；太阴在泉，则左脉不同。南政的年份（亥、子、丑、寅、卯、辰年），少阴司天时，寸口脉不同常脉；厥阴司天时，右脉不同；太阴司天时，左脉不同。各种不同，都是反其脉之常，所以显而易见。黄帝说：怎样察尺？岐伯说：北政的年份，三阴在泉，则寸口脉不同；三阴在上司天，则尺不同。南政的年份，三阴在天，则寸脉不同，三阴在泉，则尺不同。左右脉相同。所以说：知其要领，一句话可概括。不知其要领，漫无边际。就是这个道理。

【原文】

帝曰：善。天地之气，内淫而病何如？岐伯曰：岁厥阴在泉，风淫所胜，则地气不明，平野昧，草乃早秀，民病洒洒振寒，善伸数欠，心痛支满，两胁里急，饮食不下，鬲咽不通，食则呕，腹胀善噫，得后与气，则快然如衰，身体皆重。

岁少阴在泉，热淫所胜，则焰浮川泽，阴处反明。民病腹中常鸣，气上冲胸，喘不能久立，寒热皮肤痛，目瞑齿痛䪼肿，恶寒发热如疟，少腹中痛，腹大，蛰虫不藏。

岁太阴在泉，草乃早荣，湿淫所胜，则埃昏岩谷，黄反见黑，至阴之交。民病饮积，心痛，耳聋，浑浑焞焞，嗌肿喉痹，阴病血见，少腹痛肿，不得小便，病冲头痛，目似脱，项似拔，腰似折，髀不可以回，腘如结，腨如别。

岁少阳在泉，火淫所胜，则焰明郊野，寒热更至。民病注泄赤白，少腹痛，溺赤，甚则血便，少阴同候。

岁阳明在泉，燥淫所胜，则霿雾清瞑。民病喜呕，呕有苦，善太息，心胁痛不能反侧，甚则嗌干面尘，身无膏泽，足外反热。

岁太阳在泉，寒淫所胜，则凝肃惨栗。民病少腹控睾，引腰脊，上冲心痛。血见，嗌痛颔肿。

帝曰：善。治之奈何？岐伯曰：诸气在泉，风淫于内，治以辛凉，佐以苦，以甘缓之，以辛散之；热淫于内，治以咸寒，佐以甘苦，以酸收之，以苦发之；湿淫于内，治以苦热，佐以酸淡，以苦燥之，以淡泄之；火淫于内，治以咸冷，佐以苦辛，以酸收之，以苦发之；燥淫于内，治以苦温，佐以甘辛，以苦下之；寒淫于内，治以甘热，佐以苦辛，以咸泻之，以辛润之，以苦坚之。

【释文】

黄帝说：讲得好！天地之气，侵入人体而致病是怎样的？岐伯说：厥阴在泉，风气胜，则地面不明，田野昏暗，草木早实。人病多恶寒发热，常伸腰哈欠，心痛胁满，两胁拘急，饮食不下，鬲咽不利，食后即吐，腹胀多噫气，排便或屁后，腹中突然轻松胀减，身体沉重。

少阴在泉，热气偏胜，川泽蒸热，阴处也明亮。人病腹鸣，气上逆胸，喘，不能久立，寒热，皮肤病，目昏，齿痛，颇部肿，恶寒发热似疟疾，小腹痛，腹胀大。蛰出早见。

太阴在泉，草木早茂，湿气偏胜，山川昏暗，黄色变黑，湿土交互之象。人病饮邪积聚，心痛，耳聋不听，咽肿喉痛，阴部出血，小腹肿痛，不能小便，正头痛，目如脱出，项似拔出一般，腰如折断，痛不可转动，腘如固定，腨如分离。

少阳在泉，火气偏胜，川野明亮，寒热互至。人病痢疾，小腹痛，尿赤，甚则血尿，与少阴在泉时病同。

阳明在泉，燥气偏胜，雾气昏蒙。人病多呕吐，呕见苦汁，常叹气，心胁疼痛不能转身，甚则咽干面枯，身肤枯燥无泽，足外部发热。

太阳在泉，寒气偏胜，天地凝结寒冷。人病小腹痛引睾丸，引腰脊痛，上脘正心口处痛，出血，咽干，下颏肿。

黄帝说：讲得好！怎样治疗？岐伯说：凡在泉之气，风邪伤人，治用辛凉药物，佐以苦甘之药，用甘味缓和，用辛味散发；热邪伤人，治用咸寒药物，佐以甘苦之药，用酸味收敛，用苦味发散；湿邪伤人，治用苦热药物，佐以酸淡药，用苦燥湿，用淡味泄湿；火邪伤人，治用咸冷药物，佐以苦辛药，用酸收敛，用苦味发散；燥邪伤人，治用苦温药物，佐以甘辛药，用苦下热；寒邪伤人，治用甘热药物，佐以苦辛药，用咸味药润下，用辛味药润散开泄，用苦味药坚实。

【原文】

帝曰：善。天气之变何如？岐伯曰：厥阴司天，风淫所胜，则太虚埃昏，云物以扰，寒生春气，流水不冰。民病胃脘当心而痛，上支两胁，鬲咽不通，饮食不下，舌本强，食则呕，冷泄腹胀，溏泄，瘕水闭，蛰虫不去，病本于脾。冲阳绝，死不治。

少阴司天，热淫所胜，怫热至，火行其政。民病胸中烦热，嗌干，右胠满，皮肤痛，寒热咳喘。大雨且至，唾血血泄，鼽衄嚏呕，溺色变，甚则疮疡胕肿，肩背臂臑及缺盆中痛，心痛肺䐜，腹大满，膨膨而喘咳，病本于肺，尺泽绝，死不治。

太阴司天，湿淫所胜，则沉阴且布，雨变枯槁，胕肿骨痛阴痹，阴痹者，按之不得，腰脊头项痛，时眩，大便难，阴气不用，饥不欲食，咳唾则有血，心如悬，病本于肾。太溪绝，死不治。

少阳司天，火淫所胜，则温气流行，金政不平。民病头痛，发热恶寒而疟，热上皮肤痛，色变黄赤，传而为水，身面胕肿，腹满仰息，泄注赤白，疮疡，咳，唾血，烦心，胸中热，甚则鼽衄，病本于肺。天府绝，死不治。

阳明司天，燥淫所胜，则木乃晚荣，草乃晚生，筋骨内变，民病左胠胁痛，寒清于中，感而疟，大凉革候，咳，腹中鸣，注泄鹜溏，名木敛，生菀于下，草焦上首，心胁暴痛，不可反侧，嗌干面尘腰痛，丈夫㿗疝，妇人少腹痛，目昧眦，疡疮痤痈，蛰虫来见，病本于肝。太冲绝，死不治。

太阳司天，寒淫所胜，则寒气反至，水且冰，血变于中，发为痈疡。民病厥心痛，呕血血泄鼽衄，善悲，时眩仆，运火炎烈，雨暴乃雹，胸腹满，手热肘挛掖肿，心澹澹大动，胸胁胃脘不安，面赤目黄，善噫，嗌干，甚则色炲渴而欲饮，病本于心。神门绝，死不治。所谓动气知其脏也。

帝曰：善。治之奈何？岐伯曰：司天之气，风淫所胜，平以辛凉，佐以苦甘，以甘缓之，以酸泻之；热淫所胜，平以咸寒，佐以苦甘，以酸收之；湿淫所胜，平以苦热，佐以酸辛，以苦燥之，以淡泄之。湿上甚而热，治以苦温，佐以甘辛，以汗为故而止。火淫所胜，平以酸冷，佐以苦甘，以酸收之，以苦发之，以酸复之，热淫同；燥淫所胜，平以苦湿，佐以酸辛，以苦下之；寒淫所胜，平以辛热，佐以甘苦，以咸泻之。

【释文】

黄帝说：讲得好！司天之气变化是怎样的？岐伯说：厥阴司天，风气偏胜，天空昏暗，云物扰动，寒天有春气，流水不冰。人病胃脘痛，上撑两胁，鬲咽不利，饮食不下，舌根强硬，食则呕吐，腹冷腹泻，胀满，大便稀薄，气瘕结聚，小便不通，蛰虫之出。木克土，病根于脾，冲阳脉绝，为死证。不可治。

少阴司天，热气偏胜，郁热至，火主其令。人病胸中烦热，咽干，右胁满胀，皮肤病，寒热，咳喘。大雨时至，唾血，便血，鼻出血，流涕，呕吐，尿黄，甚则疮疡，浮肿，肩、背、臂、缺盆等处疼痛，心痛，胸肺胀，腹胀大，气喘咳嗽。火克金，病根于肺。尺泽脉绝为死证，不可治。

太阴司天，湿气偏胜，沉阴密云，雨润枯槁。人病浮肿，骨痛，阴寒痹证。阴痹就是按之不痛，腰脊头项痛，头时眩晕，便秘，阴器痿弱失用，饥不欲食，咳唾有血，心悸不宁。土克水，病根于肾，太谿脉绝为死证，不可治。

少阳司天，火气偏胜，温热气行，金气不行。人病头痛，发热恶寒如疟，皮肤热痛，尿黄赤，传为积水，身面浮肿，腹满气短，痢疾，疮疡，咳血，心烦，胸中热，甚则鼻出血。火克金，病根于肺。天府脉绝为死证，不可治。

阳明司天，燥气偏胜，木晚荣，草晚生，筋骨多病。人病在胁痛，中寒，感寒成疟，大凉气变，病咳嗽，肠鸣，大便清稀，草木收敛，生气伏下，草叶枯焦。人病心胁急痛，不可转身，咽干面枯，腰痛，男子癞疝，女子小腹痛，目昏不明，疮疡痤痈，蛰虫反见。金克木，病根于肝。太冲脉绝为死证，不可治。

太阳司天，寒气偏胜，寒气屡至，水结冰，血病于中，发为痈疡。人病急心痛，呕血，便血，鼻出血，常悲痛，时眩晕仆倒。火气若胜，则暴雨兼冰雹，人病胸腹满，手、肘、掖挛搐疼痛，心悸，胸胁胃脘不适，面赤目黄，多噫气，咽干，甚则面色黑，渴想饮水。水克火，病根于心。神门脉绝为死证，不可治。这就是所说的脉动之气，可知内脏的病状。

黄帝说：讲得好！怎样治疗？岐伯说：司天之气，风邪偏胜，平其胜气用辛凉之药，佐以苦甘之药，以甘味药缓和，以酸味药泻散；热邪偏胜，平其胜气用咸寒药，佐以苦甘药，用酸味收敛；湿邪偏胜，平其胜气用苦热药物，佐以酸辛药，用苦味燥湿，用淡味泄湿。上部湿热盛，治用苦湿药，佐以甘辛药，以汗出为度；火邪偏胜，平其胜气用酸冷之药，佐以苦甘药，以酸味收敛，以苦味泻发，以酸味复阴液。热邪治疗同此。燥邪偏胜，平其胜气用苦湿之药，佐以酸辛之药，以苦味润泻；寒邪偏胜，平其胜气用辛热之药，佐以甘苦之药，以咸味药泻其寒邪。

【原文】

帝曰：善。邪气反胜，治之奈何？岐伯曰：风司于地，清反胜之，治以酸温，佐以苦甘，以辛平之；热司于地，寒反胜之，治以甘热，佐以苦辛，以咸平之；湿司于地，热反胜之，治以苦冷，佐以咸甘，以苦平之；火司于地，寒反胜之，治以甘热，佐以苦辛，以咸平之；燥司于地，热反胜之，治以平寒，佐以苦甘，以酸平之，以和为利；寒司于地，热反胜之，治以咸冷，佐以甘辛，以苦平之。

帝曰：其司天邪胜何如？岐伯曰：风化于天，清反胜之，佐以甘苦；热化于天，寒反胜之，治以甘湿，佐以苦酸辛；湿化于天，热反胜之，治以苦寒，佐以苦酸；火化于天，寒反胜之，治以甘热，佐以苦辛；燥化于天，热反胜之，治以辛寒，佐以苦甘；寒化于天，热反胜之，治以咸冷，佐以苦辛。

【释文】

黄帝说：讲得好！邪气反胜之病怎样治疗？岐伯说：风气主地，清凉气反胜，治用酸温药，佐以苦甘药，用辛味药平其气；热气主地，寒气反胜，治用甘热药，佐以苦辛药，用咸味药平其气；湿气主地，热气反胜，治用苦冷药，佐以咸甘药，用苦味药平其气；火气主地，寒气反胜，治用甘热药，佐以苦辛药，用咸味药平其气；燥气主地，热气反胜，治用凉寒药，佐以苦甘药，用酸味药平其气，以和为度；寒气主地，热气反胜，治用咸冷药，佐以甘辛药，用苦味药平其气。

黄帝说：司天之气邪反胜怎样治疗？岐伯说：风气在天，凉气反胜，治用酸温药，佐以甘苦药；热气在天，寒气反胜，治用甘温药，佐以苦酸辛药；湿气在天，热气反胜，治用苦寒药，佐以苦酸药；火气在天，寒气反胜，治用甘热药，佐以苦辛药；燥气在天，热气反胜，治用辛寒药，佐以苦甘药；寒气在天，热气反胜，治用咸冷药，佐以苦辛药。

【原文】

帝曰：六气相胜奈何？岐伯曰：厥阴之胜，耳鸣头眩，愦愦欲吐，胃鬲如寒。大风数举，倮虫不滋，胠胁气并，化而为热，小便黄赤，胃脘当心而痛，上支两胁，肠鸣飧泄，少腹痛，注下赤白，甚则呕吐，鬲咽不通。

少阴之胜，心下热善饥，脐下反动，气游三焦，炎暑至，木乃津，草乃萎，呕逆躁烦，腹满痛，溏泄，传为赤沃。

太阴之胜，火气内郁，疮疡于中，流散于外，病在胠胁，甚则心痛热格，头痛喉痹项强，独胜则湿气内郁，寒迫下焦，痛留顶，互引眉间，胃满，雨数至，燥化乃见，少腹满，腰脽重强，内不便，善注泄，足下温，头重足胫胕肿，饮发于中，胕肿于上。

少阳之胜，热客于胃，烦心心痛，目赤欲呕，呕酸善饥，耳痛溺赤，善惊，谵妄，暴热消烁，草萎水涸，介虫乃屈，少腹痛，下沃赤白。

阳明之胜，清发于中，左胠胁痛，溏泄，内为嗌塞，外为癞疝，大凉肃杀，华英改容，毛虫乃殃，胸中不便，嗌塞而咳。

太阳之胜，凝溧且至，非时水冰，羽乃后化，痔疟发，寒厥入胃，则内生心痛，阴中乃疡，隐曲不利，互引阴股，筋肉拘苛，血脉凝泣，络满色变，或为血泄，皮肤否肿，腹满食减，热反上行，头项囟顶脑户中痛，目如脱，寒入下焦，传为濡泻。

帝曰：治之奈何？岐伯曰：厥阴之胜，治以甘清，佐以苦辛，以酸泻之；少阴之胜，治以辛寒，佐以苦咸，以甘泻之；太阴之胜，治以咸胜，佐以辛甘，以苦泻之；少阳之胜，治以辛寒，佐以甘咸，以甘泻之；阳明之胜，治以酸温，佐以辛甘，以苦泻之；太阳之胜，治以甘热，佐以辛酸，以咸泻之。

【释文】

黄帝说：六气相互的胜气是怎样的？岐伯说：厥阴胜气，耳鸣头眩，恶心欲吐，胃鬲寒，大风屡起，倮虫不生，胠胁气盛，成为热证，小便黄赤，胃脘痛，上撑两胁，肠鸣，水泻，小腹痛，痢疾，甚则呕吐，鬲咽不利。

少阴胜气，心下热，常饥，脐下痛，热布上中下全身。炎暑至，树林蒸汁，草枯萎，人病呕吐，烦躁，腹满痛，大便稀薄，变为血尿。

太阴胜气，火气滞内，成为疮疡，热气散外，病在胠胁，甚则心痛热闭，头痛，喉痹，项强。湿气独盛，内滞于中，寒湿下迫，头顶痛，引动眉间痛，胃胀满。大雨屡下，燥气不见，小腹满，腰椎沉重强直，屈伸不便，常泄泻，足下热，头重，足胫浮肿，饮病发中，浮肿在外。

少阳胜气，热气侵胃，烦心，心痛，目赤，恶心欲呕，呕吐酸水，常饥，耳痛，尿赤，常惊，谵妄。酷热灼物，草枯水干，介虫咸伏，人病小腹痛，痢疾等。

阳明胜气，凉气发于内，左胠胁痛，大便稀薄，内为咽喉痹阻，外为阴肿疝气。大凉之气收敛，草木萎落变貌，毛虫死亡，人病胸中不利，咽喉闷滞，咳嗽。

太阳胜气，寒冷气至，冰早结，羽虫迟生，痔、疟病发，寒气入胃则心痛，阴部生疮，大小便不利，痛引阴股，筋肉拘急麻木，血脉凝滞，络脉充盈色深，或便血，皮肤水肿，腹胀满，食少，热逆上行，则头项头顶头中痛，目似脱，寒侵下焦则泄泻。

黄帝说：怎样治疗？岐伯说：厥阴胜气，治用甘清药物，佐以苦辛，用酸味泻邪；少阴胜气，治用辛寒药，佐以苦咸药，用甘味泻其邪；太阴胜气，治用咸热药，佐以辛甘药，用苦味泻其邪；少阳胜气，治用辛寒药，佐以甘咸药，用甘草泻其邪气；阳明胜气，治用酸温药，佐以辛甘药，用苦味泻其邪气；太阳胜气，治用甘热药，佐以辛酸药，用咸味泻其邪气。

【原文】

帝曰：六气之复何如？岐伯曰：悉乎哉问也！厥阴之复，少腹坚满，里急暴痛，偃木飞沙，倮虫不荣，厥心痛，汗发呕吐，饮食不入，入而复出，筋骨掉眩，清厥，甚则入脾，食痹而吐。冲阳绝，死不治。

少阴之复，燠热内作，烦躁鼽嚏，少腹绞痛，火见燔焫，嗌燥，分注时止，气动于左，上行于右，咳，皮肤痛，暴喑心痛，郁冒不知人，乃洒淅恶寒，振栗谵妄，寒已而热，渴而欲饮，少气骨痿，隔肠不便，外为浮肿，哕噫，赤气后化，流水不冰，热气大行，介虫不复，病疿胗疮疡，痈疽痤痔，甚则入肺，咳而鼻渊。天府绝，死不治。

太阴之复，湿变乃举，体重中满，食饮不化，阴气上厥，胸中不便，饮发于中，咳喘有声。大雨时行，鳞见于陆，头顶痛重，而掉瘛尤甚，呕而密默，唾吐清液，甚则入肾，窍泻无度。太豁绝，死不治。

少阳之复，大热将至，枯燥燔焫，介虫乃耗，惊瘛咳衄，心热烦躁，便数憎风，厥气上行，面如浮埃，目乃瞤瘛，火气内发，上为口糜，呕逆，血溢血泄，发而为疟，恶寒鼓栗，寒极反热，嗌络焦槁，渴引水浆，色变黄赤，少气脉萎，化而为水，传为胕肿，甚则入肺，咳而血泄。尺泽绝，死不治。

阳明之复，清气大举，森木苍干，毛虫乃厉。病生胠胁，气归于左，善太息，甚则心痛否满，腹胀而泄，呕苦咳哕，烦心，病在鬲中头痛，甚则入肝，惊骇筋挛。太冲绝，死不治。

太阳之复，厥气上行，水凝雨冰，羽虫乃死，心胃生寒，胸膈不利，心痛否满，头痛善悲，时眩仆，食减。腰脽反痛，屈伸不便，地裂冰坚，阳光不治。少腹控睾，引腰脊，上冲心，唾出清水，及为哕噫，甚则入心，善忘善悲。神门绝，死不治。

帝曰：善。治之奈何？岐伯曰：厥阴之复，治以酸寒，佐以甘辛，以酸泻之，以甘缓之；少阴之复，治以咸寒，佐以苦辛，以甘泻之，以酸收之，辛苦发之，以咸软之；太阴之复，治以苦热，佐以酸辛，以苦泻之，燥之、泄之；少阳之复，治以咸冷，佐以苦辛，以咸软之，以酸收之，辛苦发之，发不远热，无犯温凉，少阴同法；阳明之复，治以辛温，佐以苦甘，以苦泄之，以苦下之，以酸补之；太阳之复，治以咸热，佐以甘辛，以苦坚之。治诸胜复，寒者热之，热者寒之，温者清之，清者温之，散者收之，抑者散之，燥者润之，急者缓之，坚者耎之，脆者坚之，衰者补之，强者泻之，各安其气，必清必静，则病气衰去。归其所宗，此治之大体也。

【释文】

黄帝说：六气的复气怎样？岐伯说：问得真详细啊！厥阴的复气，小腹坚硬胀满，腹内急痛。树伏飞沙，倮虫不育。人病心痛，汗出，呕吐，食饮不进，进而吐出，筋骨振颤，头眩，清冷，甚则入脾，食痹吐食。冲阳脉绝为死证，不可治。

少阴复气，闷热内生，烦躁，鼻流血，小腹剧痛，身热如灼，咽干。便利时下时止，气动于左侧上行于右，咳嗽，皮肤痛，突然失音，心痛，昏不知人，恶寒，战慄、谵妄，寒罢而热，渴而想喝水，气短，骨软弱，肠闭不便，外为浮肿，哕，噫气，火气迟化，流水不冰，热气大行，介虫不藏。人病疿疹疮疡，痈疽痤痔，甚则入肺，咳嗽，鼻塞流涕。天府脉绝为死证，不可治。

太阴复气，湿气变异流行，身体沉重，中满，食物不化，湿气上逆，胸中不利，水饮病于中，咳喘哮鸣，大雨时降，鱼类见于陆地。人病头顶重痛，震颤尤甚，呕吐，不欲动，唾吐清水，甚则入肾，泄泻不止。太谿脉绝，为死证，不可治。

少阳复气，大热行，物干灼热，介虫伤耗，惊恐，抽搐，心热烦躁，小便频数，怕风，病气上行，面色如浮土，目跳动，火气内发，口糜烂，呕吐，血溢便血，发为疟疾，恶寒战抖，寒极生热，咽干舌槁，渴饮汤水，尿黄赤，短气脉弱，传为水滞，传为水肿。甚则入肺，咳嗽出血。尺泽脉绝，为死证，不可治。

阳明复气，凉气大行，树木干苍，毛虫疫病。胠胁疼痛，气滞左侧，常叹气，甚则心痛痞满，腹胀，泄泻，呕吐苦汁，咳嗽，哕，烦躁。病在膈中，头痛，甚则入肝，惊骇，筋挛。太冲脉绝为死证。不可治。

太阳复气，寒气上行，冰雪降，羽虫死亡。心胃有寒，胸膈不利，心痛痞满，头痛，常悲痛，时眩晕仆倒，食少，腰椎痛，屈伸不便，地裂冰坚，阳光不主，小腹痛引睾丸，引腰脊痛，上引心痛，唾清水，哕，噫气，甚则入心，多忘多悲，神门脉绝，为死证，不可治。

黄帝说：讲得好！怎样治疗？岐伯说：厥阴复气，治用酸寒药，佐用甘辛药，用酸味泻邪，用甘味缓和邪气；少阴复气，治用咸寒药，佐以苦辛药，用甘味泻邪，用酸味药收敛，有辛苦药发散，用咸味药软坚；太阴复气，治用苦热药，佐以酸辛药，以苦味泻邪、燥湿、泄湿；少阳复气，治用咸冷药，佐以苦辛药，用咸味软坚，用酸味收敛，用辛苦味发散。发汗不避天热，不用温凉之药，与少阴复气治法同；阳明复气，治用辛温药，佐以苦甘药，用苦味药泄邪，用苦味药泻邪，用酸味药补虚；太阳复气，治用咸热药，佐以甘辛药，用苦味软坚。治疗各种胜复之气，气寒的用热药，气热的用寒药，气温用凉药，气凉用温药，气耗散的收敛，气聚滞的发散，气燥滋润，气急的缓和，病邪坚实的软坚，气脆弱的坚固它，气衰的补益，气盛的泻除。各平其气，使其和静不偏，则病气除去，各归其常，这是治疗之大法。

【原文】

帝曰：善。气之上下，何谓也？岐伯曰：身半以上，其气三矣，天之分也，天气主之。身半以下，其气三矣，地之分也，地气主之。以名命气，以气命处，而言其病。半，所谓天枢也。故上胜而下俱病者，以地名之，下胜而上俱病者，以天名之。所谓胜至，报气屈服而未发也。复至则不以天地异名，皆如复气为法也。帝曰：胜复之动，时有常乎？气有必乎？岐伯曰：时有常位，而气无必也。帝曰：愿闻其道也。岐伯曰：初气终三气，天气主之，胜之常也。四气尽终气，地气主之，复之常也。有胜则复，无胜则否。帝曰：善。复已而胜何如？岐伯曰：胜至则复，无常数也，衰乃止耳。复已而胜，不复则害，此伤生也。帝曰：复而反病何也？岐人曰：居非其位，不相得也。大复其胜则主胜之，故反病也。所谓火燥热也。

帝曰：治之何如？岐伯曰：夫气之胜也，微者随之，甚者制之。气之复也，和者平之，暴者夺之。皆随胜气，安其屈伏，无问其数，以平为期，此其道也。

帝曰：善。客主之胜复奈何？岐伯曰：客主之气，胜而无复也。帝曰：其逆从何如？岐伯曰：主胜逆，客胜从，天之道也。

帝曰：其生病何如？岐伯曰：厥阴司天，客胜则耳鸣掉眩，甚则咳。主胜则胸胁痛，舌难以言；少阴司天，客胜则鼽嚏，颈项强，肩背瞀热，头痛少气，发热耳聋目瞑，甚则胕肿血溢，疮疡咳喘。主胜则心热烦躁，甚则胁痛支满；太阴司天，客胜则首面胕肿，呼吸气喘。主胜则胸腹满，食已而瞀；少阳司天，客胜则丹胗外发，及为丹熛疮疡，呕逆喉痹，头痛嗌肿，耳聋血溢，内为瘛疭。主胜则胸满咳，仰息，甚而有血，手热；阳明司天，清复内余，则咳衄嗌塞，心鬲中热，咳不止而白出血者死；太阳司天，客胜则胸中不利，出清涕，感寒则咳。主胜则喉咽中鸣。

厥阴在泉，客胜则大关节不利，内为痉强拘瘛，外为不便。主胜则筋骨繇并，腰腹时痛；少阴在泉，客胜则腰痛，尻股膝髀腨骺足病，瞀热以酸，胕肿不能久立，溲便变。主胜则厥气上行，心痛发热，鬲中众痹皆作，发于胠胁，魄汗不藏，四逆而起；太阴在泉，客胜则足痿下重，便溲不时，湿客下焦，发而濡泻，及为肿隐曲之疾。主胜则寒气逆满，食饮不下，甚则为疝；少阳在泉，客胜则腰腹痛而反恶寒，甚则下白溺白。主胜则热反上行而客于心，心痛发热，格中而呕，少阴同候；阳明在泉，客胜则清气动下，少腹坚满而数便泻。主胜则腰重腹痛，少腹生寒，下为鹜溏，则寒厥于肠，上冲胸中，甚则喘不能久立；太阳在泉，寒复内余，则腰尻痛，屈伸不利，股胫足膝中痛。

帝曰：善。治之奈何？岐伯曰：高者抑之，下者举之，有余折之，不足补之，佐以所利，和以所宜，必安其主客，适其寒温，同者逆之，异者从之。

帝曰：治寒以热，治热以寒，气相得者逆之，不相得者从之，余以知之矣。其于正味何如？岐伯曰：木位之主，其泻以酸，其补以辛；火位之主，其泻以甘，其补以咸；土位之主，其泻以苦，其补以甘；金位之主，其泻以辛，其补以酸；水位之主，其泻以咸，其补以苦。厥阴之客，以辛补之，以酸泻之，以甘缓之；少阴之客，以咸补之，以甘泻之，以咸收之；太阴之客，以甘补之，以苦泻之，以甘缓之；少阳之客，以咸补之，以甘泻之，以咸软之；阳明之客，以酸补之，以辛泻之，以苦泄之；太阳之客，以苦补之，以咸泻之，以苦坚之，以辛润之，开发腠理，致津液，通气也。

帝曰：善。愿闻阴阳之三也何谓？岐伯曰：气有多少，异用也。帝曰：阳阳何谓也？岐伯曰：两阳合明也。帝曰：厥阴何也？岐伯曰：两阴交尽也。

【释文】

黄帝说：讲得好！人体之气为什么分上下？岐伯说：身半以上，应司天之三气，为天之份，为天气所主；身半以下，应在泉之三气，为地气之份，为地气所主。以病名应合六气，以六气应合病位，所以讲疾病应合天地之气。半，就是平脐天枢穴处。上气胜，下气病的，用地气的名称命名疾病；下部胜，上部病的，用天气的名称命名疾病。所谓胜气将至，指报复之气郁聚尚未发作，而复气到来时，就不以司天在泉之气来区别其名称，而以复气的变化来定病名。黄帝说：胜气复气的变化有规律吗？有固定的时间吗？岐伯说：四时有常规，而胜气复气没有一定的时间。

黄帝说：愿知其理。岐伯说：第一气到第三气，为天气所主，是胜气常发生的时间。第四气到第六气，为地气所主，是复气常发作的时间。有胜气就有复气，没有胜气就没有复气。黄帝说：讲得好！复气之后又有胜气发生是怎么回事？岐伯说：胜气产生就会有复气，并无常规，直到气衰为止。复气后又会有胜气产生，如果有胜气没有复气，就会产生灾害，伤害人体生命。黄帝说：有复气却病是为什么？岐伯说：复气不是其主令之时而至，气与时位不合，所以致病。过复其气则主气胜，复气反病。这一般指火、燥、热三气而言。

黄帝说：怎样治疗？岐伯说：治疗胜气之病，轻证顺其气的性质用药治疗，重证逆其气性制止它。复气之病，缓证平调其气，急证削减其势。总之，各随胜复气之不同，按其盛衰，不问治疗次数，以平为度，这是治疗法则。

黄帝说：讲得好！客气和主气的胜复怎样？岐伯说：客气与主气之间，只有胜气而没有复气。黄帝说：其逆顺怎样区别？岐伯说：主气胜是逆，客气胜是从。这是自然界的一般规律。

黄帝说：司天在泉之气生病怎样？岐伯说：岐伯说：厥阴司天，客气胜就会耳鸣头晕，甚则咳嗽。主气胜会胸胁痛，舌强难言；少阴司天，客气胜会鼻流血，流涕，颈项强，肩背郁热，头痛，气短，发热，耳聋目昏，甚则水肿，出血，疮疡，咳喘。主气胜则心热，烦躁，甚则胸胁痛胀满；太阴司天，客气胜则头面浮肿，呼吸气喘。主气胜则胸腹满，食后神昏；少阳司天，客气胜则皮肤发疹，丹毒，疮疡，呕吐，喉痹，头痛，咽肿，耳聋，出血，肌肉拘急。主气胜则胸满，咳嗽，气喘，甚则咳血，手心热；阳明司天，清复之气有余，咳嗽，鼻出血，咽滞塞，心膈内热，咳不止，面色苍白，血出者为死证；太阳司天，客气胜则胸中不利，流清涕，遇寒则咳嗽。主气胜则哮喘鸣响。

厥阴在泉，客气胜则关节不利，内为拘急痉挛，外为活动不便。主气胜则筋骨颤摇，腰腹疼痛；少阴在泉，客气胜则腰痛，尻股以下均病，胀热而酸，足肿，不能久立，尿色赤。主气胜则病气上行，心痛，发热，身中多处痹痛，病发于胠胁，大汗不止，手足发凉；太阴在泉，客气胜则足软，下肢沉重，大小便失常，湿侵下焦，成为湿泻证，或为阴肿，小便不利之病。主气胜则寒气上满，饮食不下，甚则成疝；少阳在泉，客气胜则腰腹痛，怕冷，甚则白带，尿白浊。主气胜则热上行至心，心痛，发热，中阻呕吐，少阴与此相同；阳明在泉，客气胜则清气下侵，小腹坚满，屡次便泻。主气胜则腰重腹痛，小腹寒，下为稀便，是寒病在肠。邪气上逆胸中，甚则喘，不能久站；太阳在泉，寒复气盛，会腰尻疼痛，屈伸不便，胫股足膝均痛。

黄帝说：讲得好！怎样治疗？岐伯说：气上的降下，气下的上提，盛者衰之，不足补之，佐以气益之药，和以所适之药，必须平其主、客偏差之气，适其寒热之气。主客气同，逆其气而治；主客不同，顺其气而治。

黄帝说：治寒用热，治热用寒，主客相同用逆治法，主客不同用从治法。我已知道了。其五味所治怎样？岐伯说：风气之病，用酸味泻，用辛味补；火气之病，用甘味泻，用咸味补；湿土气之病，用苦味泻，用甘味补；燥气之病，用辛味泻，用酸味补；水气之病，用咸味泻，用苦味补。厥阴客气之病，用辛味补，用酸味泻，用甘味缓；少阴客气之病，用咸味补，用甘味泻，用咸味收；太阴客气之病，用甘味补，用苦味泻，用甘味缓；少阳客气之病，用咸味补，用甘味泻，用咸味软；阳明客气之病，用酸味补，用辛味泻，用苦味疏；太阳客气之病，用苦味补，用咸味泻，用苦味坚，用辛味润。开疏腠理，调理津液，宣通阳气。

黄帝说：讲得好！愿知阴阳各有三种是什么道理？岐伯说：阴阳之气各有多少，所以其性质作用不同。黄帝说：阳明怎样讲？岐伯说：比太阳、少阳相合之甚，所以叫阳明。黄帝说：厥阴怎样讲？岐伯说：比太阴、少阴之气极甚，所以叫厥阴。

【原文】

帝曰：气有多少，病有盛衰，治有缓急，方有大小，愿闻其约奈何？岐伯曰：气有高下，病有远近，证有中外，治有轻重，适其至所为故也。《大要》曰：君一臣二，奇之制也；君二臣四，偶之制也；君二臣三，奇之制也；君二臣六，偶之制也。故曰：近者奇之，远者偶之，汗者不以奇，下者不以偶，补上治上制以缓，补下治下制以急。急则气味厚，缓则气味薄，适其至所，此之谓也。病所远而中道气味之者，食而过之，无越其制度也。是故平气之道，近而奇偶，制小其服也。远而奇偶，制大其服也。大则数少，小则数多。多则九之，少则二之。奇之不去则偶之，是谓重方。偶之不去，则反佐以取之，所谓寒热温凉，反从其病也。

帝曰：善。病生于本，余知之矣。生于标者，治之奈何？岐伯曰：病反其本，得标之病，治反其本，得标之方。

帝曰：六气之胜，何以候之？岐伯曰：乘其至也。清气大来，燥之胜也，风木受邪，肝病生焉；热气大来，火之胜也，金燥受邪，肺病生焉；寒气大来，水之胜也，火热受邪，心病生焉；湿气大来，土之胜也，寒水受邪，肾病生焉；风气大来，木之胜也，土湿受邪，脾病生焉。所谓感邪而生病也。乘年之虚，则邪甚也。失时之和，亦邪甚也。遇月之空，亦邪甚也。重感与邪，则病危矣。有胜之气，必有来复也。

帝曰：其脉至何如？岐伯曰：厥阴之至其脉弦，少阴之至其脉钩，太阴之至其脉沉，少阳之至大而浮，阳明之至短而涩，太阳之至大而长。至而和则平，至而甚则病。至而反者病，至而不至者病，未至而至者病，阴阳易者危。

帝曰：六气标本，所从不同奈何？岐伯曰：气有从本者，有从标本者，有不从标本者也。帝曰：愿卒闻之。岐伯曰：少阳太阴从本，少阴太阳从本从标，阳明厥阴，不从标本从乎中也。故从本者，化生于本，从标本者有标本之化，从中者以中气为化也。帝曰：脉从而病反者，其诊何如？岐伯曰：脉至而从，按之不鼓，诸阳皆然。帝曰：诸阴之反，其脉何如？岐伯曰：脉至而从，按之鼓甚而盛也。

是故百病之起，有生于本者，有生与标者，有生于中气者，有取本而得者，有取标而得得，有取中气而得者。有逆取而得者，有从取而得者。逆，正顺也；若顺，逆也。故曰：知标与本，用之不殆。明知逆顺，正行无问。此之谓也。不知是者，不足以言诊，是以乱经。故《大要》曰：粗工嘻嘻，以为可知，言热未已，寒病复至。同气异形，迷诊乱经。此之谓也。夫标本之道，要而博，小而大，可以言一而知百病之害，言标与本，易而勿损，察本与标，气可令调。明知胜复，为万民式，天之道毕矣。

帝曰：胜复之变，早晏何如？岐伯曰：夫所胜者，胜至已病，病已愠愠，而复已萌也。夫所复者，胜尽而起，得位而甚。胜有微甚，复有少多。胜和而和，胜虚而虚，天之常也。帝曰：胜复之作，动不当位，或后时而至，其故何也？岐伯曰：夫气之生，与其化衰盛异也。寒暑温凉盛衰之用，其在四维。故阳之动，始于温，盛于暑；阴之动，始于清，盛于寒。春夏秋冬，各差其分。故《大要》曰：彼春之暖，为夏之暑，彼秋之忿，为冬之怒，谨按四维，斥候皆归，其终可见，其始可知。此之谓也。帝曰：有差数乎？岐伯曰：又凡三十度也。帝曰：其脉应皆何如？岐伯曰：差同正法，待时而去也。《脉要》曰：春不沉，夏不弦，冬不涩，秋不数，是谓四塞。沉甚曰病，弦甚曰病，涩甚曰病，数甚曰病，参见曰病，复见曰病，未去而去曰病，去而不去曰病，反者死。故曰：气之相守司也，如权衡之不得相失也。夫阴阳之气，清静则生化治，动则苛疾起，此之谓也。

帝曰：幽明何如？岐伯曰：两阴交尽故曰幽，两阳相合故曰明。幽明之配，寒暑之异也。帝曰：分至何如？岐伯曰：气至之谓至，气分之谓分。至则气同，分则气异。所谓天地之正纪也。

帝曰：夫子言春秋气始于前，冬夏气始于后，余已知之矣。然六气往复，主岁不常也，其补泻奈何？岐伯曰：上下所主，随其攸利，正其味，则其要也。左右同法。《大要》曰：少阳之主，先甘后咸；阳明之主，先辛后酸；太阳之主，先咸后苦；厥阴之主，先酸后辛；

少阴之主，先甘后咸；太阴之主，先苦后甘。佐以所利，资以所生，是谓得气。

【释文】

黄帝说：气有多少不同，病有盛衰不同，治有缓急不同，方有大小不同。愿知其制度怎样？岐伯说：气有高下之分，病有远近之分，证有中外之分，治有轻重之分，以适其病为准则。《大要》说：主药一辅药二，是奇数之方；主药二辅药四，是偶数之方；主药二辅药三，是奇数之方；主药二辅药六，是偶数之方。所以说：病位近用奇数之方，病位远用偶数之方。发汗不用奇法，攻下不用偶法。补上、治上方宜缓，补下、治下方宜急。急就是用药多，缓就是用药少，适应其病为准。就是这个道理。病位远而半道药力就已不及的，应食前服，不要违反其规律。平调气血之法，病近不论奇偶，其方宜小；病远不论奇偶，其方宜大。大方是药味少，药量重，小方是药味多，药量轻。多如九味之例，少如二味之例。小奇之方病不除，则用大偶之方，叫做重方。大偶之方病仍不愈，就用反治之法，就是所说的反其病证用寒热温凉等药对病本进行治疗。

黄帝说：讲得好！病生于本，我已知道了。病生于标的怎样治疗？岐伯说：病与本相反，就是标之病。治疗与其本相反，就是治标之法。

黄帝说：讲得好！六气的胜气，怎样察辨？岐伯说：趁其气到来时观察。清凉气明显至时，是燥气胜，风木易受邪，肝脏易生病；热气明显来时，是火气胜，火克金，金燥受邪，肺脏易生病；寒气明显来时，是水气胜，水克火，火热易受邪，心脏易生病；湿气明显来时，是土气胜，土克水，寒水易受邪，肾脏易生病；风气明显来时，是木气胜，土克土，土湿易受邪，脾脏易生病。这就是感不胜之邪而生病。乘岁气虚，则邪气甚。时气失和，邪气也甚。遇月缺不圆，邪气同样甚。再次感受邪气，病多危重。有胜气，必有复气。

黄帝说：应六气的脉象怎样？岐伯说：厥阴气至脉弦，少阴气至脉钩，太阴气至脉沉，少阳气至脉大浮，阳明气至脉短涩，太阳气至脉大长。气至脉和为常，气至脉甚为病，脉反六气为病，应至不至为病。不应至而至为病，脉阴阳交错为病危。

黄帝说：六气的标本，为什么变化所从不同？岐伯说：六气有从本的，有从标本的，有不从标本的。黄帝说：愿尽知这。岐伯说：少阳太阴从其本气化，少阴太阳从本又从标，阳明厥阴不从标本而从中气。从本的，病生于本气；从标本的，病或从本，或从标；从中气的，病生于中气。黄帝说：脉相从而病相反，怎样诊断？岐伯说：脉与症一致，但按之无力，这是假阳证，各种阳的脉证都是这样。黄帝说：阴证脉症相反，其脉怎样？岐伯说：脉症一致，但脉按之甚有力而盛。

所以百病之生，有生于本气的，有生于标气的，有胜于中气的。有治本而愈的，有治标而愈的，有治中气而愈的，有治标本而愈的。有反治而愈的，有正治而愈的。反其症而治，是正治，顺其症而治，是反治。所以说：知标与本，用之不败，明知逆顺，治疗无误。就是这个道理。不知此，不可以言诊治疾病，却足以乱正常治疗。所以《大要》说：劣医一知半解，以为知病。治热病未愈。寒病却生。不知气同病不同，所以误诊乱常。就是这个道理。标本之理，简要而广博，以小及大，可以知一病之害而推知百病之害。知标与本，易治而不伤，察觉标与本，可使气调，可明知六气胜复，为万民之理法，自然界变化之理尽于此。

黄帝说：胜气复气的变动，早晚怎样？岐伯说：反谓胜气，胜气来时，其不胜之气已病不及，不及郁蕴之久，复气开始萌发。所谓复气，胜气终了时发生，若时位相合，则复气甚。胜气有微甚，复气有少多。胜气和则复气也和，胜气虚则复气也虚，这是自然界之常见规律。黄帝说：胜气复气发生，不应其时位，或迟时到来，这是为什么？岐伯说：六气产生，有盛衰的不同。寒暑温凉盛衰的作用，表现在四时。所以阳气发生，始于春，盛于暑夏；阴气的发生，始于秋凉，盛于冬寒。春夏秋冬，各有差数。所以《大要》说：春之温暖，发展为夏之暑热；秋之凉急，发展为冬之寒酷。谨从四时，察其往返，其气终可见，始可知。就是这个意思。黄帝说：四时气候变化，差别有具体数吗？岐伯说：一般是三十天。黄帝说：差别之脉象怎样？岐伯说：差别之脉与正常相同，随时而变。《脉要》说：春脉不沉，夏脉不弦，冬脉不涩，秋脉不数，叫做四闭。脉沉甚为病，弦甚为病，涩甚为病，数甚为病，脉错乱为病，气去脉再见为病，不应去而脉去为病，应去而脉不去为病，脉反四时为死证。所以说：气脉之相应，如秤砣秤杆不能分开。阴阳之气，和平则生化旺盛，逆乱则疾病生。就是这个道理。

黄帝说：什么是幽明？岐伯说：两阴之气极尽叫做幽，两阳之气合叫做明。阴阳应合，寒暑不同。黄帝说：分至怎样讲？岐伯说：气来叫做至，气变叫做分。来就是气相同，分就是气不同。这是天地自然的正常规律。

黄帝说：您说春秋之气常开始于前，冬夏之气常开始于后，我已知道了。但六气的往复运动，主岁之气变化无常，怎样补泻？岐伯说：司天在泉各有所主，随其所利而补泻，正确应用药味，就是其要点。左右间气，治法同此。《大要》说：少阳主岁，先甘味药后咸味药；阳明主岁，先辛味药后酸味药；太阳主岁，先咸味药后苦味药；厥阴主岁，先酸味药后辛味药；少阴主岁，先甘味药后咸味药；太阴主岁，先苦味药后甘味药。辅以有利于该气之药，助其生化，叫做应合六气。

【原文】

帝曰：善。夫百病之生也，皆生于风寒暑湿燥火，以之化之变也。经言盛者泻之，虚者补之，余锡以方士，而方士用之，尚未能十全，余欲令要道必行，桴鼓相应，犹拔刺雪污，工巧神圣，可得闻乎？岐伯曰：审察病机，无失气宜，此之谓也。帝曰：愿闻病机何如？岐伯曰：诸风掉眩，皆属于肝；诸寒收引，皆属于肾；诸气膹郁，皆属于肺；诸湿肿满，皆属于脾；诸热瞀瘛，皆属于火；诸痛痒疮，皆属于心；诸厥固泄，皆属于下；诸痿喘呕，皆属于上；诸禁鼓栗，如丧神守，皆属于火；诸痉项强，皆属于湿；诸逆冲上，皆属于火；诸胀腹大，皆属于热；诸躁狂越，皆属于火；诸暴强直，皆属于风；诸病有声，鼓之如鼓，皆属于热；诸病胕肿，疼酸惊骇，皆属于火；诸转反戾，水液浑浊，皆属于热；诸病水液，澄澈清冷，皆属于寒；诸呕吐酸，暴注下迫，皆属于热。故《大要》曰：谨守病机，各司其属，有者求之，无者求之，盛者责之，虚者责之，必先五胜，疏其血气，令其调达，而致和平，此之谓也。

帝曰：善。五味阴阳之用何如？岐伯曰：辛甘发散为阳，酸苦涌泄为阴，咸味涌泄为阴，淡味渗泄为阳。六者或收或散，或缓或急，或燥或润，或耎或坚，以所利而行之，调其气使其平也。帝曰：非调气而得者，治之奈何？有毒无毒，何先何后？愿闻其道。岐伯曰：有毒无毒，所治为主，适大小为制也。帝曰：请言其制。岐伯曰：君一臣二，制之小也；君一臣三佐五，制之中也；君一臣三佐九，制之大也。寒者热之，热者寒之，微者逆之，甚者从之，坚者削之，客者除之，劳者温之，结者散之，留者攻之，燥者濡之，急者缓之，散者收之，损者温之，逸者行之，惊者平之，上之下之，摩之浴之，薄之劫之，开之发之，适事为故。帝曰：何谓逆从？岐伯曰：逆者正治，从者反治。从少从多，观其事也。帝曰：反治何谓？岐伯曰：热因寒用，寒因热用，塞因塞用，通因通用。必伏其所主，而先其所因，其始则同，其终则异，可使破积，可使溃坚，可使气和，可使必已。帝曰：善。气调而得者何也？岐伯曰：逆之从之，逆而从之，从而逆之，疏气令调，则其道也。

【释文】

黄帝说：讲得好！百病的产生，都是因为风寒暑湿燥火，在此基础上产生变化。书中说盛者泻之，虚者补之。我将此法教给医士，而医士用它治病，并不能收到十全的效果。我想让重要的医学实行于民间，其效果如鼓声之相应、拔刺雪污一般快而彻底，使医生都高明无比，可以吗？岐伯说：这需要仔细审察致病机理，不失气本。就是这个道理。黄帝说：愿知病机怎样？岐伯说：凡是风邪震颤眩晕之病，都属于肝；凡是寒邪筋脉拘挛之病，都属于肾；凡气喘胸胀之病，都属于肺；凡湿邪肿胀之病，都属于脾；凡发热神昏，肌肉抽搐之病，都属于火；凡痛痒疮疡之病，都属于心；凡病便秘泄泻等症，都属于下；凡病喘呕之病，都属于上；凡病战慄恶寒，发热神昏之病，都属于火；凡肌肉痉搐，项颈强直之病，都属于湿；凡病气逆冲上，都属于火；凡腹胀大坚实的，都属于热；凡狂躁奔越的，都属于火；凡突然仆跌肌肉强直的，都属于风；凡病其声鸣响如鼓的，都属于热；凡病红肿疼痛，惊躁不安的，都属于火；凡转筋反张，排泄液浑浊的，都属于热；凡排泄液清亮寒凉的，都属于寒；凡呕吐酸水，急泻后重的，都属于热。所以《大要》说：小心候察病机，分别其类。有邪的要察求，无邪的也要察求，盛者要调治，虚者也要调治，必须先求其盛衰，疏通气血，使其平调，而达到平和不偏的状态。就是这个道理。

黄帝说：讲得好！药物的五味阴阳作用是怎样的？岐伯说：辛味、甘味发散属阳，酸味、苦味通泄属阴。咸味通泄属阴，淡味渗泄属阳。六种性味或收敛或发散，或缓和或急剧，或燥湿或滋润，或软坚或坚固，根据药性而应用，调其偏差之气使其平。黄帝说：有的病不需调气，怎样治疗？有毒无毒，使用先后怎样？愿知其法。岐伯说：有毒无毒，以病为主，适病的大小不同而制定治方。黄帝说：请讲讲制方之法。岐伯说：主药一辅药二，这是小方；主药一辅药三佐药五，这是中方；主药一辅药三佐药九，这是大方。寒病用热法，热病用寒法，病轻正治，病重反治，坚实证用削减法，邪侵入用清除法，劳虚证用温法，闭结证用散法，邪实滞留用攻法，燥证用润法，急证用缓和法，脱散证用收敛法，虚损证用温法，气血滞阻用行气血法，惊乱证用平降法，邪气下陷用升提法，邪气上逆用降下法，按摩法，沐浴法，迫邪法，截邪法，开泄法，宣散法等。适病为度。黄帝说：什么叫逆从治法？岐伯说：逆就是正治，从就是反治。从多从少，因病而宜。黄帝说：什么叫反治？岐伯说：热病用寒药，寒病用热药，这是正治，而闭塞之病反用补益之药，泄利之病反用通利之药，这是反治。必制伏其主病，求其病因。病始症虽同，但病因不同最终治疗有异。这样才能正确用药治疗，使积聚破，使坚阻溃，使气调和，使病治愈。黄帝说：讲得好！气和而病的怎么办？岐伯说：与其它病证一样，或用反治法，或用正治法，或先反治后正治，或先正治后反治，总之使气血平调为度。这就是其治则。

【原文】

帝曰：善。病之中外何如？岐伯曰：从内之外者，调其内；从外之内者，治其外；从内之外而盛于外者，先调其内而后治其外；从外之内而盛于内者，先治其外而后调其内；中外不相及，则治主病。

帝曰：善。火热复，恶寒发热，有如疟状，或一日发，或间数日发，其故何也？岐伯曰：胜复之气，会遇之时，有多少也。阴气多而阳气少，则其发日远；阳气多而阴气少，则其发日近。此胜复相薄，盛衰之节，疟亦同法。

帝曰：论言治寒以热，治热以寒，而方士不能废绳墨而更其道也。有病热者寒之而热，有病寒者热之而寒，二者皆在，新病复起，奈何治？岐伯曰：诸寒之而热者取之阴，热之而寒者取之阳，所谓求其属也。帝曰：善。服寒而反热，服热而反寒，其故何也？岐伯曰：治其王气，是以反也。帝曰：不治王而然者何也？岐伯曰：悉乎哉问也！不治五味属也。夫五味入胃，各归所喜，故酸先入肝。苦先入心，甘先入脾，辛先入肺，咸先入肾。久而增气，物化之常也。气增而久，夭之由也。

帝曰：善。方制君臣何谓也？岐伯曰：主病之谓君，佐君之谓臣，应臣之谓使。非上中下三品之谓也。帝曰：三品何谓？岐伯曰：所以明善恶之殊贯也。

帝曰：善。病之中外何如？岐伯曰：调气之方，必别阴阳，定其中外，各守其乡，内者内治，外者外治，微者调之，其次平之，盛者夺之，汗者下之，寒热温凉，衰之以属，随其攸利，谨道如法，万举万全，气血正平，长有天命。帝曰：善。

【释文】

黄帝说：讲得好！病的内外怎样调治？岐伯说：病从内生而及外的，调治其内；病从外生而及内的，治其外；病从内及外而甚于外的，先治其内后治其外；病从外及内而甚于内的，先治其外后治其内。内外无影响的，治其主病。

黄帝说：讲得好！火气来复，病人怕冷发热，如疟疾之状，或一天发作，或几天发作一次，这是为什么？岐伯说：胜复之气相遇之时有多有少。阴气多，阳气少，其发作间隔时间长；阳气多，阴气少，其发作间隔时间短。这是胜气与复气相互影响，盛衰互作的道理。疟疾病也是这样的道理。

黄帝说：书中论道：治寒用热，治热用寒，而医士不能脱离这个规矩变更其治法。有的热病用寒药反而更热，有的寒病用热药反而更寒。这两种情况都是旧病仍在，新病又起，怎样治疗？岐伯说：凡用寒药反而热的应滋其阴，凡用热药而寒的应助其阳。这就是求其本的治法。黄帝说：讲得好！服寒药反而热，服热药反而寒，这是为什么？岐伯说：治其假盛之气，所以有相反的结果。黄帝说：有的不治假盛之气也出现这种情况是为什么？岐伯说：问得真详细啊！不治假盛证，就是五味偏嗜造成的。饮食五味入胃，各走其所喜的脏器。酸味先走肝，苦味先走心，甘味先走脾，辛味先走肺，咸味先走肾。日久会增强该脏之气，这是物变之常理。气增日久，脏气必盛，这是病反不愈的原因。

黄帝说：讲得好！方剂的君臣怎么讲？岐伯说：治疗主病的叫做君药，辅助治疗主病的叫臣药，与臣药配合的叫使药，不是上中下分类的意思。黄帝说：什么是三品？岐伯说：三品就是分类药品有毒无毒，以此来区别药品的。

黄帝说：讲得好！病之内外不同，怎样治疗？岐伯说：调治之法，必须先辨阴阳，定其内外病位。内病治内，外病治外，轻病调理，较重的平其邪气，病盛实的用攻邪法，如汗法、下法等。根据病的寒、热、温、凉，治之其本。根据药物的有利疗效特点去用药。谨遵此法，则万治万全，气血平和，经常保持自然生命的健康。黄帝说：讲得好！

著至教论篇第七十五

著至教：著，明义。至教，喻医学之重要。《尔雅·释诂》：“著，明也”。吴崑：“圣人之教，谓之至教”。

【原文】

黄帝坐明堂，召雷公而问之曰：子知医之道乎？雷公对曰：诵而颇[①]能解，解而未能别，别而未能明，明而未能彰，足以治群僚，不足至[②]侯王，愿得受树[③]，天之度，四时阴阳合之，别星辰与日月光，以彰经术，后世益明，上通神农，著至教，疑[④]于二皇。帝曰：善！无失之，此皆阴阳表里上下雌雄相输应也。而道上知天文，下知地理，中知人事，可以长久，以教众庶，亦不疑殆，医道论篇，可传后世，可以为宝。

【考注】

①颇：为“未”之音转。守山阁本作“未”。

②至：为“治”之音转。守山阁本作“治”，吴本同。

③树：为“术”之音转。

④疑：引为“遵”义。《类篇》：“疑，度也”，《韩非子集解》：“度，谓法度也”。

【释文】

黄帝坐在明堂，召来雷公问道：你懂医学之道理吗？雷公答道：我虽读医书却不能尽理解，理解的又不能清晰辨别，辨别的不能知其原理，明白的不能发挥应用，可以治群僚普通之病，却不能治侯王疑难之病。愿学习接受此术，知天气的规律，四时阴阳的应合，辨星辰日月之运行，以发挥光大医术，使后世更加精通它。上承神农之说，明医学要理，遵于二皇贤慧济民之德。黄帝说：讲得好！不要失其宗旨。这是阴阳表里上下雌雄相互应合的医术，医道应上知天文，下知地理，中知人事，才可以长久不衰，才可以教众民，治病不败。医学书籍，传之后世，成为宝贵的财产。

【原文】

雷公曰：请①受道，讽诵用②解。帝曰：子不闻《阴阳传》乎？曰：不知。曰：夫三阳天为业，上下无常，合而病至，偏害阴阳。雷公曰：三阳莫当，请闻其辨。帝曰：三阳独至者，是三阳并至，并至如风雨，上为巅疾，下为漏病，外无期，内无正③，不中经纪④。诊无上下，以书⑤别。雷公曰：臣治疏愈，说意而已。帝曰：三阳者，至阳也，积并则为惊，病起疾风，至如礔砺，九窍皆塞，阳气滂溢，干嗌喉塞，并于阴，则上下无常，薄为肠澼，此谓三阳直心⑥，坐不得起，卧者便身全⑦。三阳之病，且以知天下，何以⑧别阴阳，应四时，合之五行。

【考注】

①请：为“臣”之音转。

②用：为“其”之误。

③正：为“止”之误。“外无期”，“内无止”，义理始合。

④纪：为“络”之误。形近致误。

⑤书：为“术”之音转。治法。《广雅·释言》：“书，著

也”，《广韵》：“述，著述”，《仪礼·士丧礼》郑玄注：“古文述皆作术”，《荀子·修身》杨倞注：“术，法也”。

⑥直心：为“之瘨”之音转。“瘨”为“病”义。“三阳之瘨”，即“三阳之病”义。

⑦全：为“蜷”之音转。

⑧何以：“何”为“可”之音转。即“可以”。

【释文】

雷公说：臣接受医学，诵读其理。黄帝说：你没有听说《阴阳传》一书吗？雷公说：不知道。黄帝说：三阳的作用如天日，如上下失调，则甚而致病，使阴阳受害失调。雷公说：三阳盛不可挡，愿知其理。黄帝说：三阳独偏的，是三阳气盛至，盛至犹如风雨之速，上为头部疾患，下为二便失禁之证，外证不可预期日，内证久不可止。不象经络病那样有规律可循。诊治疾病不论上下部位，以医术来区别医生的优劣。雷公说：我治病痊愈的人较少，请说说这是什么原因？黄帝说：三阳为大极之阳，积滞郁甚则为病痛之变，其病起如风之速，如雷电之厉，使九窍闭阻，阳气横行，咽干喉塞。盛于阴藏，则上下失调，病成痢疾，这叫做三阳之病。病人坐不能站起，躺卧身体拘挛蜷缩。举三阳之病，可以知天下之病，可以辨别阴阳，应合四时五行。

【原文】

雷公曰：阳言不别，阴言不理，请起受解，以为至道。帝曰：子若受传，不知合至道以惑师教，语子至道之要，病伤五脏，筋骨以消，子言不明不别，是世主[①]学尽[②]矣，肾[③]且绝，惋惋日暮，《从容》[④]不出，人事不殷[⑤]。

【考注】

①世主：为“之术”之音转。《文选·运命论》“后之”，

五臣本作“后世”，是“世”通“之”。《说文通训定声》：“主，假借又为尌”，《说文》段玉裁注：“尌，今通用樹（树）为之”。前文“愿得受树”，《疏五过论》“皆受术不通”。是主、树、术古并通用之。

②尽：退步义。《荀子·宥坐》杨倞注：“尽，谓黜削”，《国语·晋语》韦昭注：“黜，退也”。

③肾：为“甚”之音转。

④《从容》：古医书名。

⑤人事不殷：“人”为“工”之误，指医生。“殷”引为“精”义。《礼记·曾子问》疏：“殷，大也”，《国语·周语》注：“殷，盛也”。

【释文】

雷公说：明讲我不能区别，暗讲我不能理解，请让我站起来听您讲解，以学习这一医学要术。黄帝说：你虽受传，却不理解此重要的医术而存疑惑。我告诉你医学的要点，如果病伤五脏，筋骨消损，你不明不白，是此学术退步了，甚则毁于一旦。渐渐日衰，《从容》之医学不明，医生的医术不精。

示从容论篇第七十六

从容：古医书名。“从”为“形”之音转。即《形容》。诊法类医书。《徵四失论》：“治数之道，从容之葆”，《疏五过论》：“善为脉者，必以《比类》、《奇恒》、《从容》知之”。另《疏五过论》“《比类》《形名》，虚引其经”。是“从”通“形”之证。

【原文】

黄帝燕[1]坐，召雷公而问之曰：汝受术诵书者，若能览观杂学，及于比类，通合道理，为余言子所长，五脏六腑，胆胃大小肠脾胞膀胱，脑髓涕唾，哭泣悲哀，水所从行，此皆人之所生，治之过失，子务明之，可以十全。即不能知，为世所怨。雷公曰：臣请[2]诵《脉经·上下篇》，甚众多矣，别异比类，犹未能以十全，又安足以明之？

帝曰：子别试通五脏之过，六腑之所不和，针石之败，毒药所宜，汤液滋味，具言其状，悉言以对，请问不知。雷公曰：肝虚肾虚脾虚，皆令人体重烦冤，当投毒药刺灸砭石汤液，或已，或不已，愿闻其解。帝曰：公年之长而问[4]之少，余真[3]问以自谬也。吾问子窈冥[5]，子言《上下篇》以对，何也？夫脾虚浮似肺，肾小浮似脾，肝急沉散似肾，此皆工之所时乱也，然《从容》得之。若夫三脏土木水参居，此童子之所知，问之何也？

【考注】

①燕：安义。《诗·新台》传："燕，安也"。

②请：为"谨"之音转。

③真：为"之"之音转。助词，无义。《庄子·山木》释文："真，司马本作直"，前文"三阳直心"，下文作"三阳之病"。是真、之古通用。

④问：为"闻"之音转。于鬯："'问'，当作'闻'"。

⑤窈冥：引为"疑难"义。吴崑："窈冥者，义理玄妙，非书传之陈言"。

【释文】

黄帝安坐，召来雷公问道：你接受医术，诵读医书，若能博览诸说，相互比较，就能融会贯通了。你对我说你所学之长，五脏六腑，胆胃大小肠胞宫膀胱的生理功能，以及脑髓涕唾，哭泣悲哀等水津运行作用，这都是人的正常生理，治疗容易产生过失之处。你务必明白其机理，才可治疗十全。如不能熟知，则被人们所抱怨。雷公说：我诚心读《脉经·上下篇》多遍，与诸说比较，尚不能治病十全，又怎么能精通它呢？

黄帝说：你对五脏之病，六腑失和，针石所攻，毒药所宜，汤液药味等，都能言知其内容，详细答对。请听你所不知。雷公说：肝肾脾三脏虚，都可使人身体沉重，烦闷，曾用药物、刺灸、砭石、汤液等治疗，有的愈有的不愈，愿知这是为什么？黄帝说：你年纪虽大，但所知医学之理却少，我之所闻可以纠正自误。我问你疑难之医理，你却以普通的《脉经上下篇》答对，这是为什么？脾虚脉浮弱似肺脉，肾脉小浮又似脾之虚脉，肝脉沉急散又似肾之沉脉，所以医生常常被此迷乱。然而《从容》

书中有记载，脾、肝、肾三脏之病脉，可以参互而见，这是童子都知道的，你何必再问呢？

【原文】

雷公曰：于此有人，头痛，筋挛骨重，怯然少气，哕噫腹满，时惊，不嗜卧，此何脏之发也？脉浮而弦，切之石坚，不知其解，复问所以三脏者，以知其比类也。帝曰：夫①《从容》之谓也。夫年长则求之于腑，年少则求之于经，年壮则求之于脏。今子所言皆失。八风菀熟②，五脏消烁，传邪相受。夫浮而弦者，是肾不足也；沉而石者，是肾气内著也；怯然少气者，是水道不行，形气消索也；咳嗽烦冤者，是肾气之逆也。一人③之气，病在一脏也。若言三脏俱行，不在法④也。

【考注】

①夫：为“此”之音转。《经传释词》：“夫，犹此也”。

②熟：郭霭春：“明抄本，柯本‘熟’并作‘热’”。

③一人：“此人”义。

④法：“理”义。

【释文】

雷公说：有人头痛，筋脉拘挛，关节沉重，怯弱短气，呕哕，嗳气，腹胀满，时痛不能卧，这是哪一脏所生之病？其脉浮取弦，沉取坚，不知其因，再问肝脾肾三脏，以知其比类之诊法。黄帝说：这是《从容》书中所讲的内容。老年之病先求其腑，少年之病先求其经，壮年之病先求其脏。现在你只以三脏讲其比较，那就错了。八风蕴热，五脏消烁，病传而互受病。脉浮而弦，是肾气不足；沉而坚，是肾气内滞；怯弱短气，是水道不通，形气耗散；咳嗽烦闷，是肾气上逆。此人之病气，病在肾这一脏。若说三脏都病，不在医理。

【原文】

雷公曰：于此有人，四支解墯，喘咳血泄，而愚诊之，以为伤肺，切脉浮大而紧①，愚不敢治。粗工下砭石，病愈多出血，血出身轻，此何物也？帝曰：子所能治，知亦众多，与此病失矣。譬以鸿飞，亦冲上天。夫圣人之治病，循法守度，援物比类，化之冥冥，循及上下，何必守经②。今夫脉浮大虚者，是脾气之外绝，去胃外③归阳明也。夫二④火不胜三④水，是以脉乱而无常也。四支解墯，此脾精不行也：喘咳者，是水气并阳明也；血泄者，脉急血无所行也。若夫以为伤肺者，由失以狂⑤也。不引比类，是知不明也。夫伤肺者，脾气不守，胃气不清，经气不为使，真脏坏决，经脉傍⑥绝，五脏漏泄，不衄则呕，此二者不相类也。譬如天之无形，地之无⑦理，白与黑相去远矣。是失，吾过矣。以子知之，故不告子，明引《比类》、《从容》，是以名曰诊轻⑧，是谓至道也。

【考注】

①紧：为“虚”之误。下文“今夫脉浮大虚者”，可证。

②经：“常”义。

③去胃外：“去”为“其”之音转。“外”为“脉”之音转。《后汉书》李贤传：“去，亡也”，《读书杂志·逸周书》王引之注：“之，疑当作亡”，《群经平议·孟子》愈樾按：“之与其同”，是去、其古通之证。《国语》韦昭注：“脉，理也”，《礼记》孔颖达疏：“外，疏也”，《文选·江赋》李善注：“疏，理也”。是脉、外古通之证。

④二、三：均为“其”之脱误。作二三解，义难通。

⑤狂：引为“甚”义。

⑥傍：为“方”之音转。“将”义。《荀子·劝学》王先谦集解：“方，读如旁，亦读如傍”。

⑦无：拟为“有”之误。“无”与“有”才能“相去远”。

⑧轻：《太素》作“经”。

【释文】

雷公说：有人四肢无力，喘，咳嗽，便血，我诊之，以为伤肺，可其脉浮大而虚，我不敢治疗。劣医用砭石刺血，病人出血更多，血止后身反轻松，这是什么病？黄帝说：你能治的病和懂得的医理很多，但是此病你却错了。比如鸿毛，有时也可飞到高空，劣医之效只是属于偶然。良医治病，遵度守法，引物比类，神妙变化，由上即可知下，何必守常？病人现在脉浮大虚，是脾气绝，其胃脉归阳明经，其阳不胜其阴，所以脉乱无常。四肢无力，是脾气不行；喘咳，是水气甚在阳明；便血，是脉急血不循经。如果你认为是伤肺，那就错误之甚了。不知比类，所以不明。伤肺往往脾气不固，胃气不和，经气不行，脏病而伤，经脉将衰竭，五脏气泄，不是鼻出血就是呕血。这二者不相同。好比天之无形，地之无理，白与黑相差甚远。此错是我的过失，以为你知道，所以没告诉你。明引《比类》、《从容》之说，因此又叫《诊经》。这是重要的医学道理。

疏五过论篇第七十七

【原文】

黄帝曰：呜乎远哉！闵闵乎若视深渊，若迎①浮云，视深渊尚可测，迎①浮云莫知其际。圣人之术，为万民式②，论裁志意，必有法则，循经守数，按循医事，为万民副③。故事有五过四德，汝知之乎？雷公避席再拜曰：臣年幼小，蒙愚以惑，不闻五过与四德，《比类》、《形名》，虚引其经，心无所对。

【考注】

①迎：为"仰"之音转。"视"义。《论语·卫灵公》集解："仰者，望也"。

②式：为"弌"之误。"弌"即古文"一"。"法"义。《吕览·论人》注："一者，道也"。《左传·定公五年》杜预注："道，犹法术"。

③副：为"福"之音转。于鬯："'副'当作'福'，'福'、'副'同声通借"。

【释文】

黄帝说：医学之道理太深远了！研究它好象俯视深渊，仰视浮云。视深渊尚可测量，看浮云就很难知其边际了。圣人的医术，为万民治病之法。判断分析事物，都有常规和法则，遵循法则，按常规行医事，为万民造福。所以医事有五过与四德之说，你知道吗？雷公离位再拜说：我年幼小，愚昧无知，没有听说过五过与四德，只知道《比类》、《形名》，虚引其书之说，内心难以答对。

【原文】

帝曰：凡未[①]诊病者，必问尝贵后贱，虽不中邪，病从内生，名曰脱营。尝富后贫，名曰失精[②]。五[③]气留连，病有所并[④]。医工诊之，不在[⑤]脏腑，不变[⑥]躯形，诊之而疑，不知病名。身体日减，气虚无精，病深无气，洒洒然时惊。病深者，以其外耗于卫，内夺于荣。良[⑦]工所失，不知病情。此亦治之一过也。

【考注】

①未：为“欲”之音转。下文“凡欲诊病者”，可证。

②精：为“情”之音转。先富后贫，精神伤害，所以说“失情”。《荀子·修身》杨倞注：“精，当为情”。是精、情古通用之。

③五：为“其”之误。作“五”义难通。

④并：“甚”义。

⑤在：“察”义。

⑥变：为“辨”之音转。辨别。《易经异文释》：“虎变，晁氏易云：京作‘辨’”。是变、辨通假。

⑦良：为“粗”之误，义理始合。

【释文】

黄帝说：凡准备诊病，必须问其情志之伤，如曾官贵而后为下民，虽然不被邪伤，但病从内生，叫做脱荣。曾富后贫，叫做失情。其郁气留连，病至于甚。医生诊病，不察脏腑，不辨形体，所以诊而疑惑，不知何病。病人身体日衰，气虚少精，病深短气，瑟瑟怕冷，时惊恐。病深的，外耗散卫气，内丧失营气。

劣医所失，就是不知病情。这也是治疗的第一种过失。

【原文】

凡欲诊病，必问饮食居处，暴乐暴苦，始乐后苦，皆伤精气。精气竭绝，形体毁沮。暴怒伤阴，暴喜伤阳，厥气①上行，满脉去②形。愚医治之，不知补泻，不知病情，精华日脱，邪气乃并③。此治之二过也。

【考注】

①厥气："厥"为"疾"之音转，"病"义。"厥气"即"病气"之义。

②去：引为"坏"义。

③并："盛"义。

【释文】

凡准备诊病，必须问其饮食居处的情况，有无大乐大苦，先乐后苦等情况，这些都伤耗精气。精气伤甚，形体毁坏。大怒伤肝血，大喜伤心阳，病气上逆，胀脉坏形。愚医治病，不知补泻，不知病情。病人精华之气日减，邪气于是盛。这是治病的第二种过失。

【原文】

善为脉者，必以《比类》、《奇恒》、《从容》知之，为工而不知道，此诊之不足贵①。此治之三过矣。

【考注】

①贵：为"矣"之形误。语末助词。

【释文】

长于诊脉的医生，必须知道《比类》、《奇恒》、《从容》等诊法书的内容。当医生如不知道这些书，这是诊病的不足之处啊！这是治病的第三种过失。

【原文】

诊有三常，必问贵贱，封[①]君败伤，及欲侯王。故贵脱势，虽不中邪，精神内伤，身必败亡。始富后贫，虽不伤邪，皮焦筋屈，痿躄为挛。医不能严[②]，不能动[③]神，外为柔弱[④]，乱至[⑤]失常，病不能移，则医事不行。此治之四过也。

【考注】

①封：为“尝”之音转。“曾经”义。前文“尝贵后贱”，可证。杜甫《风疾舟中伏枕书怀三十六韵奉呈湖南亲友》仇兆鳌注：“封，犹增也”，《曾子·疾病》阮元注：“曾与增同”，《论语·为政》皇侃疏：“曾，犹尝也”。是封、尝古通用之。

②严：为“诠”之音转。“问”义。《说文》：“诠，问也”。

③动：为“洞”之音转，引为“察”义。

④柔弱：“柔”为“揉”之脱，“弱”为“搦”之音转。“揉搦”，指按摩。

⑤至：为“治”之音转。

【释文】

诊病有三种常问的情况，必须问贵贱，如曾为君王降至侯王；曾为权贵势力衰竭，虽不中邪，精神受到内伤，身形必衰败；先富后贫，虽不被邪伤，也会皮枯筋缩，足软弱难行。医生不能察问此种情况，不能洞察神气，就外用按摩，乱治失常，使病不能消除。如此则医事难行。这是治病的第四种过失。

【原文】

凡诊病者，必知终始，有知余绪[①]。切脉问名[②]，当合男女，离绝菀结，忧恐喜怒，五脏空[③]虚，血气离守，工不能知，何术之语？尝富大伤，斩筋绝脉，身体复[4]行，令泽不息[5]，故伤败结，留薄归阳[6]，脓积寒炅，粗工治之，亟刺阴阳，身体解散，四支转筋，死日有期，医不能明，不问所发，唯言死日，亦为粗工。此治之五过也。

【考注】

①余绪；"余"，"实"义。"绪"为"虚"之音转。《书·大诰》孙星衍注："绪与序通"，《说文通训定声》："序，假借为徐"，《诗·北风》毛传："虚，作徐"。是绪、虚、徐、序古并通用之。

②名：为"病"之音转。

③空：为"实"之误。"五脏实虚"，义理始合。

④复：为"不"之音转。《韩非子集解》："复字，藏本作反"，《易·系辞》陆德明释文："反，作及"，《淮南内篇》王念孙按："乃，当为及"，《诸子平议·管子》"神乃"俞樾按："宋本作'神不'"。是复、不古通。

⑤息：为"复"之误。

⑥归阳：为"溃疡"之音转。《荀子》杨倞注："归，读为馈"，《诗·抑》马瑞辰笺："溃与馈同"，是归、溃古通用之。《战国策·韩策》"为阳"，姚宏注："刘作'伤'"，《集韵》："疡，或作伤"。是阳、疡古通。

【释文】

凡诊病，必须知病的起始结果，并知虚实。切脉问病，应适合男女。情志离别郁结，忧恐喜怒，五脏实与虚，血气失与存，医生若不能知道，那还谈什么医术？曾受大伤，筋脉受损，身体气血不行，荣血不复，旧伤病作，久留溃疡，脓聚结，发热恶寒。劣医治疗，屡刺阴阳脉络，使身体消耗，四肢拘急，转筋，死有期日了。医生不明察病因，只言死时，这也是劣医。这是治疗的第五种过失。

【原文】

凡此五者，皆受术不通，人事不明也。故曰：圣人之治病也，必知天地阴阳，四时经纪①，五脏六腑，雌雄表里，刺灸砭石，毒药所主，《从容》人事，以明经道。贵贱贫富，各异品理，问年少长，勇怯之理，审于分部，知病本始，八正九候，诊必副②矣。

治病之道，气内③为宝，循求其理，求之不④得。过在表里，守数据治，无失俞理⑤，能行此术，终身不殆。不知俞理，五脏菀热，痈发六腑，诊病不审，是谓失常。谨守此治，与经相明。《上经》、《下经》，揆度阴阳，奇恒五中，决以明堂⑥，审于终始，可以横行。

【考注】

①经纪：郭霭春："'经纪'，疑应作'经络'，'纪'、'络'形误"。

②副：引为"明"义。"清楚明白"义。

③内：为"之"之误。

④不：为"而"之误。

⑤俞理：引为"医理"义。

⑥明堂：据王冰注，"明堂"拟为"精明"的互文。王冰注："夫明堂者，所以视万物，别白黑，审短长"，与《脉要精微论》："夫精明者，所以视万物，别白黑，审短长"同。

【释文】

以上诊治疾病的五种过失，都是医术不精，医事不明所致。所以说：圣明之人治病，必须知道天地阴阳，四时经络，五脏六腑，男女表里，刺灸砭石，药物所治，《从容》之诊法等情况，才能明医理，适应贵贱贫富各不相同的病状，年龄小大，形体壮弱之不同。审其病部，知病本因，参合四时八风，九候脉象。这样诊治病才能明白清楚。

治病之理，以气为贵。探求其机理，察求可得。病在表里，应遵常规治疗，不要失其医理法则。能如此行医术，一生不败。不知医理，五脏寒热，病发六腑，诊病不察，叫做失常。守法治疗，与常规相合。《上经》、《下经》，是讲辨别阴阳，五脏异常的书。书中讲诊病决定于目的神气状态，并明察病的起始因果，治疗才可以放胆而不败。

徵四失论篇第七十八

徵："明"义。《左传·昭公三十年》杜预注："徵，明也"。

【原文】

黄帝在明堂，雷公侍坐。黄帝曰：夫子所通书受事众多矣，试言得失之意，所以得之，所以失之。雷公对曰：循经受业，皆言十全，其时有过失者，请①闻其事解也。

帝曰：子年少智未及邪，将②言以杂合耶？夫经脉十二，络脉三百六十五，此皆人之所明知，工之所循用也。所以不十全者，精神不专，志意不理，外内相失，故时疑殆。诊不知阴阳逆从之理，此治之一失也。

【考注】

①请：吴崑本作"愿"。

②将：为"焉"之音转。《经词衍释》："将，犹则也"，《读书杂志·荀子》王念孙按："焉，犹则也"。

【释文】

黄帝坐在明堂里，雷公旁坐。黄帝说：你读书受业，知识广博，那么请你谈谈治病为什么有效？为什么无效？雷公答道：从业学医，都说治病可以十全，但常有失误，愿知其原因。

黄帝说：你年轻知识尚不足，怎么能综合其说呢？十二经脉，三百六十五络脉，这是人人明知，医生所遵循应用的基本知识。治病之所以不能十全，是因为学而不精，心中不明，色脉相失，所以时常失败。诊治不知阴阳逆顺之理，这是治疗中第一种失误。

【原文】

受师不卒，妄作杂术，谬[①]言为道，更名自功，妄用砭石，后遗身咎。此治之二失也。

不适贫富贵贱之居，坐[②]之薄厚，形之寒温，不适饮食之宜，不别人之勇怯，不知比类，足以自乱，不足以自明。此治之三失也。

诊病不问其始，忧[③]患饮食之失节，起居之过度，或伤于毒[④]，不先言此，卒持寸口，何病能中？妄言作[⑤]名，为粗所穷，此治之四失也。

【考注】

①谬：《素问绍识》："'谬'当作'嘐'。《说文》：'嘐，夸言也'"。

②坐：疑为"衣"之误。

③忧：为"犹"之音转。"例如"义。

④毒：指药物之毒副作用。吴崑："毒，谓草木金石禽虫诸毒"。

⑤作：胡澍："'作'读曰'诈'"。

【释文】

受师不精，乱作杂术，夸大其法，乱语自大，滥用砭石，遗留不少过错。这是诊治疾病的第二种失误。

不知贫富贵贱的区别，衣的薄厚，形体的寒温，不适应饮食之不同，不分人的壮与弱，不知比较分析，只能自乱，不能自明。这是诊治疾病的第三种失误。

诊病不问其因，例如饮食失调，起居失常，或伤于药物之毒等。不先知此，冒然切按寸口脉，怎么能说中病呢？胡言乱诈，为粗劣所败尽。这是诊治疾病的第四种失误。

【原文】

是以世人之语者，驰千里之外，不明尺寸之论，诊无人事。治数①之道，《从容》之葆，坐②持寸口，诊不中五脉，百病皆起，始以自怨，遗师其咎。是故治不能循理，弃术于市③，妄治时愈，愚心自得。呜呼！窈窈冥冥，孰知其道？道之大者，拟于天地，配于四海，汝不知道之谕④，受以明，为晦。

【考注】

①数：为“术”之音转。

②坐：为“卒”之误。前文“卒持寸口”，可证。

③市：为“师”之音转。《释名·释丧制》：“市，众所聚”，《易·师》孔颖达疏：“师，众也”。是市、师古通用之。

④谕：“明”义。《淮南子·主术》注：“谕，明”。

【释文】

世上有的医生，大话与疗效之间，相差千里。不懂尺寸诊法，诊治疾病不因人制宜。治病之法术，以《从容》之类诊法为贵，仓促持寸口脉，诊不合五脏之脉，不知百病起因，开始自怨，将错归于师教。治疗不遵医疗常规，放弃师教，乱治偶愈，便骄傲自功。唉！医学的玄妙，怎能精通？医术之大，好比天地，犹如四海。你若不知医理的精华，教你以明，你反理解为暗。

阴阳类论篇第七十九

【原文】

孟春始至，黄帝燕坐，临观八极，正[①]八风之气，而问雷公曰：阴阳之类，经脉之道，五中所主，何脏最贵？雷公对曰：春，甲乙青，中主肝，治七十二日，是脉之主时，臣以其脏最贵。帝曰：却[②]念《上下经》、《阴阳》、《从容》，子所言贵，最其下也。

【考注】

①正：为“徵”之音转。“察”义。《汉书·贾谊传》注：“徵，证验也”，《左传·宣十八年》注：“徵，明也”。

②却：为“欲”之误。“却”又写作“卻”，与“欲”形近致误。“欲”又为“余”之音转。代词，“我”义。《说文通训定声》：“庶，假借为度”，《老子》陆德明释文：“数，作计”，《大戴礼记》卢辩注：“度，犹计也”，《说文通训定声》：“馀，假借又为庶”，《礼记·王藻》郑玄注：“欲，或为数”，《战国策·楚策》呈师道注：“馀，当作余”。是欲、余、度、数、庶古并通。

【释文】

立春之时，黄帝安坐，临视八方，察八风之气，问雷公道：阴阳之学，经脉之说，五脏主时，什么脏最重要？雷公答道：春为甲乙木，肝主木，主春季七十二天，此脉主时，我以为肝脏最重要。黄帝说：我读《上下经》、《阴阳》、《从容》等书，你说的重要，实际上最次要。

【原文】

雷公致斋七日，旦复待[①]坐。帝曰：三阳为经[②]，二阳为维[③]，一阳为游[④]部，此知五脏终始。三阳[⑤]为表，二阴为里，一阴至绝[⑥]作朔晦[⑦]，却具合以正[⑧]其理。雷公曰：受业未能明。

【考注】

①待：为“侍”之误。“旁”义。《徵四失论》：“黄帝在明堂，雷公侍坐”。可证。

②经：为“径”之音转。“直”，引为“表”义。《经义述闻》：“古字多以‘径’为‘经’也”。

③维：引为“内”义。即绕行于内义。

④游：引为“中”义。

⑤三阳：张景岳：“三阳误也。当作三阴，三阴，太阴也。太阴为诸阴之表，故曰三阴为表”。

⑥一阴至绝：“至”为“之”之音转。《诗·北门》陈奂传疏：“之，犹至也”。“绝”，引为“甚”义。即一阴之甚义。

⑦朔晦：阴尽之义。王冰：“阴尽为晦，阳生为朔。厥阴者，以阴尽为义”。

⑧正：为“证”之音转。“明”义。《读书杂志·晏子春秋》王念孙按：“正与证同”。

【释文】

雷公素食七天，清晨旁坐黄帝身边。黄帝说：三阳为表，二阳为内，一阳为中部。以此可知五脏气行的终与始。三阴为表，二阴为里，一阴之甚为阴尽。阴阳经脉都相应合，可明其气机运行之理。雷公说：我医学不精，不能明白。

【原文】

帝曰：所谓三阳者，太阳为①经，三阳脉，至手太阴，弦浮而不沉，决以度②，察以心，合之阴阳之论。所谓二阳者，阳明也，至手太阴，弦而沉急不③鼓，炅至以病皆死。一阳者，少阳也，至手太阴，上连人迎，弦急悬不绝④，此少阳之病也。专⑤阴则死。

【考注】

①为：为“之”之音转。助词。《经传释词》：“为，犹之也”。

②度：为“术”之音转。医术。

③不：为“之”之音转。助词。

④悬不绝：“悬不”为“弦之”之音转。“绝”，引为“甚”义。《水经注》：“县，弦也”，《荀子·非相》杨倞注：“县，读为悬”。是悬、弦古通用之。

⑤专：为“抟”之音转。“聚”义。

【释文】

黄帝说：所谓三阳，指太阳之经。太阳脉气至手太阴寸口时，弦浮不沉，要用诊脉术辨别，用心细察，结合阴阳脉说。所谓二阳，指阳明之脉，其脉气至手太阴寸口时，弦而沉急有力。如果发热，其病多死。一阳为少阳经，其脉气至手太阴寸口时，上应人迎。若弦急之甚，则为少阳之病，阴聚无阳者为死证。

【原文】

三阴者，六经之所主也。交于太阴，伏鼓①不浮，上空志心②。二阴至③肺，其气归膀胱，外④连脾胃。一阴独至，经绝⑤，气浮不⑥鼓，钩而滑。此六脉者，乍阴乍阳，交属相并，缪通五脏，合于阴阳。先至为主，后至为客。

【考注】

①伏鼓：沉而有力。

②上空志心："空志"，为"通之"之音转。即"上通之心"。空、通古韵同。《汉书·张骞传》颜师古注："空，通也"。《墨子·天志》孙诒让注："之，一本作志"。是其古通用之。

③至：为"之"之音转。

④外：为"脉"之音转。

⑤经绝："经"为"径"之音转。"径绝"，即"道路断绝"义。少阳在中，犹必经之路，其病则路断。

⑥不：助词，无义。

【释文】

手太阴肺经，是六经中阴之主宰，其脉气至寸口，沉而有力不浮，上通之心。少阴经达肺，气通膀胱，脉连脾胃。厥阴脉独至寸口，路径绝断，脉浮而有力，洪而滑。这六种脉象有阴有阳，交注而甚，互通五脏，应于阴阳。先见于寸口的为主，后见的为次。

【原文】

雷公曰：臣悉尽意，受传《经脉》，颂得《从容》之道，以合《从容》。不知阴阳，不知雌雄。帝曰：三阳为父①，二阳为卫②，一阳为纪③；三阴为母④，二阴为雌⑤，一阴为独使⑥。

【考注】

①父：阳经的主统，所以称"父"。

②卫：为"胃"之音转。阳明胃经为二阳。胃在内，为周身提供水谷精微之气。

③纪：引为"中枢"义.《淮南子·原道》高诱注："纪，通也。"一阳在中，为三阳、二阳之通道，故云"纪"。

④母：三阴为阴之主导，所以称"母"。

⑤雌：象雌性一样守内。

⑥独使：为"之甚"之音转。一阴为阴之极尽，所以说"之甚"。《韩非子·外储》王先谦集解："使，作用"，《诗·召诰》孔颖达疏："郑、王皆以自为用"，柳宗元《酬娄秀才》蒋之翘注："是，一作自"，《读书杂志·荀子》王念孙按："《汉书·司马相如传》'闲雅甚都'，《史记》'甚'作'是'"。是使、甚、自、用古通用之。

【释文】

雷公说：我尽知其意。我接受《经脉》，读习《从容》之法，应用《从容》之法，所以我知道如果不知阴阳经脉，犹如不知男女之别。黄帝说：三阳为阳之主，相当于父，二阳为胃脉，在内为周身提供水谷之气，一阳为中枢。三阴为阴之主，相当于母，二阴在内主守，一阴为阴之甚。

【原文】

二阳一阴，阳明主病，不[①]胜一阴，耎[②]而动，九窍皆沉[③]。三阳一阴，太阳脉胜，一阴不能止，内乱五脏，外为惊骇[④]。二阴二阳，病在肺，少[⑤]阴脉沉，胜肺伤脾，外伤四支。二阴二阳皆交至，病在肾[⑥]，骂詈妄行，巅疾为狂。二阴一阳，病出于肾，阴气客游于心脘，下空[⑦]窍堤，闭塞不通，四支别离。一阴一阳代绝，此阴气至心，上下无常，出入不知[⑧]，喉咽干燥，病在土脾。二阳三阴，至阴皆在，阴不过[⑨]阳，阳气不能止[⑩]阴，阴阳并绝，浮为血瘕，沉为脓胕，阴阳皆壮[⑪]，下至阴阳[12]。上合昭昭，下合冥冥，诊决死生之期，遂合岁首。

【考注】

①不：为“其”之脱误。

②耎：为“灼”之音转。“热”义。《慧琳音义》注：“耎，作软”，《说文·革部》段玉裁注：“耎同偄，弱也”。《左传》“齐国弱”，《公羊传》“弱”作“酌”，《易》陈奂传疏：“酌与勺同”，《说文通训定声》：“勺，犹灼”。是软通灼之证。《玉篇·火部》：“灼，热也”。

③沉：引为“病”义。

④惊骇：引指疼痛证。

⑤少：为“太”之误。肺属太阴。

⑥肾：为“胃”之误。病在胃，骂詈妄行，与《阳明脉解篇》“阳盛则使人妄言，骂詈不避亲疏”义合。

⑦空：为“通”之音转。

⑧知：为“和”之误。“出入不和”，与下文“病在土脾”义合。

⑨过：“胜”义。

⑩止：为“制”之音转。《吕览·情欲》旧校：“止，一作制”。是止、制古通用之。

⑪壮：为“至”之误。

⑫下至阴阳：“下”为“病”之脱误。“至”为“之”之音转。“下至阴阳”，即“病之阴阳”。

【释文】

二阳一阴病脉至，是阳明主病，其胜一阴，身热躁动，九窍皆病。三阳一阴病脉至，是太阳脉盛，一阴不能制其阳盛，内乱五脏，外表现为疼痛之证。二阴二阳病脉至，病在肺；太阴脉沉，肺邪气盛伤脾，外可连及四肢。二阴二阳病脉互至，病在胃，病人乱骂狂走，气逆脑中则成为狂证。二阴一阳病脉至，病生于肾，水气影响心脘，下通膀胱，尿闭不通，四肢肿胀如与躯干分离。一阴一阳脉见代竭，这是阴气入心，上下失常，饮食与大便不和，咽喉干燥，病在脾。二阳三阴病脉至，脾病为主。阴不胜阳，阳不制阴，阴阳互隔不通。脉浮为血瘕瘀积之证，脉沉为脓血肤肿之证。阴阳病脉都见，则阴阳俱病。上合天气，下应地气，才能诊死生之期，应合岁气。

【原文】

雷公曰：请问短期①。黄帝不应。雷公复问。黄帝曰：在经论中。雷公曰：请闻短期。黄帝曰：冬三月之病，病合②于阳者，至春正月脉有死征，皆归③出春。冬三月之病，在理④已尽，草与柳叶皆杀，春⑤阴阳皆绝，期在孟春。春三月之病，曰阳杀，阴阳皆绝，期在草干。夏三月之病，至阴不过十日。阴阳交，期在溓水。秋三月之病，三阳⑥俱起，不治自已⑦。阴阳交合者，立不能坐，坐不能起。三阳独至，期在石水。二阴独至，期在盛水。

【考注】

①短期："短"，"病"义。《国语·晋语》韦昭注："病，短也"，《广雅·释诂》："疛，短也"，又"疛，病也"。是"短"有"病"义。"短期"，即"病期"。

②合：为"之"之误。

③归：引为"死"义。

④理：为"气"之音转。

⑤春：为"其"之形误。

⑥三阳：为"三阴"之误。秋应肺，肺为三阴。

⑦自已："已"，为"巳"之误。"愈"义。"自"，为"之"之音转。助词，无义。《文选·与满公琰书》旧注："自，作於字"，《诸子平议·荀子》俞樾按："古之字於字通"。是自、之古通用之。

【释文】

雷公说：请您讲一讲病期。黄帝没回答。雷公又问。黄帝说：其说在医书中有明载。雷公说：我讲一讲病期。黄帝说：冬季三月的病，病在阳经的，到春天正月而脉见死证，大都在初春死。冬季三月的病，在阳热气尽之时，草木枯死，阴盛极阳初生之时，即春之正月死。春季三月的病，叫做阳气受损伤，阴始胜阳始衰绝之时，即秋天草干时死。夏季三月的病，六月时若病重，不过十天即死。阴阳脉互见，初冬时死。秋季三月的病，太阴脉气旺，不治自愈。如阴阳互病的，病人站不能坐，坐不能起，太阳脉独盛，在冰坚时死。二阴脉独盛，在夏季雨水盛时死。

方盛衰论篇第八十

方：疑为“病”之脱误。“丙”，古有写作“方”的。“病”脱为“丙”，或可写作“方”。《仪礼·少年馈食礼》郑玄注：“古文‘柄’，皆作‘枋’”。是其佐证。

【原文】

雷公请问气之多少，何者为逆？何者为从？黄帝答曰：阳从左，阴从右，老①从上，少②从下。是以春夏归阳为生③，归秋冬为死④。反之，则归秋冬为生。是以气多少，逆皆为厥⑤。

【考注】

①老：指阳。

②少：指阴。

③生：引为“顺”、“从”义。

④归秋冬为死：“秋冬”为“阴”之互词。春夏属阳，秋冬属阴。“死”，引为“逆”义。

⑤厥：为“疾”之音转。“病”义。

【释文】

雷公问黄帝气盛衰之理，什么为逆？什么为从？黄帝答道：阳从左先行，阴从右先行。阳从上，阴从下。春夏归阳为顺，归阴为逆。反之，秋冬归阴为顺，归阳为逆。是不论盛衰，只要气逆不顺，都是病态。

【原文】

问曰：有余者厥耶？答曰：一[①]上不下，寒厥[②]到膝，少者[③]秋冬死，老者[④]秋冬生。气上不下，头痛巅疾。求阳不得[⑤]，求阴不审[⑥]。五部隔无征[⑦]，若居旷野，若伏空室，绵绵乎属不满日[⑧]。

【考注】

①一："阳"义。《淮南子·墬形》注："一，阳"。

②寒厥："寒"与"厥"互文同义，均"寒凉"义。

③少者：阴盛者。

④老者：阳盛者。

⑤求阳不得："求"为"其"之误。"得"，引为"和"义。即"其阳不和"义。

⑥求阴不审："求"为"其"之误。"审"为"生"之音转。即"其阴不生"之义。

⑦五部隔无征："隔"为"之"之音转。"征"，为"生"之音转。"五部"，指五脏。《集韵》："击，古作隔"，《读书杂志》王念孙按："击诡，犹令人言违礙也"，《荀子》杨倞注："为，或为违"，《经传释词》："为，犹之也"。是隔、之古通用之。《谷梁传·庄公二十年》张铣注："征，成也"，《文选·甘泉赋》张铣注："生，成也"。是征、生古通用之。

⑧属不满日："属"为"注"之音转。"日"为"矣"之音转。"绵绵乎注不满矣"，喻病人虚竭之甚，如水注入旷野、空室，无满之时。

【释文】

雷公问道：气有余也能成为病吗？黄帝答道：阳气逆上不下，寒凉至膝，阴盛的秋冬死，阳盛的秋冬生。气逆上不下，成为头痛等头部疾患，其阳不和，其阴不生，五脏之气不生，病人下部虚竭，好象水流注入旷野空室一样，永无满时。

【原文】

是以少气之厥①，令人妄梦，其极至迷，三阳绝②，三阴微，是为少气。

是以肺气虚，则使人梦见白物，见人斩血藉藉，得其时则梦见兵战；肾气虚，则使人梦见舟船溺人，得其时则梦伏水中，若有畏恐；肝气虚，则梦见菌香生草，得其时则梦伏树下不敢起；心气虚则梦救火阳物，得其时则梦燔灼；脾气虚则梦饮食不足，得其时则梦筑垣盖屋。此皆五脏气虚，阳气有余，阴气不足，合之五诊，调之阴阳，以在经脉。

【考注】

①厥："病"义。

②绝：引为"甚"义。

【释文】

所以气虚之病，使人乱梦，以至迷乱。三阳脉甚，三阴脉细微，是阴气虚少证。

肺气虚，使人梦见白色之物，有人斩杀流血，金气旺时梦见战争；肾气虚，使人梦见舟船淹人，水气旺时梦见潜伏水中，或者恐惧；肝气虚，使人梦见香木花草，木气旺时梦见伏树下不敢起；心气虚，使人梦见救火及雷电，火气旺时梦见大火燃烧；脾气虚使人梦见饮食不饱，土气旺时梦见筑墙盖屋。这都是五脏气虚，阳气有余，阴气不足所致。诊治时应参合五脏之证，调其阴阳，察其经脉。

【原文】

诊有十[①]度度人，脉度，脏度，肉度，筋度，俞度。阴阳气尽[②]，人病自具[③]。脉动无常，散阴颇[④]阳，脉脱不具[③]。诊无[⑤]常行，诊必上下，度民君卿。受师不卒，使术不明，不察逆从，是为妄行，持雌失雄，弃阴附阳，不知并合，诊故不明，传之后世，反论自章[⑥]。

【考注】

①十：为“五”之误。五度指脉度、脏度、肉度、筋度、俞度。

②尽：为“静”之音转。

③具：为“已”之音转。“愈”义。

④颇：为“破”之音转。《说文》桂馥注：“颇，通作陂”，《说文通训定声》：“陂，字亦作坡”《诗·氓〉陆德明释文：“坡，本或作破”。是颇、破古通用。

⑤无：为“有”之误。

⑥反论自章：“论”为“误”之误。“自”为“其”之误。“章”，“明”义。

【释文】

诊法有五度用来衡量病人，即脉度，脏度，肉度，筋度，俞度。阴阳气静，人病自愈。脉动失常，散阴破阳，脉衰如脱不愈。诊有常规，诊病必须上下相参，以度量众人之病。受师学业不精，医术不高明，不察逆顺，叫做乱治妄行，好比有阴无阳，无阴有阳，不知相互参合，所以诊病不明。若此劣医之术传于后世，反误其医道光明。

【原文】

至阴[①]虚，天气绝[②]，至阳[③]盛，地气不足。阴阳并交，至人之所行。阴阳并交者，阳气先至，阴气后至。是以圣人持诊之道，先后阴阳[4]而持之，奇恒之势乃六十首[5]，诊合[6]微之事，追阴阳之变，章五中之情，其中之论，取虚实之要，定五度之事，知此乃足以诊。是以切阴不得阳，诊消亡；得阳不得阴，守学不湛。知左不知右，知右不知左，知上不知下，知先不知后，故治不久。知丑知善，知病知不病，知高知下，知坐知起[7]，知行知止，用之有纪，诊道乃具，万世不殆。

【考注】

①至阴：指地气。

②绝：引为“甚”义。

③至阳：天气。

④阴阳：指左右手寸口脉。

⑤奇恒之势乃六十首：奇恒；异与常；“势”，为“事”之音转；“六十”，为“诊”音之分离致误；“首”，“要”义。

⑥合：为“身”之脱误。

⑦知坐知起：“坐”，引为“静”义；“起”，引为“动”义。

【释文】

地气虚，则天气甚；天气盛，则地气不足。阴阳通和，是明智者所遵循之事。阴阳通和，就是阳气先至，阴气随之而至。所以高明医生诊病之法，先左寸口脉后右寸口脉，依次诊脉。比较正常与异常，是诊病的要点。诊人身细微的病状，尽察阴阳的变化，明五脏的状态，取中正无偏差之说，掌握虚实要领，确定五度的诊法。知道这些，才足以能诊治疾病。诊阴不知阳，诊法将埋没；知阳不知阴，是学医不精。知左不知右，知右不知左，知上不知下，知先不知后等，都是诊断疾病的偏误，所以治病不能长久。知坏知好，知病知正常，知病位高下之变，知病动静之变，知病发展固定的不同等，应用起来才能有规可循，诊法才能详备，治疗才能经久不败。

【原文】

起[①]所有余，知所不足，度事上下，脉事因格[②]。是以形弱[③]气虚，死；形气有余，脉气不足，死；脉气有余，形气不足，生。是以诊有大方[④]，坐起[⑤]有常，出入有行，以转[⑥]神明。必清必净[⑦]，上观下观，司八正邪，别五中部，按脉动静，循尺滑涩，寒温之意，视其小大，合之病能，逆从以得，复知病名，诊可十全，不失人情。故诊之，或视息视意，故不失条理，道甚明察，故能长久。不知此道，失经绝理，亡[⑧]言妄期，此谓失道。

【考注】

①起：为“知”之音转。

②因格：“因果”之义。

③弱：为“热”之音转。

④大方：“大”为“其”之误。“方”，“常”义。

⑤坐起：静动之义。

⑥转：为“抟”之音转，“聚”义。引为“集中”义。

⑦净：为“静”之音转。

⑧亡：为“妄”之音转。《玉函山房辑佚书》马国翰注：“亡，即妄”。是亡、妄古通用之。

【释文】

知有余，知不足，度察病人上下，诊脉分析因果。形热气虚为死证，形盛脉气不足，为死证，脉盛形气虚，主生。所以诊有其常，动静有常，气的出入有规律。诊病时应精神集中，专心静意，上下观察，察辨八风之邪，分辨五脏病位，按脉的虚实，察尺肤的滑涩温凉，察其大小便，结合病态表现，而逆顺可知，又知病名，诊治才能十全，不失病人的具体情况。所以诊病，或察呼吸，或察精神，都不要违逆常规。医术高超，医生高明，所以治病能长久不败。不知此法，失常逆规，乱言乱治，叫做不得法。

解精微论篇第八十一

【原文】

黄帝在明堂。雷公请曰：臣授①业，传之行②，教以经论，《从容》形法，阴阳刺灸，汤药所滋，行治有贤不肖③，未必能十全。若先④言悲哀喜怒，燥湿寒暑，阴阳妇女⑤，请问其所以然者，卑贱富贵，人之形体所从，群下通使，临事以适道术，谨闻命矣。请问有毚愚仆漏之问，不在经者，欲闻其状。帝曰：大矣。

【考注】

①授：《太素》作"受"

②行：据下文，"行"下脱"治"字。

③贤不肖：引为"有效无效"义。

④先：为"夫"之误。

⑤妇女："妇"为"男"之误。

【释文】

黄帝坐在明堂，雷公问道：我接受医术，再传教给别人，以经典之论、《从容》之诊法、阴阳刺灸、汤药所治等为主要内容。可临床治疗有效有不效，未必能效果十全。如你所说，悲哀喜怒，燥湿寒暑，阴阳男女等不同，当我问其中的道理时，你说贫贱富贵，人的形体等众人不同，临证要各对其症，实施疗法，我已遵从。另有简陋浅显的问题，不在经典之中，愿知其情况。黄帝说：问得广泛！

【原文】

公请问：哭泣而泪不[①]出者，若出而少[②]涕，其故何也？帝曰：在经[③]有也。复问：不知水所从生，涕所从出也。帝曰：若问此者，无益于治也，工之所知，道之所生[④]也。夫心者，五脏之专[⑤]精也。目者其[⑥]窍也，华色者其荣也。是以人有德[⑦]也，则气和于目，有亡，忧知于色。是以悲哀则泣下，泣下水所由生。水宗[⑧]者积水[⑨]也，积水者至阴也，至阴者肾之精也。宗精[⑩]之水所以不[①]出者，是精持[⑪]之也。辅之裹[⑫]之，故水不[①]行也。

【考注】

①不：为“之”之音转。作“不”义难通。后文“是以水流而涕从之者”、“夫涕之与泣者……生则俱生”等，可证。

②少：为“之”之误。

③在经：“在”为“此”之误。“经”，“常”义。

④生：为“主”之误。

⑤专：为“抟”之音转。“聚”义。《周礼·大司徒》孙诒让正义：“专，抟之借字”。

⑥其：“为”之音转。《文选·移书让太常博士》“为古文”，五臣本作“其古文”，是其、为古通用之。

⑦德：为“得”之音转。《太素》作“得”。得到义。

⑧水宗：“宗”为“聚”义。“水宗”，即“聚水”之义。

⑨积水：“积”为“诸”之音转。“积水”，即“诸水”。《国语·楚语》韦昭注：“积，储也”，《墨子·杂守》孙诒让注：“诸与储同”。是积、诸古通用之。

⑩宗精：“精”为“津”之音转。“宗津”，即“众津”之义。

⑪精持：“精”，“气”义；“持”，“主”义。

⑫裹：为“里”（裹）之误。“裹”、“裹”形近致误。“内”义。

【释文】

雷公问：哭泣而泪流出，或泪涕同出，这是为什么？黄帝道：这是正常现象。雷公又问：不知泪水从哪里产生，鼻涕从哪里出来？黄帝说：如果问这样的问题，于治疗无益。但这也是医生之应知，医理之所主的事。心为五脏聚气之处，目是其窍，面色是其外现。所以人有获得，则气喜悦见于目，有丧失，则忧虑的表情见于面色。因此人悲伤则哭泣，哭泣则泪水产生。聚水就是诸水所致，诸水都属于至阴，至阴是肾的津气。众津之水所以产生，是气主持它的缘故。气助之其内，所以泪水流行。

【原文】

夫水之精[①]为志，火之精[①]为神。水火相感，神志俱悲，是以目之水生也。故谚言曰：心悲名曰志悲。志与心精，共凑于目也。是以俱悲则神气传[②]于心精，上不[③]传于志而志独悲，故泣出也。泣涕者脑也，脑者阴[④]也。髓者骨之充也，故脑渗为涕。志者骨之主也，是以水流而涕从之者，其行类也。夫涕之与泣，譬如人之兄弟，急[⑤]则俱死，生则俱生。其志以早悲，是以涕泣俱出而横行也。夫人涕泣俱出而相从者，所属之类也。雷公曰：大矣。

【考注】

①精：“气”义。

②传：为“抟”之音转。“聚”义。《潜夫论》汪继培笺：

“传与转同”，《吴越春秋》徐天祐注：“专，作转”，《史记集解》：“专，亦作抟”。是传、抟古通用之。

③不：为“下”之误。

④阴：《甲乙》作“阳”。

⑤急：为“死”之音转。《方言》钱绎疏：“疾与急同”，《论语》朱熹注：“急，穷迫也”，《广雅》：“死，穷也”，《荀子·大略》杨倞注：“死，犹尽也”，《广雅》：“急，尽也”。是死、急古通用之。

【释文】

水之气为志，火之气为神。水火相感应，则神志都悲痛，所以目产生泪水。谚语说：心悲叫做志悲。志与心神，共集中于目。因此悲痛则神气聚于心气，上下聚于志而肾志独悲，所以泪泣出。泪泣鼻涕都属于脑，脑为阳。骨髓为骨之充填，脑液渗出成为涕液，肾志主骨，因此泪水流而鼻涕从之而出的，是其类别相同。涕与泣，好比人的手足，死则都死，生则都生。志神悲痛，则涕泣都出而流行。人的鼻涕与泪泣同时出而相随，是其同属一类的缘故。雷公说：讲得真广泛。

【原文】

请问：人哭泣而泣不出者，若出而少，涕不从之何也？帝曰：夫泣不出者，哭不悲也。不泣者，神不慈[①]也。神不慈[①]则志不悲，阴阳相持，泣安能独来？夫志悲者，惋则冲[②]阴，冲阴则志去目，志去则神不守精[③]，精神去目，涕泣出也。

【考注】

①慈：为“悲”之误。

②冲：引为“伤”义。

③精：为“睛”之音转。《文选·七启》“失睛”，臣本作“失精”。是精、睛古通用之。

【释文】

雷公问：有人哭泣但泪不流，或流而少，鼻涕不相随，这是为什么？黄帝说：泪不出是哭但不悲痛。不流泪，是神不悲，神不悲则志不悲，阴阳气平，泪怎么会独自产生？志悲则凄惨伤阴，伤阴则志神离目，离目则神不守睛，睛神离目，所以涕泣流出。

【原文】

且子独不诵不念夫经言乎？厥[①]则目无所见。夫人厥[①]则阳气并于上，阴气并于下。阳并于上，则火独光也；阴并于下则足寒，足寒则胀也。夫一[②]水不胜五[②]火，故目眦盲。

是以冲风，泣下而不止。夫风之中目也，阳气内守于精[③]，是火气燔目，故见风则泣下也。有以比之，夫火[④]疾风生乃能雨，此之类[⑤]也。

【考注】

①厥：为“疾”之音转。“病”义。

②一、五：均为“其”之误。

③内守于精：“守”为“舍”之音转。“精”为“睛”之音转。

④火：《甲乙》无此字。

⑤类：为“谓”之音转。

【释文】

难道你没有读过医书吗？人病就可目昏无所见。人如果病阳气盛于上，阴气盛于下，阳盛于上，则阳热独盛；阴盛于下则足寒凉，足凉同时会腹胀。其水不能胜其火，所以目昏不能视。

所以伤于风，会泪流而不止。风邪伤目，可由于阳邪内留于目，热邪灼目，再加上风邪伤目，所以见风就流泪。有个比方：疾风之后就要下雨，就是这个道理。

主要参考文献

《黄帝内经素问》. 人民卫生出版社影印明·顾从德翻刻本，1956

《黄帝内经素问》. 人民卫生出版社排印本，1963

《黄帝内经素问校注语译》. 郭霭春编著. 天津科学技术出版社，1981

《针灸甲乙经》. 晋·皇甫谧. 人民卫生出版社影印明刻《医统正脉》本，1956

《黄帝内经太素》. 隋·杨上善. 人民卫生出版社，1965

《内经素问吴注》. 明·吴崑. 山东科学技术出版社，1984

《类经》. 明·张介宾. 人民卫生出版社，1965

《黄帝素问直解》. 清·高士宗. 科学技术文献出版社，1980

《古今图书集成医部全录·医经注释》. 清·陈梦雷等. 人民卫生出版社，1983

《黄帝内经灵枢经校注语译》. 郭霭春编著. 天津科学技术出版社，1989

《内经知要浅解》. 秦伯未著. 人民卫生出版社，1981

《黄帝内经素问译释》. 南京中医学院医经教研组编著. 上海科学技术出版社，1981

《素问今释》. 王琦等编著. 贵州人民出版社，1981

《素问注释汇粹》. 程士德主编. 人民卫生出版社，1982

《素问补识》. 胡天雄著. 中国医药科技出版社，1991

《古医书研究》. 李今庸著. 中国中医药出版社，2003

《素问考注》. 日·森立之著. 学苑出版社，2002

《黄帝内经词典》. 郭霭春主编. 天津科学技术出版社，1991

《内经词典》. 张登本等主编. 人民卫生出版社，1990

《实用内经词句辞典》. 凌耀星主编. 上海中医药大学出版社，1994

《内经虚词用法简表》. 申洪砚编著. 河北科学技术出版社，1989

《黄帝内经大词典》. 周海平、申洪砚等主编. 中医古籍出版社，2007

《中医经典字典》. 刘世昌等编著. 重庆出版社，1990

《医用古汉语字典》. 黄云台编著. 广西科学技术出版社，1992

《医古文常用字字典》. 王森主编. 学苑出版社，1989

《中国医籍字典》. 上海中医学院中医文献研究所编. 江西科学技术出版社，1989

《通假字小字典》. 夏剑钦等编著. 湖南人民出版社，1986

《同源字典》. 王力著. 商务印书馆出版社，1982

《通假字手册》. 周盈科编. 江西教育出版社，1988

《古籍通假字选释》. 高启沃编著. 安徽教育出版社，1985

《甲骨学小词典》. 孟世凯编著. 上海辞书出版社，1987

《古汉语常用字字典》. 该编写组编. 商务印书馆出版，1979

《古今字小字典》. 张振宇编著. 湖南人民出版社，1988

《异体字手册》. 林瑞生编. 江西人民出版社，1987

《联绵字典》. 符定一著. 中华书局出版，1982

《中华大字典》. 中华书局据 1935 年本缩印，1978

《金石大字典》. 汪静山缉. 天津古籍出版社影印出版，

《辞通》. 朱起风撰. 上海古籍出版社，1982

《词诠》．杨树达著．中华书局出版，1978

《经传释词》．清·王引之．岳麓出版社，1984

《说文解字注》．清·段玉裁．上海古籍出版社，1981

《说文通训定声》．清·朱骏声．中华书局影印临啸阁刻本，1984

《说文例释》．清·王筠．北京市中国书店出版，1983

《宋本玉篇》．北京市中国书店据张氏泽存堂本影印，1985

《宋本广韵》．北京市中国书店据张氏泽存堂本影印，1982

《集韵》．上海古籍出版社影印上海图书馆藏述古堂影宋钞本，1983

《十三经注疏》．中华书局出版，1979

《经籍纂诂》．清·阮元编．成都古籍书店影印出版，1982

《故训汇纂》．宗福邦等主编．商务印书馆，2003

《古今字音对照手册》．丁声树编．中华书局出版，1981

《古今声类通转表》．黄焯撰．上海古籍出版社，1981